全国医学院校十一五规划教材(护理专业)

人体解剖学

(第二版)

丁自海　主编

中国科学技术出版社
·北　京·

图书在版编目（CIP）数据

人体解剖学/丁自海主编 . —2 版，—北京：中国科学技术出版社，2012.8
（2018.3 重印）

ISBN 978-7-5046-4082-6

Ⅰ . ①人…　Ⅱ . ①丁…　Ⅲ . ①人体解剖学—医学院校—教材　Ⅳ . ① R322

中国版本图书馆 CIP 数据核字（2005）第 063251 号

责任编辑	沈国峰
责任校对	刘洪岩
责任印制	马字晨
封面设计	青岛意讯艺术设计

出版发行	中国科学技术出版社
地　　址	北京市海淀区中关村南大街 16 号
邮　　编	100081
发行电话	010-62173865
传　　真	010-62179148
网　　址	http://www.cspbooks.com.cn

开　　本	889mm×1194mm　1/16
字　　数	450 千字
印　　张	18
版　　次	2007 年 12 月第 2 版
印　　次	2018 年 3 月第 6 次
印　　刷	北京市凯鑫彩色印刷有限公司

| 书　　号 | ISBN 978-7-5046-4082-6 / R · 1114 |
| 定　　价 | 48.00 元 |

全国医学院校十二五规划教材

《人体解剖学》（护理专业）编委会（第二版）

主　编　丁自海

副主编　黄文华

编　委　（以姓氏笔画为序）

丁自海　南方医科大学　　　　　张传森　第二军医大学

马大军　成都医学院　　　　　　杨　杰　西安交通大学医学院

刘恒兴　新乡医学院　　　　　　杨景武　湖州师范学院医学院

刘桂萍　郑州大学护理学院　　　范红斌　江南大学医学系

李　英　江南大学医学系　　　　洪乐鹏　广州医学院

李文春　郧阳医学院　　　　　　秦　毅　宁夏医学院

李振华　山东大学医学院　　　　徐　飞　大连医科大学

宋跃华　绍兴文理学院医学院　　黄文华　南方医科大学

吴开云　苏州大学医学院　　　　廖　华　南方医科大学

吴洪海　扬州大学医学院　　　　霍志斐　河北大学医学部

汪华侨　中山大学基础医学院　　魏建宏　山西医科大学汾阳学院

张　进　广州中医药大学

绘　图　山东大学医学院　朱丽萍

序

　　"三分治疗，七分护理"，道出了护理专业在医疗工作中的重要性。可是，若与发达国家相比，我国的护理教育尚存在着较大差距。囿于历史的原因，若与基础医学和临床医学教育比较，我国护理教育的层次也偏低，现实情况是：中专占绝大多数，大专较少，本科寥若晨星。受到护理高级教育相对滞后的影响，以往对护理专业解剖学教材的编写钻研不多、重视不足，跟不上现代护理学飞速发展的步伐，表现为：教材内容针对性不强，缺乏鲜明的特点和特色，出版过不少医疗本科模式的压缩本。

　　随着要树立科学发展观和构建和谐社会的大好形势，护理解剖学本科教材已被列入紧跟形势的日程表。"人间四月芳菲尽，山寺桃花始盛开"，护理专业解剖学教材，将在临床专业解剖学辉煌灿烂之后，在不同的垂直高度环境中，在节气迟到的春天里，艰辛地攀爬一定的高度后，体验到"不知转入此中来"的逸趣，欣喜地见到了高寒山寺中盛开的护理解剖学奇葩。这也符合"一般根在土，各自等时来"的自然规律。

　　在出版社的鼎力支持和组织下，经过编撰人员的努力，这部能反映现代护理发展步伐的教材之一，即将面世。这部护理本科解剖学教材，突出了本专业要求的特点，在一般性人体结构知识基础上，适当地融入了与护理技术操作有关的解剖学内容，有如"深处种菱浅种稻，不深不浅种荷花"，在诗情画意的背后，蕴涵着寄寓深远的科技素质。教材还提供了"授人以渔"的学习方法指导，涵盖了国家职业护士资格考试大纲中涉及的解剖学要求内容，是一部有特点、有特色、针对性强的护理学优秀教材之一。

中国工程院院士

南方医科大学临床解剖学研究所所长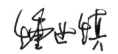

2005年春于广州

前　言

近几年来，护理本科教育发展迅速。但在解剖学教学中，缺少自己的专用教材，主要沿用临床专业的解剖学教材，其内容远远满足不了护理专业的需求。鉴于护理本科教育的现状和发展趋势，改革传统的解剖学教学模式，编写适合本专业的解剖学教材势在必行。

在本教材的编写中，对以下几个问题进行了充分的考虑。

1.高等医学院校的学生都应该掌握人体解剖学的基本知识，因此，根据教学对象和培养目标，本教材对人体解剖学的基本知识，即各系统的组成，各主要器官的形态、位置和结构，均作了较详细的描述，以满足教学大纲的要求。

2.教材的编写应紧密围绕培养目标，突出护理专业的特点，反映教改成果，促进专业建设，特别要注意培养学生的综合素质和创新能力。在解剖学内容的选择上，对不适用的内容删繁就简，涉及与护理技术操作的内容重点介绍。由于护理专业只开设系统解剖学课程，故适当地补充一些与护理专业相关的应用解剖学内容，以满足护理临床的需求。

3.考虑到学生毕业后将要参加国家执业护士资格考试，在编写过程中充分注意到了全国卫生专业技术资格考试专家委员会制定《护理学专业护士考试应试指导》和《护士资格考试大纲》(2004年版)中对解剖学的要求。本教材涵盖了国家执业护士资格考试大纲中涉及到的所有解剖学内容。

为了突出形态学教学特点，除了安排必要的示意图外，骨骼插图全部采用实物标本照片。部分铸型标本、X线照片、CT照片、虚拟人数字集和器官重建图为本书增光添彩，既提高了插图的质量，丰富了教学内容，也让学生了解到更多的解剖学研究新进展。

高等教育，不仅是传授知识，更重要的是指导学习方法，为学生提供自学的空间。"授人以鱼，不如授人以渔"。在每章开始备有学习目标，结尾有复习思考题，以利于学生自学。每一章内加入1~5个插入框，介绍与护理专业相关内容的解剖学要点和临床意义，不要求学生掌握，目的在于启发思考，提高阅读兴趣，加深对解剖学知识的理解。配套的《人体解剖学学习指南》，介绍学习方法，提示学生需要注意的基本要求和基本内容。

本教材45万字，插图近400幅。名词以国家自然科学名词审定委员会1991年公布的《人体解剖学名词》为准，器官的计量以中国解剖学会主编的《中国人解剖学数值》为据。重要名词以黑体字印刷，并附以英文名词，以集中学生的注意力。教材最后附有中英文索引，以利于对英文专业词汇的学习。

南方医科大学(原第一军医大学)的钟世镇院士对本教材的编写提出了建设性意见和建议，并欣然作序。南方医科大学护理学院王惠珍教授等分别对初稿进行了认真审阅，提出了宝贵意见。2005年3月，本书各编委在广州召开了编委会，对初稿进行了认真讨论，统一了意见。最后，主编、副主编和廖华博士对全书进行了技术整理。4月份书稿又返回各编委审阅、修改。在教材编写期间，南方医科大学和中国科学技术出版社给予了大力支持。本教材作者参考了国内外多本人体解剖学教科书，凝聚着前人劳动的结晶。在此，向所有支持、关心本教材的专家表示衷心感谢。

由于作者们缺少护理专业本科解剖学教材编写经验，而且各自又承担着繁忙的教学、科研任务，编写时间紧迫，本书欠妥或疏漏之处再所难免，恳请解剖学、护理学专家和广大师生提出意见和建议，以便再版时修订，努力使其成为解剖学精品教材。

主编

2005 年 4 月于广州

第二版出版说明

第一版出版两年多以来，在 20 余所医学院校使用，为护理本科的解剖学教学解决了教材问题。本教材的科学性、针对性和实用性得到了验证，内容的深度和广度也基本符合四年制护理本科的要求，加上配套的《人体解剖学学习指导》，取得了良好的教学效果，受到了使用单位师生的肯定。本教材也同样适用于护理专科的解剖学教学。在 2007 年 7 月全国护理解剖学研讨会上，编委们和责任编辑一致决定还要对教材进行修订，以进一步提高教材质量。经过半年的努力，第二版与读者见面了。在第二版中，针对存在的问题进行了认真修订，近一半的插图重新绘制。根据第一版部分编委的具体情况和教材修订的需要，做了部分调整，使编委结构更趋合理。不再参与第二版修订的第一版编委，为本教材的编写付出了辛勤的劳动，在此向他们表示深深的谢意。希望使用本教材的同道们，继续一如既往的关心这本教材的建设，提出宝贵的意见和建议，使之日臻完善。

丁自海

2007 年 12 月于广州

目 录

运动系统

内脏学

目录

脉管系统

目 录

感觉器

神经系统

内分泌系统

绪 论

一、人体解剖学在护理专业教学中的地位

人体解剖学是研究人体形态结构及其生长和发展的科学，其基本任务是阐明人体器官组织的形态特征、位置毗邻、生长发育规律及其功能，是护理教育中一门重要的基础课程。医学研究的对象是人，医学生在学习过程中，先要认识人体的正常形态结构，才有可能学习人体的生理功能和病理变化，然后进一步学习对疾病预防、治疗和康复的方法，逐渐成长为医德高尚、技术精湛的白衣天使。

在人体解剖学的描述中，按照人体机能系统描述人体器官形态结构的称系统解剖学；在系统解剖学基础上，以局部为中心阐述各器官的分布、位置关系的称局部解剖学。随着科学技术的发展，不断衍生分化出新的解剖学分支，其研究角度、方法和目的各不相同，如结合临床学科发展需求研究人体结构的解剖学称临床解剖学；密切联系护理操作技术的解剖学称护理应用解剖学；当外科手术发展到能缝合小血管、小神经而形成显微外科时，也相应出现了显微外科学；专门配合微创外科的解剖学称微创外科解剖学；与影像技术相关的解剖学称断层解剖学；运用X线技术研究人体结构的解剖学称X线解剖学；采用数字化技术研究人体结构的解剖学称数字解剖学等。护理专业的学生有针对性地了解这些新兴分支学科的基本知识，对后续课程的学习和以后的临床工作是有益的。

二、解剖学发展概况

中国的甲骨文为象形文字，其中"心"字的原始形态"♡"说明先民们已对心的形态和结构进行过观察，并创造了"心"字，实际上，心字就是记录心脏形态结构的"图谱"（绪论图-1）。早在公元前500年的黄帝内经中就有人体解剖学的相关记载。名医华佗(145~200)的高超医术，说明他是熟悉解剖学的外科专家。在发展现代解剖学的过程中，我国有一批优秀的学者做出了令世人瞩目的成就，其中以钟世镇院士为代表的现代临床解剖学研究成果，对临床医学产生了较大的影响。为了促进护理专业的发展，1996年中国解剖学会成立了护理解剖学组，丁自海任组长，组织全国的力量，对涉及护理专业的解剖学进行基础和教学研究，编写了《护理应用解剖学》，召开了6次全国护理解剖学研讨会，取得了一大批成果。

国外的人体解剖学较早记载的是希波克拉底(Hippocrates，公元前460~前377)对骨作的正确的描述。欧洲文艺复兴时期，达·芬奇(Leonardo da Vinci)描绘的人体解剖图谱，精细正确，堪称伟大的科学艺术家。维萨利(Vesalius，1514~1564)于1543年出版的《人体结构》奠定了近代解剖学的基础。哈维(Harvey，1578~1657)证明了血液在一个密闭的血管内循环。达尔文(Darwin，1809~1882)的《物种起源》为探索人体形态结构的发展规律提供了理论基础。19、20世纪，西方现代解剖学逐渐传入我国，为我国现代解剖学的形成，起到了良好的促进作用。

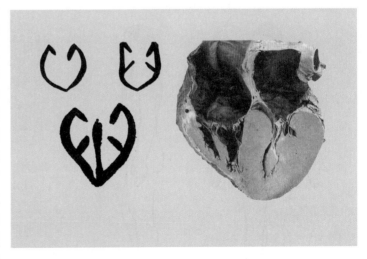

绪论图-1 甲骨文的"心"字与现代心脏冠状切面解剖图比较

1

三、人体的器官、系统和分部

功能相同或近似的细胞和细胞间质组合在一起构成的细胞群体称组织，人体的基本组织分为上皮组织、结缔组织、肌组织和神经组织。几种组织有机地结合在一起构成器官。这些器官按功能特点组成系统。人体有9个系统，它们是：运动系统、消化系统、呼吸系统、泌尿系统、生殖系统、脉管系统、感觉器、神经系统、内分泌系统。各个系统及组成系统的器官有其特定的功能，在神经系统和体液的调节下，相互联系，密切配合，构成一个完整统一的人体。系统解剖学按人体各个系统阐述其形态结构。局部解剖学将人体分为头部、颈部、躯干部和四肢，每个局部又分为若干部分，如上肢又分为肩部、臂部、肘部、前臂部、腕部和手部，按局部描述各器官的形态和毗邻关系。

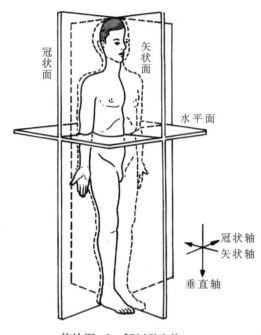

绪论图-2 解剖学姿势

四、人体解剖学姿势、轴、面和方位术语

描述人体的形态结构，有统一的标准和术语，必须严格遵守。

（一）解剖学姿势

描述人体任何结构，都应以解剖学姿势为依据。解剖学姿势以"立正"姿势为基础，手掌向前，两足并拢，足尖向前。不论标本或模型是仰卧位、俯卧位、侧卧位或倒立位，都应按解剖学姿势进行描述(绪论图-2)。

（二）人体的轴和面

1. 轴　是描述关节运动时常用的术语。可在解剖学姿势下，作出相互垂直的3个轴。

（1）**垂直轴**　为上下方向并与地平面垂直的轴。

（2）**矢状轴**　为前后方向并与地平面平行的轴。

（3）**冠状轴**　也称额状轴，为左右方向并与地平面平行的轴。

2. 面　人体或其任何一个局部，均可在解剖学姿势条件下，作相互垂直的3个切面。

（1）**矢状面**　以前后方向将人体纵行切开的剖面。通过人体正中的矢状面称正中矢状面，将人体分为左右相等的两半。

（2）**冠状面**　又称额状面，以左右方向将人体纵行切开的剖面，可将人体分为前后两部。

（3）**水平面**　又称横切面，以水平方向将人体横行切开的剖面，可将人体分为上下两部。

（4）**纵切面**　沿管状器官(如肠管)长轴所作的任意切面，与其长轴垂直的切面称纵切面。

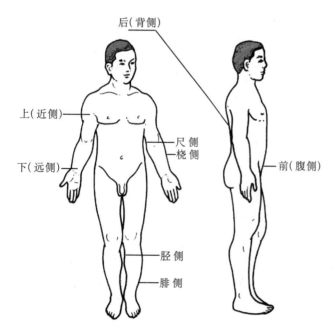

绪论图-3 解剖学姿势和方位术语

（三）方位术语

以解剖学姿势为依据，规定了标准的方位术语，用以描述人体结构的相互关系。这些术语通常都是相应成对的术语。常用的有(绪论图-3，4)：

1.**上**superior和**下**inferior 是描述部位高低的术语。头在上，足在下，故头侧为上，远离头侧的为下。如眼位于鼻尖的上方，而口则位于鼻的下方。

2.**前**anterior(**腹侧**ventral)和**后**posterior(**背侧**dorsal) 凡距身体腹侧面近者为前，距背侧近者为后。

3.**内侧**medial和**外侧**lateral 是描述各部位与正中矢状面相对距离的位置关系术语，如颊部位于鼻的外侧，而在耳郭的内侧。

4.**内**internal和**外**external 是描述空腔器官壁各结构相互关系的术语。近内腔为内，远离内腔者为外。应注意内和外与内侧和外侧是有区别的。

5.**浅**superficial和**深**profundus 是描述与皮肤表面相对距离关系的术语。距皮肤近者为浅，远者为深。

在四肢，上为**近侧**proximal，是指距肢体根部较近者；下为**远侧**distal，是指距肢体根部较远者。前臂内侧有尺骨，故又称**尺侧**ulnar；外侧有桡骨，故又称**桡侧**radial。小腿内侧有胫骨，故又称**胫侧**tibial；外侧有腓骨，故又称**腓侧**fibular。

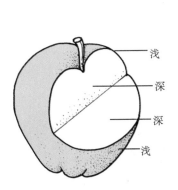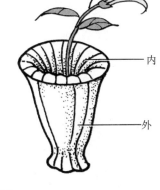

绪论图-4 方位术语

五、人体器官的正常与异常

在人体解剖学体质调查中，通常把某一器官的形态、构造、位置或大小等在统计学上占优势者(超过50%)称为**正常**normal。少数人(50%以下)的某个器官的形态、构造或位置等与正常不同，就可认为它为**异常**abnormal。异常的情况不尽相同，如有的异常与正常相差不显著，又不影响其正常功能，则称为**变异**variation。有的变异代表人类进化的方向，如有的人只有28颗恒牙，称进化性变异；有的变异属反祖现象，如出现颈肋，称退化性变异。若超出一定变异范围，出现率极低，且影响其正常功能者，就称为**畸形**malformation，如新生儿脊柱裂或多指。畸形属于病理范畴，需手术治疗。

六、学习解剖学的方法

学习科学技术必须树立正确的学习目的，也必须掌握科学的思维方法。学习解剖学的主要观点是：

1.进化发展的观点 人类经过长期的进化发展，其形态结构经历了由低级到高级、由简单到复杂的过程，也保留了一些与脊椎动物类似的基本特征。人体的发生反映了种系发展的过程。在学习解剖学时，适当联系种系发生和个体发生的知识，有助于理解人体器官的位置、形态和结构。

2.形态与功能相依存的观点 器官的形态结构是功能的基础，功能的变化影响器官的形态结构。形态与功能相互联系，相互制约。故学习器官形态结构时适当联系功能，不仅有助于解剖学的学习，也为生理学等后续课程的学习打下坚实的基础。

3.局部与整体统一的观点　人体是一个不可分割的整体，为了学习和研究方便，将人体人为地分为若干系统或局部。在学习时，要善于归纳、综合，建立从器官到系统，从局部到整体的概念。

4.理论联系实践的观点　人体解剖学是形态科学，百闻不如一见，学习时要特别重视实物标本、模型的观察，并与活体观察相结合，以加深印象。学习与护理操作相关的护理应用解剖学时，重点掌握操作技术的解剖学要点和失误防范的解剖学基础。解剖学中需要记忆的名词很多，这是学习形态科学的特点。解剖学名词的命名有一定规律性，每个名词都有鲜明的个性，只有理解它，才能牢固记忆，并可触类旁通，举一反三。因此，在理解的基础上进行记忆是学习解剖学的重要方法之一。

近代解剖学创始人——维萨利

维萨利是16世纪比利时的著名医生，被世人称之为"解剖学之父"，并作为医学革新家而载入史册。从青年时代他便致力于解剖学研究，冒着受宗教迫害的危险从事人体解剖，获得了宝贵的第一手解剖学资料。1543年撰著的《人体结构》巨著，全书共七卷，系统地记述了人体各器官系统的形态结构，纠正了前人解剖学教科书中的许多错误，建立了近代人体解剖学。那一年他28岁。《人体结构》引起了轩然大波，维萨利遭到保守势力和教会的联合攻击。最后，维萨利被迫到耶路撒冷去巡礼，不幸在归途中遇难，享年50岁。维萨利革新了整个解剖学概念，建立起新的解剖科学，为医学的发展开拓了一个新时代。他那种勇于探索创新、锐意进取、不畏权威的精神鼓舞了一代又一代医学界青年。

（丁自海）

运动系统

运动系统locomotor system由骨、骨连结和骨骼肌三部分构成，占成人体重的60%～70%。全身各骨借骨连结组成**骨骼**skeleton，形成人体的支架，并赋予人体基本形态，起着运动、支持和保护等作用。**骨骼肌**skeletal muscle附着于骨，并跨过一个或多个关节，收缩时牵动骨，通过关节产生运动。在运动中，骨起杠杆作用，关节为运动的枢纽，而骨骼肌则为运动的动力器官。

第一章　骨　学

【学习目标】
　掌握骨的分类和构造，躯干骨的组成，颅的组成、分部，四肢骨的组成和各骨的名称。
【重点内容提示】
1.骨的分类和构造。
2.椎骨、胸骨和肋骨的形态。
3.脑颅和面颅诸骨的名称、位置。颅底外面观的主要结构。新生儿颅的特征。
4.上、下肢各骨的名称、位置及形态特点。

·第一节　概　述·

骨bone是一种器官，具有一定的形态和构造，坚韧而有弹性。骨能不断进行生长发育和新陈代谢，并具有修复、改建和再生的能力。经常锻炼可促进骨骼的良好发育和生长，长期不用可导致骨质疏松。成人有206块骨，按其所在部位分为颅骨、躯干骨和四肢骨(图1-1)，前两者又统称中轴骨。

一、骨的分类

根据形态,可将骨分为长骨、短骨、扁骨和不规则骨4类(图1-2)。

1.**长骨**long bone　呈长管状，分布于四肢。长骨包括一体两端。体又称骨干，骨质致密，围成骨髓腔，在骨干的一定部位有血管出入的小孔，称滋养孔。两端膨大部称**骺**epiphysis，具有光滑的关节面，在活体上有关节软骨覆盖。干和骺之间的部分称干骺端。

2.**短骨**short bone　形似立方体，分布于承受压力较大而运动较复杂的部位。如腕骨和跗骨。

3.**扁骨**flat bone　呈板状，主要构成颅腔、胸腔的壁，以保护腔内的器官。如颅盖骨、胸骨、肋骨等。

4.**不规则骨**irregular bone　形状不规则，如椎骨等。有些不规则骨内有含气的空腔，又称含气骨，如上颌骨等。

位于某些肌腱内的小骨称**籽骨**sesamoid bone,在运动中起减少摩擦和转变肌牵引方向的作用，最大的籽骨为位于髌韧带内的髌骨。

骨的表面受肌的牵引、韧带附着以及血管、神经的通过等因素的影响，形成了不同的形态，如突起(髁、结节、棘、嵴和粗隆)、凹陷(窝、切迹)或腔隙(管、裂孔)等。

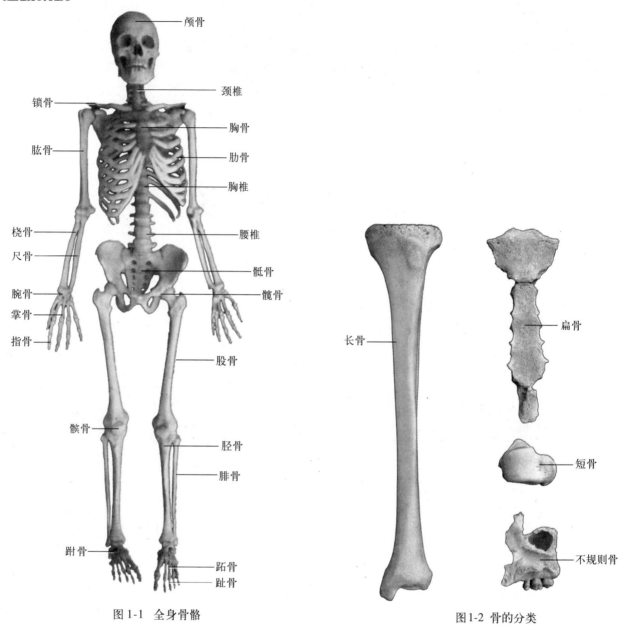

图 1-1 全身骨骼

图1-2 骨的分类

骺软骨与骺线

在幼年时，骺与骨干之间有骺软骨存在，骺软骨细胞不断分裂繁殖，使骨不断加长。如骺软骨受损，可影响骨的生长。成年后，骺软骨骨化，干和骺融为一体，遗留有线形的痕迹，称骺线，此时，骨的长度不再增长。X线检查时，骺软骨不显影，骺线显影，但应与骨折线区别。

二、骨的构造

每块骨都由骨质、骨髓和骨膜构成，并有血管和神经分布(图1-3)。

1.**骨质**substance of bone 由骨组织构成，按结构分为骨密质和骨松质。**骨密质**compact bone质地致密，耐压性大，构成长骨的骨干以及长骨骨骺和其他骨的表层。**骨松质**spongy bone呈海绵状，由相互交织的骨小梁排列而成，存在于长骨骨骺和其他骨的内部(图1-4)。在颅盖骨，内、外表层的骨密质构成内板和外板，两板之间的骨松质称**板障**diploë(图1-5)。

2.骨髓bone marrow 为柔软而富有血管的组织，填充于骨髓腔和骨松质的间隙内，是人体最大的造血器官。按结构分为**红骨髓**red bone marrow和**黄骨髓**yellow bone marrow。红骨髓有造血功能，内含大量不同发育阶段的红细胞和某些白细胞；黄骨髓含有大量的脂肪组织，无造血功能。胎儿和幼儿的骨髓全是红骨髓，5~6岁以后，长骨骨髓腔内的红骨髓逐渐转化成为黄骨髓，失去造血功能。在髂骨、椎骨、胸骨等骨松质内的骨髓，终生为红骨髓。临床上可在这些部位进行骨髓穿刺，检查骨髓象以诊断某些血液疾病。

3.骨膜periosteum 为致密的结缔组织膜，除关节面以外，覆盖于骨的表面。新鲜的骨膜呈粉红色，含有丰富的血管和神经，对骨有营养、再生和感觉功能。骨膜含有成骨细胞和破骨细胞，分别有产生新骨质和破坏旧骨质的功能，幼年时参与骨的生长。成年后，这一功能处于静止状态，但是当发生骨损伤时(如骨折)，生长功能可重新恢复，参与损伤处的再生修复。

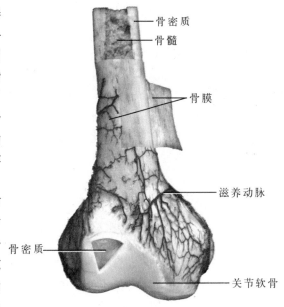

图 1-3 骨的构造

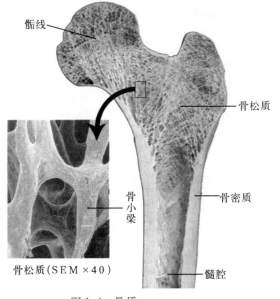

图 1-4 骨质

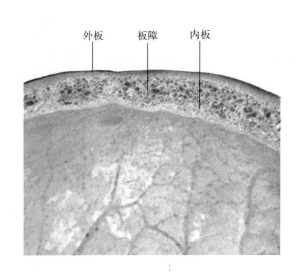

图 1-5 颅盖骨骨质

骨的化学成分和理化特性

骨含有有机质和无机质两类化学成分。成人新鲜骨的有机质含量约占1/3，以骨胶原蛋白为主，它赋予骨以弹性和韧性；无机质含量约占2/3，主要为钙、磷等盐类，赋予骨以坚硬性。骨的化学成分和物理特性都随年龄、生活条件、健康状况的变化而不断变化。幼儿骨的有机质和无机质各占一半，故弹性较大而柔软，不易骨折或折而不断，称青枝状骨折。老年人的骨无机质所占比例较大，故脆性大，易发生粉碎性骨折。骨中的钙和磷参与人体的钙、磷代谢，所以说骨是人体内钙、磷的仓库。

·第二节 中轴骨·

中轴骨包括躯干骨和颅。

一、躯干骨

躯干骨包括椎骨、胸骨和肋。

1.**椎骨**vertebra 幼儿时为32～33块，即颈椎7块、胸椎12块、腰椎5块、骶椎5块和尾椎3～4块。成年后5块骶椎融合成1块骶骨，所有尾椎融合为1块尾骨。

(1)椎骨的一般形态 每块椎骨由椎体和椎弓构成(图1-6)。**椎体**vertebral body 为椎骨前部的短圆柱状结构，承受体重的主要部分。其表面为一层薄的骨密质，内部为骨松质，在垂直暴力作用下易发生压缩性骨折。**椎弓**vertebral arch 是椎体后方的弓形骨板，包括后方较宽的**椎弓板**lamina of vertebral arch和与椎体相连的**椎弓根**pedicle of vertebral arch两部分。椎体和椎弓围成的孔称**椎孔**vertebral foramen,各椎骨的椎孔相连形成一条长管，称**椎管**vertebral canal,管中容纳脊髓及其被膜等结构。椎弓根的上、下缘各有一切迹，分别称为椎上切迹和椎下切迹。相邻椎骨重叠时，上位椎骨的椎下切迹和下位椎骨的椎上切迹围成**椎间孔**intervertebral foramina,有脊神经和血管通过。每个椎弓上有7个突起，其中向两侧伸出的1对称**横突**transverse process,分别向上、下方伸出的1对称**上、下关节突**superior and inferior articular process,向后正中伸出的1个称**棘突**spinous process。

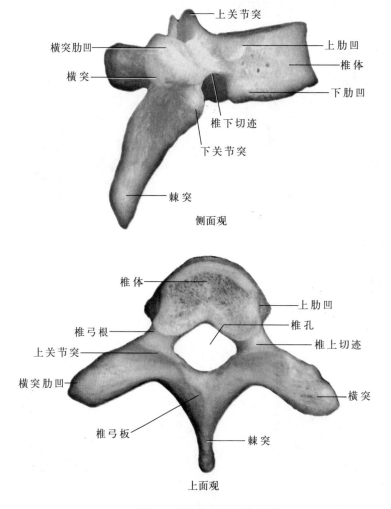

图1-6 椎骨的一般形态(胸椎)

(2)各部椎骨的主要形态特征

颈椎cervical vertebrae　椎体较小，呈椭圆形，椎孔较大，呈三角形。横突有孔，称横突孔。棘突较短小且末端有分权(图1-7)。第1颈椎又称**寰椎**atlas(图1-8)，呈环状，无椎体，由前弓、后弓和两边的侧块围成。第2颈椎又称**枢椎**axis(图1-9)，椎体上面有向上的齿突。第7颈椎又称**隆椎**vertebra prominens(图1-10)，棘突长，末端呈结节状隆起。

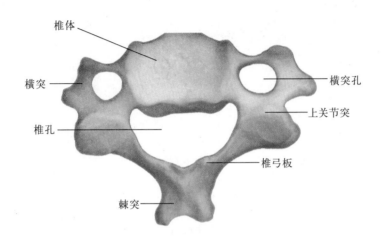

图 1-7　第 3 颈椎(上面观)

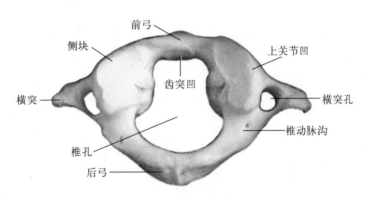

图 1-8　寰椎(上面观)

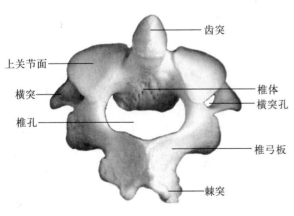

图 1-9　枢椎(后上面观)

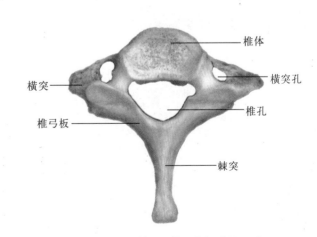

图 1-10　第 7 颈椎(后上面观)

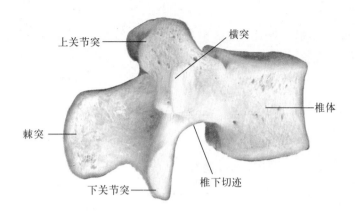

上关节突

横突

椎体

棘突

椎下切迹

下关节突

侧面观

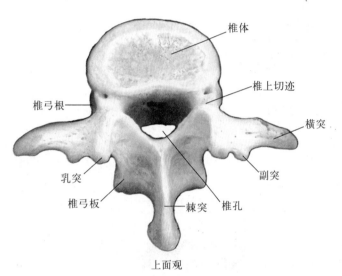

椎体

椎上切迹

椎弓根

横突

乳突

副突

椎弓板

棘突

椎孔

上面观

图 1-11 腰椎

胸椎 thoracic vertebrae 椎体由上至下逐渐增大，侧面后部有半圆形的小关节面，称肋凹（图1-6）。横突末端前面有横突肋凹，与肋骨相关节。胸椎棘突较长且向后下倾斜，相邻棘突依次重叠呈叠瓦状。

腰椎 lumbar vertebrae 椎体肥厚，椎孔大。棘突宽扁呈板状，水平伸向后方，棘突之间的间隙较宽（图1-11）。

骶骨 sacrum 呈三角形，底向上与第5腰椎相接，底部前缘向前突出，称**岬** promontory，是女性骨盆径线测量的重要标志。侧面有耳状关节面，与左、右髋骨的耳状关节面相关节。骶骨中央有纵贯全长的骶管，下端有三角形开口，称骶管裂孔，裂孔两侧有向下的小突起，称**骶角** sacral cornu。骶骨前面凹而光滑，后面凸而粗糙不平，前、后面各有4对孔，分别称为骶前孔和骶后孔，有脊神经前、后支及血管通过（图1-12）。

尾骨 coccyx 上端借软骨和韧带与骶骨相连，下端游离为尾骨尖。

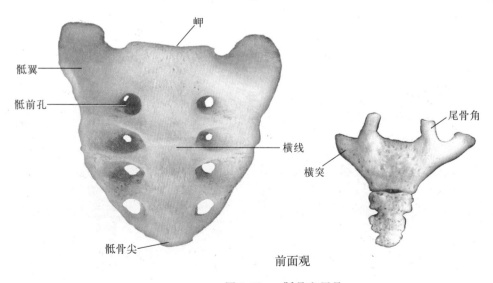

岬

骶翼

骶前孔

横线

骶骨尖

尾骨角

横突

前面观

图 1-12a 骶骨和尾骨

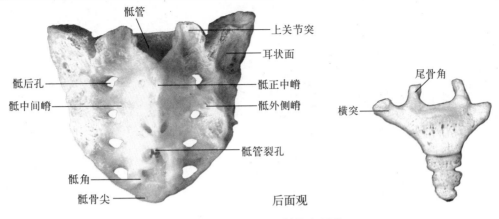

图 1-12b　骶骨和尾骨

椎骨的变异

椎骨在发生过程中可出现变异。如两侧椎板融合不全则形成脊柱裂，常见于腰骶部，轻者出现裂隙，重者椎管开放，脊膜、脊髓膨出。如第1骶椎不与第2骶椎融合，而形成第6腰椎，称骶椎腰化；如第5腰椎与骶骨融合，称腰椎骶化。由于脊柱腰段活动度和韧带附着部位改变，常出现腰痛。

2.**胸骨**sternum　属扁骨，位居胸前壁正中，自上而下分为胸骨柄、胸骨体和剑突3部分(图1-13)。**胸骨柄**manubrium of sternum宽短，其上缘正中凹陷，称**颈静脉切迹**jugular notch，两侧有锁切迹和肋切迹，分别与锁骨相关节和与第1肋相连结。**胸骨体**body of sternum呈长方形，两侧的肋切迹与第2～7肋相连结；柄、体连接处形成向前突出的横行隆起，称**胸骨角**sternal angle，两侧平对第2肋。**剑突**xiphoid process为一薄骨片，下端游离。

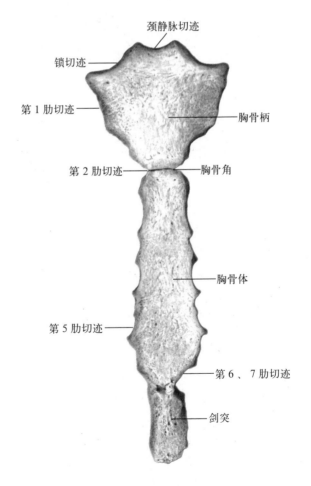

图 1-13　胸骨(前面观)

3.**肋**ribs 由肋骨和肋软骨组成，共12对。第1～7对肋前端与胸骨连接，称真肋；第8～10对肋前端分别借肋软骨与上位肋软骨连接，称假肋；第11、12对肋前端游离于腹壁肌层内，称浮肋。

肋骨为细长的弓形扁骨，分为体和前、后两端。后端膨大，称**肋头**costal head(图1-14)，与相应胸椎的肋凹相关节。肋头外侧稍细称为**肋颈**costal neck。肋颈外侧稍隆起部为肋结节，与胸椎的横突肋凹相关节。**肋体**shaft of rib可分内、外两面和上、下两缘，内面近下缘处有**肋沟**costal groove，沟内有肋间血管和神经通过；肋软骨为透明软骨，连于各肋骨的前端。

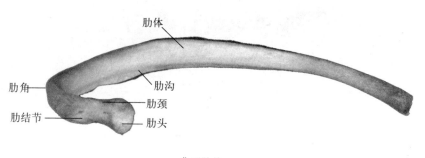

典型肋骨

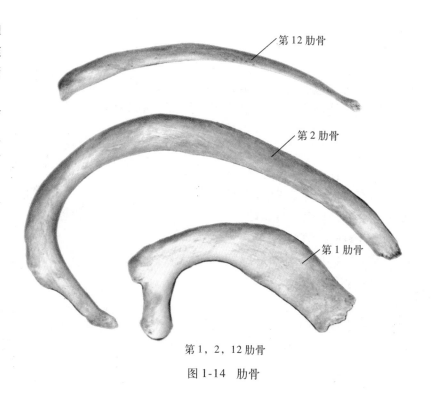

第1，2，12肋骨

图1-14 肋骨

二、颅

成人**颅**skull由23块颅骨组成（3对听小骨未计入），按位置将其分为脑颅骨和面颅骨。脑颅骨位于颅的后上方，围成的腔为颅腔，容纳脑；面颅骨位于颅的前下方，形成面部的轮廓，并构成骨性眶、鼻腔和口腔。

1.脑颅骨 8块，不成对的有额骨、筛骨、蝶骨和枕骨，成对的有顶骨和颞骨。

(1)**额骨**frontal bone 位于颅的前上部，内有空腔，称额窦。

(2)**筛骨**ethmoid bone 为骨质菲薄的含气骨(图1-15)。位于两眶之间，呈"巾"字形，分为筛板、垂直板和筛骨迷路三部分。筛板呈水平位。垂直板参与构成鼻中隔。筛骨迷路位于垂直板的两侧，内有许多小房，称筛窦。迷路内侧壁有上、下两个向下卷曲的骨片，称上鼻甲和中鼻甲。

(3)**蝶骨**sphenoid bone 形似蝴蝶，位于颅底中央，分体、小翼、大翼和翼突4部分(图1-16)。蝶骨体居中央，内有空腔，称蝶窦。

(4)**枕骨**occipital bone 位于颅的后下部。

(5)**顶骨**parietal bone 位于颅盖部中线的两侧，介于额骨与枕骨之间。

(6)**颞骨**temporal bone 位于颅的两侧，参与颅底和颅腔侧壁的构成(图1-17)。以外耳门为中心分为鳞部、鼓部和岩部。

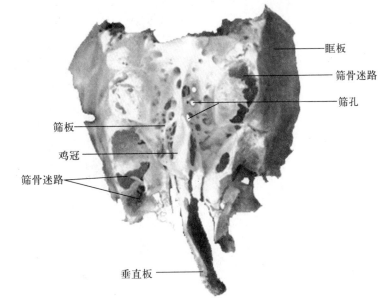

眶板
筛骨迷路
筛孔
筛板
鸡冠
筛骨迷路
垂直板

图 1-15 筛骨(上面观)

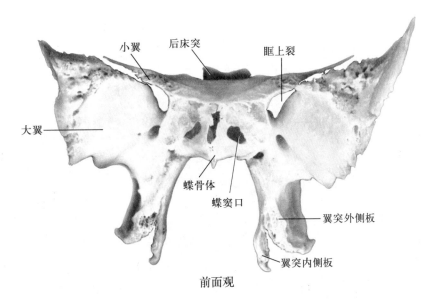

小翼　　后床突　　眶上裂
大翼
蝶骨体
蝶窦口
翼突外侧板
翼突内侧板

前面观

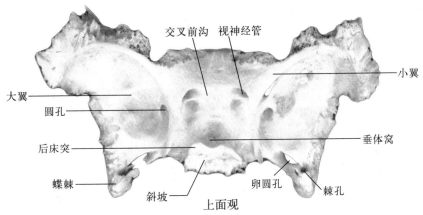

交叉前沟　视神经管
小翼
大翼
圆孔
垂体窝
后床突
蝶棘
斜坡
卵圆孔
棘孔

上面观

图 1-16 蝶骨

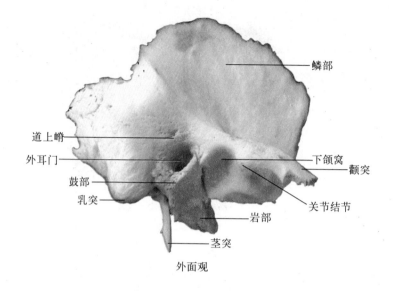

外面观

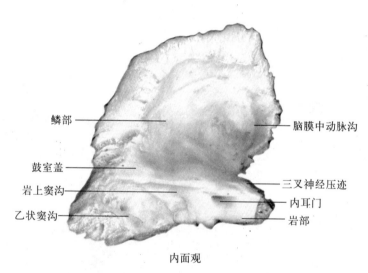

内面观

图1-17 颞骨

2.面颅骨 15块，包括成对的上颌骨、鼻骨、泪骨、颧骨、下鼻甲和腭骨，不成对的犁骨、下颌骨和舌骨。

(1)**上颌骨**maxilla 位于面颅中央，内有空腔，称为上颌窦。上颌骨下缘游离，有容纳上颌牙根的牙槽(图1-18)。

(2)**鼻骨** nasal bone 在额骨的下方，构成外鼻的骨性基础。

(3)**颧骨**zygomatic bone 位于上颌骨的外上方，形成面颊部的骨性隆凸，参与颧弓的组成。

(4)**泪骨**lacrimal bone 位于眶内侧壁的前部，参与构成泪囊窝。

(5)**下鼻甲**inferior nasal concha 位于鼻腔的外侧壁，贴附于上颌骨的内侧面。

(6)**腭骨**palatine bone 位于上颌骨的后方，参与构成骨腭的后部。

(7)**犁骨**vomer 为垂直位斜方形骨板，构成骨性鼻中隔的后下部。

(8)**舌骨**hyoid bone 呈"U"形，位于舌和喉之间，与其他颅骨借肌和韧带相连(图1-19)。

(9)**下颌骨**mandible 分一体和两支(图1-20)。下颌体呈弓形，有前、后两面和上、下两缘。体的前面正中有突向前的颏隆凸。体的前外侧面约对第2前磨牙根处有颏孔。下颌支为长方形骨板，其后缘与下颌体相接处为下颌角，角的外侧面为咬肌粗隆。下颌支内侧面中央有下颌孔，由此孔通入下颌管。下颌支有两个突起，前方的为冠突，后方的为髁突，髁突的上端膨大称下颌头，头的下方较细，称下颌颈。

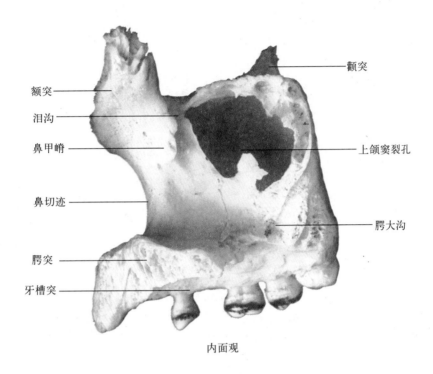

额突
泪沟
鼻甲嵴
鼻切迹
腭突
牙槽突

颧突
上颌窦裂孔
腭大沟

内面观

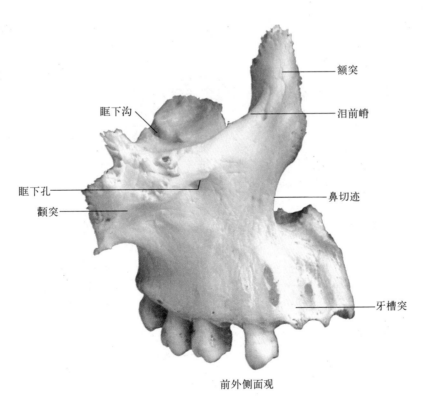

眶下沟
眶下孔
颧突

额突
泪前嵴
鼻切迹
牙槽突

前外侧面观

图 1-18　上颌骨

3.颅的整体观

（1）颅盖外面观 颅盖呈卵圆形，前窄后宽。在眶上缘内侧份的上方有弓形的隆起，称为眉弓。额骨和顶骨连接处为冠状缝，两顶骨之间有矢状缝，两顶骨与枕骨之间有人字缝(图1-21)。

（2）颅底内面观 颅底内面自前向后呈阶梯状排列着3个窝，分别称为颅前窝、颅中窝和颅后窝(图1-22)。

颅前窝anterior cranial fossa位置最高，由额骨眶部、筛骨的筛板和位于它们后方的蝶骨小翼构成。筛板上有筛孔，筛板的正中线上有鸡冠向上突出。颅前窝借菲薄的筛板和额骨眶部分别与下方的鼻腔和眶腔隔开。

颅中窝middle cranial fossa较颅前窝低，由蝶骨体及大翼和颞骨岩部前面等构成。中间较狭窄，为蝶骨体的上面，其中央凹陷为**垂体窝**hypophysial fossa，窝前外侧有视神经管与眶交通。垂体窝后方高起的横行骨嵴称**鞍背**dorsum sellae。垂体窝和鞍背合称**蝶鞍**sella turcica。蝶鞍的两侧各有一浅沟称颈动脉沟，沟的后端为破裂孔。在颅中窝的两侧，位于蝶骨大、小翼之间的裂隙为**眶上裂**superior orbital fissure。在眶上裂的后方，从前向后外有**圆孔**foramen rotundum、**卵圆孔**foramen ovale和**棘孔**spinous foramen。在颞骨岩部的尖端处有三叉神经压迹。

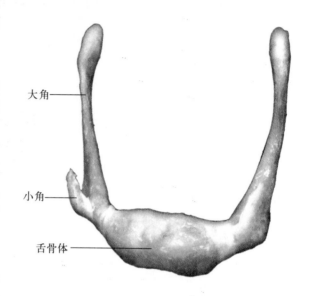

大角

小角

舌骨体

图1-19 舌骨

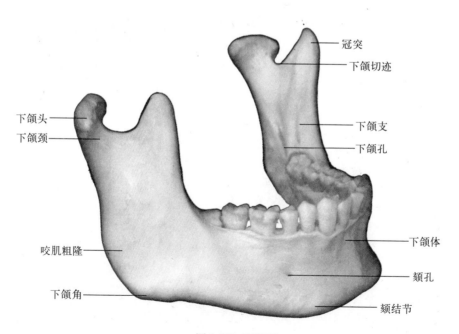

冠突

下颌切迹

下颌头

下颌颈

下颌支

下颌孔

咬肌粗隆

下颌体

颏孔

下颌角

颏结节

图1-20 下颌骨

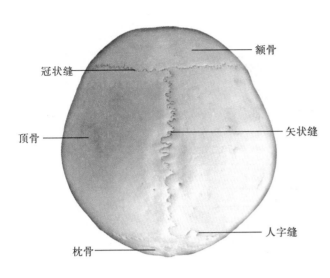

图 1-21 颅顶外面观

颅后窝posterior cranial fossa最深，由枕骨和颞骨岩部后面构成。中央最低处有**枕骨大孔**great occipital foramen，此孔前方的倾斜面称斜坡。枕骨大孔前外侧缘上有舌下神经管内口。颅后窝的后壁中央有一隆起，称枕内隆凸，由此向上的浅沟延伸为上矢状窦沟，向两侧续为横窦沟，此沟向外移行于乙状窦沟，末端续于颈静脉孔。颞骨岩部后面中央有**内耳门**internal acoustic port，向前外续于**内耳道**internal acoustic meatus。

（3）颅底外面观　颅底外面的前部有上颌骨的牙槽和硬腭的骨板，骨板后缘的上方有被犁骨分开的两个鼻后孔。后部的中央有**枕骨大孔**great occipital foramen，孔的前外侧有椭圆形的枕髁。枕骨大孔的后上方有**枕外隆凸**external occipital protuperance。枕髁的前外侧上方有舌下神经管外口，外侧是**颈静脉孔**jugular foramen，孔的前方有位于颞骨岩部下面的颈动脉管外口。颈静脉孔的外侧有一细长的突起叫茎突，茎突与乳突之间有茎乳孔（图1-23）。

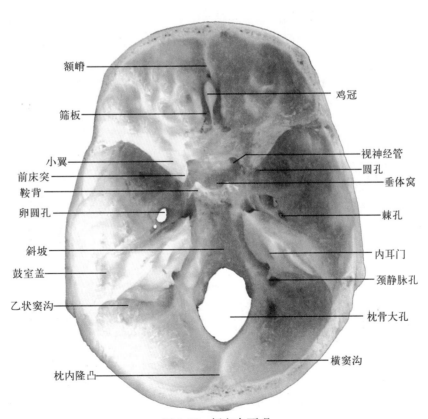

图 1-22 颅底内面观

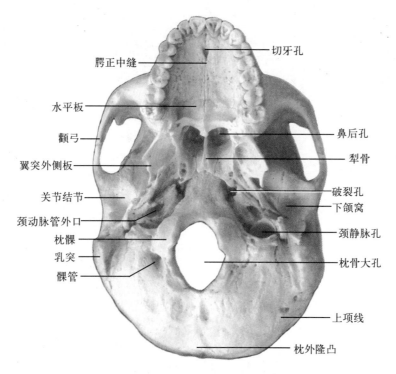

切牙孔
腭正中缝
水平板
颧弓
翼突外侧板
关节结节
颈动脉管外口
枕髁
乳突
髁管

鼻后孔
犁骨
破裂孔
下颌窝
颈静脉孔
枕骨大孔
上项线
枕外隆凸

图1-23　颅底外面观

(4)颅前面观　由大部分面颅和部分脑颅共同围成眶、骨性鼻腔和骨性口腔(图1-24)。

眶orbit容纳眼球及其附属结构，呈锥体形，尖向后内方，经视神经管通入颅腔。底向前外，眶上缘的中、内1/3交界处有**眶上切迹**(或眶上孔)supraorbital incisure。眶下缘中点的下方有眶下孔。眶的上壁为颅前窝的底，其前外侧有泪腺窝；眶的下壁是上颌窦的顶，其骨面上有沟称眶下沟，向前移行为眶下管，通眶下孔；眶的内侧壁主要由泪骨和筛骨眶板构成，邻接筛窦，该壁近前缘处有**泪囊窝**fossa of lacrimal sac，向下延伸为鼻泪管，通鼻腔；眶外侧壁上部有泪腺窝，后部上、下各有**眶上裂**superior orbital fissure和**眶下裂**inferior orbital fissure。

骨性鼻腔bony nasal cavity位于面颅中央，被骨性鼻中隔分为左右两部。骨性鼻中隔由筛骨垂直板和犁骨构成。鼻腔前

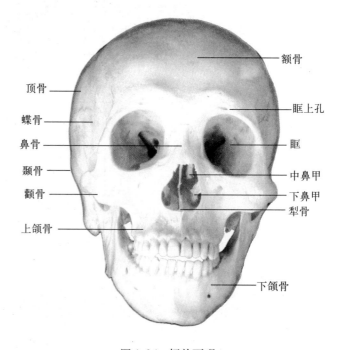

额骨
顶骨
蝶骨
鼻骨
颞骨
颧骨
上颌骨

眶上孔
眶
中鼻甲
下鼻甲
犁骨
下颌骨

图1-24　颅前面观

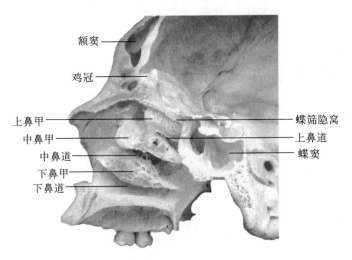

图 1-25　鼻腔外侧壁

方的开口称梨状孔，后方的为鼻后孔。鼻腔的顶主要由筛板构成。外侧壁有3个向下卷曲的骨片，从上向下依次为**上鼻甲**superior nasal concha、**中鼻甲**middle nasal concha和**下鼻甲**inferior nasal concha。各鼻甲下方都有相应的鼻道，分别称**上鼻道**superior meatus、**中鼻道**middle nasal meatus和**下鼻道**inferior nasal meatus，上鼻甲的后上方有蝶筛隐窝（图1-25）。

鼻旁窦paranasal sinuses为鼻腔周围的含气空腔，与鼻腔相通（图1-26）。共4对，包括**额窦**frontal sinus、**上颌窦**maxillary sinus、**筛窦**ethmoid labyrinth和**蝶窦**sphenoidal sinus。额窦开口于中鼻道；上颌窦最大，开口于中鼻道，由于窦口高于窦底部，故在直立位时引流不畅；筛窦按其所在部位可分为前、中、后3群筛小房。前、中群筛小房开口于中鼻道，后群筛小房开口于上鼻道；蝶窦开口于蝶筛隐窝。

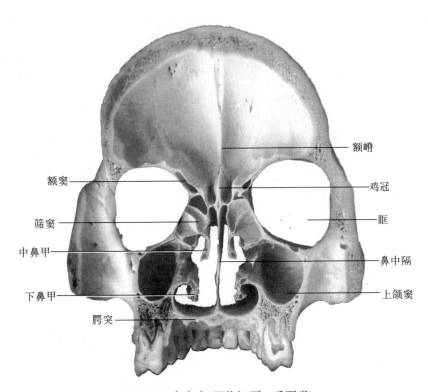

图 1-26　鼻旁窦（冠状切面，后面观）

骨性口腔bony oral cavity由上颌骨、腭骨和下颌骨围成，有顶、前壁和两个侧壁。口腔顶为骨腭，由上颌骨和腭骨组成。前壁和侧壁由上颌骨的牙槽突、下颌骨围成。

(5)颅侧面观　可见颞骨乳突前方的外耳门，外耳门的前上方有**颧弓**zygomatic arch，颧弓将颅外侧面分为上方的颞窝和下方的颞下窝。颞窝的前部，额、顶、颞、蝶四骨会合处构成"H"形的缝，该区域称**翼点**pterion。外耳门的前内方有下颌窝，窝的前缘隆起为关节结节(图1-27)。

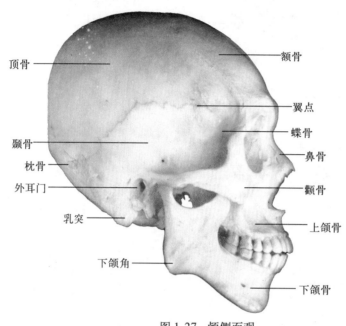

图 1-27　颅侧面观

·第三节　四肢骨·

一、上肢骨

上肢骨包括上肢带骨和自由上肢骨。

1.上肢带骨　包括锁骨和肩胛骨。

(1)**锁骨**clavicle呈"～"状长骨，横架于胸廓前上部两侧，全长均易触及(图1-28)。锁骨内侧端粗大，称胸骨端，与胸骨柄相关节。外侧端扁平，称肩峰端，与肩胛骨的肩峰相关节。锁骨内2/3段凸向前，外1/3段凸向后。

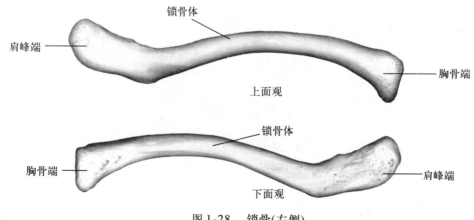

图 1-28　锁骨(左侧)

（2）**肩胛骨**scapula　为三角形扁骨，位于背部外上方两侧，介于第2～7肋之间，有三缘、三角和两面（图1-29）。上缘最短，近外侧有**肩胛切迹**scapular notch。上缘外侧有向前突出的**喙突**coracoid；内侧缘对向脊柱；外侧缘较厚，对向腋窝；外侧角形成关节面，称关节盂，与肱骨头相关节。前面微凹，称肩胛下窝，与肋骨相贴；后面有横行隆起，称**肩胛冈**scapular spine，它将后面分隔为上部的冈上窝和下部的冈下窝。肩胛冈外侧端扁平，称**肩峰**acromion。

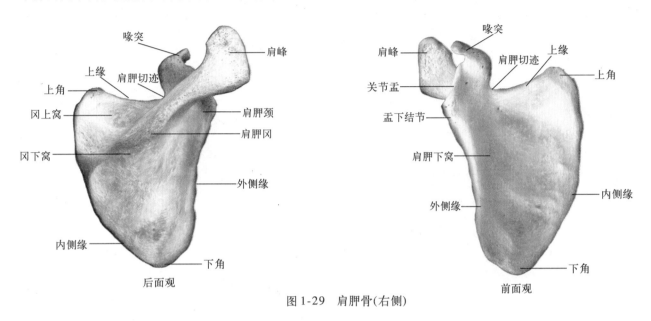

图1-29　肩胛骨（右侧）

2.自由上肢骨　包括肱骨、桡骨、尺骨和手骨。

（1）**肱骨**humerus　为臂部的长骨，分一体两端（图1-30）。上端膨大，有半球形的肱骨头，与肩胛骨的关节盂相关节。肱骨头周缘的浅沟称**解剖颈**anatomical neck。肱骨头的外侧有一大的隆起称大结节，肱骨头的前下方有一小的隆起，称小结节，两结节间的纵沟称结节间沟。上端与体交界处较细，称**外科颈**surgical neck，是骨折的好发部位。肱骨体中部外侧面有粗糙的三角肌粗隆，其后下方有一条由内上方斜向外下方行走的浅沟，称**桡神经沟**sulcus for radial nerve，有桡神经行于沟内，肱骨中段骨折时易损伤此神经。下端的内、外侧各有一突起，分别称为内上髁和外上髁。下端前面外侧部有半球状的肱骨小头，与桡骨相关节；内侧部有与尺骨相关节的**肱骨滑车**trochlea of humerus；内上髁后方的浅沟称尺神经沟，尺神经由此经过。在肱骨滑车后面的上方有鹰嘴窝，前方有冠突窝。

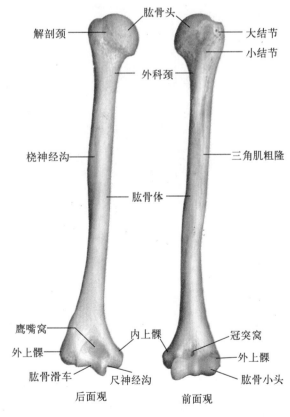

图1-30　肱骨（左侧）

（2）**桡骨**radius 位于前臂外侧部，分一体两端（图1-31）。上端细小，称**桡骨头**head of radius，头的上面微凹与肱骨小头相关节。头周缘有环状关节面与尺骨相关节，头下稍细部分称桡骨颈，颈下内侧有粗糙的突起，称桡骨粗隆。桡骨体呈三棱柱形。桡骨下端膨大，其外侧部向下突出称桡骨茎突；下端内侧面的关节面称尺切迹，与尺骨头相关节；下端下面有腕关节面与腕骨相关节。

（3）**尺骨**ulna 位于前臂内侧部，分一体两端（图1-31）。上端粗大，有朝向前方的深凹，称滑车切迹，与肱骨滑车相关节。切迹上、下部各有一突起，分别称**鹰嘴**olecranon和**冠突**coronoid process。冠突外侧面的浅凹称桡切迹，与桡骨头环状关节面相关节。尺骨体呈棱柱形。下端称尺骨头，周缘有环状关节面，与桡骨的尺切迹相关节。尺骨头后内侧有向下突出的尺骨茎突。

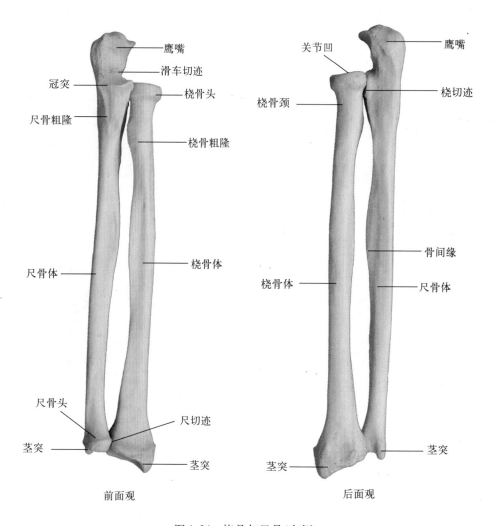

图1-31 桡骨与尺骨（左侧）

（4）手骨 分为腕骨、掌骨和指骨（图1-32）。**腕骨**carpal bones 8块，排成远、近两横列。近侧列由桡侧至尺侧依次为手舟骨、月骨、三角骨和豌豆骨，远侧列依次为大多角骨、小多角骨、头状骨和钩骨。**掌骨**metacarpal bones 5块，由外侧向内侧依次为第1～5掌骨。**指骨**phalanges 共14节，除拇指为两节外，其余各指均为3节，由近侧向远侧分别为近节指骨、中节指骨和远节指骨。

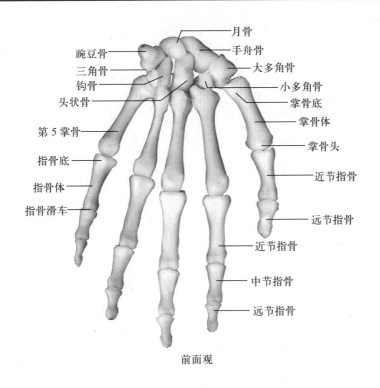

前面观

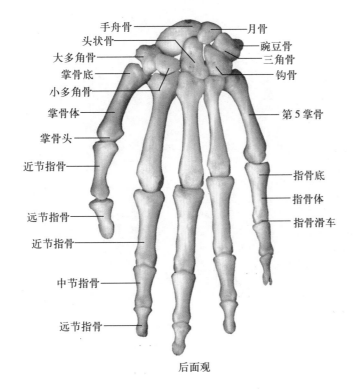

后面观

图1-32 手骨(左侧)

二、下肢骨

下肢骨包括下肢带骨和自由下肢骨。

1.下肢带骨 即**髋骨**hip bone，由上部的髂骨、前下部的耻骨和后下部的坐骨构成(图1-33)。幼年时3骨借软骨相连，到15～16岁，软骨逐渐钙化,三骨融合为髋骨(图1-34)。其外侧面融合处有一深窝，称**髋臼**acetabulum。髋臼的下部有一大孔，称闭孔。

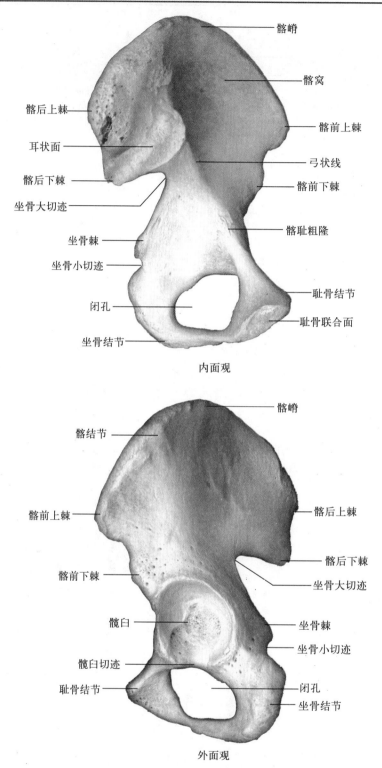

内面观

外面观

图1-33 髋骨(左侧)

（1）**髋骨**ilium 分为髋骨体和髋骨翼。髋骨体构成髋臼的上2/5,肥厚粗壮。髋骨翼在体的上方，为宽阔的骨板，上缘弧形，称**髋嵴**iliac crest。髋嵴的前端为**髋前上棘**anterior superior iliac spine,后端为髋后上棘。由髋前上棘向后5～7cm处，髋嵴向外侧的粗糙突起称**髋结节**tubercle of iliac crest。髋骨内面为一大浅窝，称**髋窝**iliac fossa,窝的下界是弧形的骨嵴，称弓状线。髋窝后方有粗糙的耳状关节面，与骶骨的耳状关节面相关节。

（2）**坐骨**ischium　包括坐骨体和坐骨支。坐骨体构成髋臼的后下部，肥厚粗壮，体向后下延续为坐骨支。坐骨支下端后面有肥大而粗糙的**坐骨结节**ischial tuberosity。坐骨后缘有一锥状突起称坐骨棘，其上、下方的凹陷分别称坐骨大切迹和坐骨小切迹。

（3）**耻骨**pubis　包括耻骨体和上、下两支。耻骨体构成髋臼的前下部，向前下延伸为耻骨上支，再转向后下续为耻骨下支。耻骨上、下支移行处的内侧面称**耻骨联合面**symphysial surface。耻骨上支上缘的骨嵴称耻骨梳，向前终于**耻骨结节**pubic tubercle。耻骨结节到中线的上缘称耻骨嵴。

2.自由下肢骨　包括股骨、髌骨、胫骨、腓骨和足骨。

（1）**股骨**femur　位于股部，是人体最长最粗壮的长骨，分一体两端（图1-35）。上端以球状的股骨头与髋臼相关节，股骨头关节面中央有小的股骨头凹，是股骨头韧带附着处。头之外下狭细部为股骨颈，体与颈交接处外上方的隆起称股骨大转子，内下方隆起称股骨小转子。股骨体呈圆柱形，稍向前凸，前面光滑，后面的纵行骨嵴称粗线，此线上端偏外侧的粗糙隆起称臀肌粗隆，为臀大肌的附着点。下端有两个向后的突起，分别称内侧髁和外侧髁，与髌骨和胫骨相关节。

（2）**髌骨**patella　是全身最大的籽骨，上宽下尖，前面粗糙，位于股四头肌腱内，后面为光滑的关节面，与股骨内、外侧髁的髌面相关节（图1-36）。

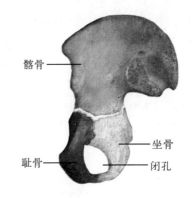

图1-34　幼儿髋骨

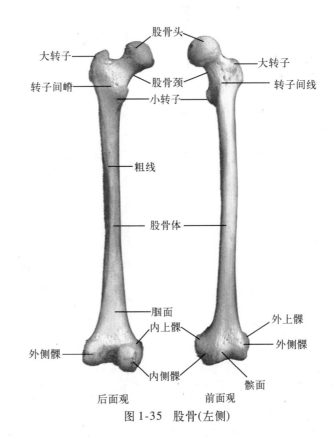

图1-35　股骨（左侧）

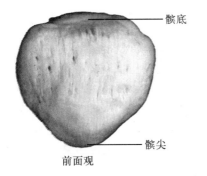
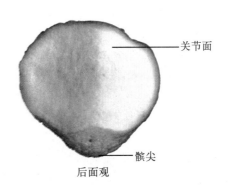

图1-36　髌骨（左侧）

（3）**胫骨**tibia 居小腿内侧部，有一体两端(图1-37)。上端膨大，向两侧突出，形成内侧髁和外侧髁，两髁的上面分别与股骨内、外侧髁相关节。外侧髁的后下方有腓关节面，与腓骨头相关节。上端前面的粗糙隆起称胫骨粗隆，是髌韧带的附着处。胫骨体呈三棱柱形。下端内侧向下突出，称内踝；外侧面有三角形的腓切迹，与腓骨相接；底面有关节凹，与距骨相关节。

（4）**腓骨**fibula 居小腿外侧部，细长，有一体两端。上端称腓骨头，与胫骨相关节。腓骨头稍下方为腓骨颈。体呈三棱柱形。下端膨大并向下突出形成外踝，其内侧面是外踝关节面，与距骨相关节(图1-37)。

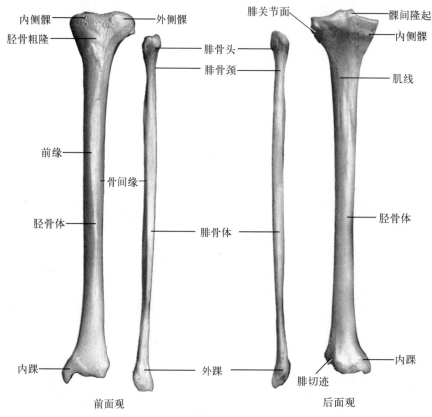

图1-37 胫骨与腓骨(左侧)

（5）**足骨**bones of foot 分为跗骨、跖骨和趾骨(图1-38)。**跗骨**tarsus 7块，分别为跟骨、距骨、足舟骨、内侧楔骨、中间楔骨、外侧楔骨和骰骨。**跖骨**metatarsus 5块，由内侧向外侧分别为第1～5跖骨，其形态与掌骨相似。**趾骨**phalanges of the foot 14节，其形态、命名均与指骨相同。

骨髓穿刺术的解剖学基础

骨髓穿刺术的目的是抽取红骨髓，以了解造血功能、查找病原微生物或寄生虫。扁骨、不规则骨的骨松质内(如髂骨、胸骨等)的红骨髓终生存在。因此，临床上常在这些部位进行骨髓穿刺。2岁以内的患儿若进行骨髓穿刺，可选择在胫骨粗隆平面下约1cm，于胫骨的前内侧面进行穿刺。

髂骨穿刺点：髂前上棘后上方5～7cm处的隆起称髂结节，是较理想的骨髓穿刺部位。

胸骨穿刺点：胸骨柄上部宽而肥厚，由胸骨柄上缘，即颈静脉切迹中点沿胸骨纵轴方向向下进针，深度1～1.5cm；或于胸骨前面穿刺，在胸骨柄与胸骨体交界处稍上方，针尖朝向上后方，针与胸骨呈30°～45°夹角，深度不超过1.5cm，以免损伤纵隔内的重要器官。

腰椎穿刺点：腰椎棘突后缘钝圆，故穿刺时可从棘突侧方或背部中线垂直刺入。

【复习思考题】

1.简述骨的形态和结构。

2.颈、胸、腰椎在形态上各有哪些主要特征？

3.脑颅和面颅各有哪些骨组成？

4.颅底内面由前向后有哪些主要裂孔？哪些裂孔直接与颅外相通？

5.试述鼻腔外侧壁上的结构。

6.上、下肢骨在体表可触摸到哪些主要骨性标志？

OSTEOLOGY

（刘恒兴）

[**Summary**] As the framework of the body, skeleton is the important element of the locomotor system which includes three parts: skeletons, articulations and skeletal muscles. The human skeletal system is composed of 206 individual bones. Bones can be classified according to their shape as long, short, flat and irregular bones. The bones of the body are linked together by articulations to form the skeleton. The bone is composed of bone tissue, periosteum and marrow. The bone tissue is hard and possesses a degree of elasticity, it has both organic and inorganic components. The proper combination of organic and inorganic matrix elements allows bones to be exceedingly durable and strong without being brittle. On a section of any bone, it is seen to be composed of compact tissue which is dense in texture and cancellous tissue which join to form a reticular structure. Bone is enclosed, except where it is coated with articular cartilage, in a fibrous membrane, the periosteum. The marrow fills up the cylindrical cavities in the bodies of the long bones and the spaces of the cancellous tissue. The marrow can be classified according to their structure as red bone marrow that produces blood cells and yellow bone marrow. Except provide framework for the body, the skeleton also has other important functions: supporting soft tissues and providing attachment for skeletal muscles; protecting internal organs from injury; assisting in movement together with skeletal muscles; storing and releasing several minerals especially calcium and phosphorus.

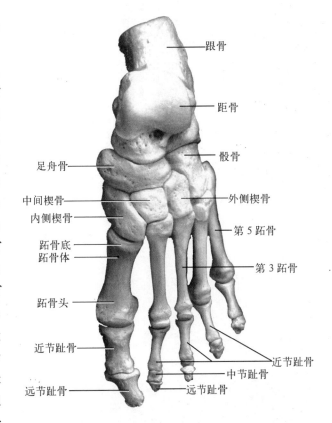

图 1-38 足骨(左侧)

Bones can be grouped into the axial and the appendicular skeleton by the location. The axial skeleton consists of the bones that form the skull, the vertebral column, and the thorax. The appendicular skeleton includes the bones of the upper and lower limbs.

第二章　骨连结

【学习目标】

　　明确关节的基本结构、辅助结构及运动形式。脊柱的组成和连结。胸廓的组成和形态。肩关节、肘关节、桡腕关节、髋关节、膝关节、踝关节的组成、结构特点及运动形式。骨盆的组成、分部和性别差异。

【重点内容提示】

　　1.关节的基本结构和辅助结构。

　　2.脊柱的组成，椎间盘的结构。

　　3.颅囟的形态、位置和临床意义；颞下颌关节的组成。

　　4.胸廓的组成、形态和运动。

　　5.肩关节、肘关节、桡腕关节、髋关节、膝关节、踝关节的组成和运动。

　　6.骨盆的组成、分部和性别差异。

·第一节　概　述·

　　骨与骨之间借纤维结缔组织、软骨或骨相连，构成骨连结。按骨连结的连结形式不同可分为直接连结和间接连结两类(图2-1)。

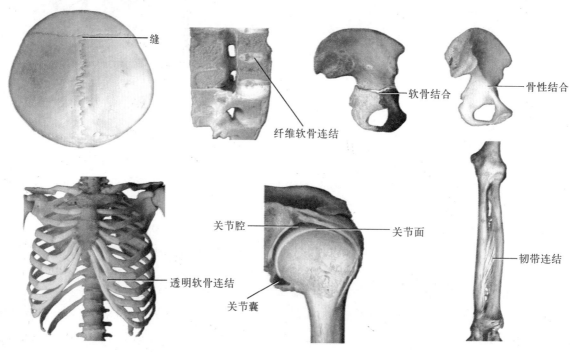

图2-1　骨的连结类型

一、直接连结

直接连结的特点是骨与骨之间连结紧密，其间无腔隙，不能活动或仅有少许活动。直接连接可分为**纤维连结**fibrous joint(如颅骨之间的骨缝)、**软骨连结**cartilaginous joint(如椎骨之间的椎间盘)和**骨性结合**synostosis(如髋骨各骨间的连结)。

二、间接连结

间接连结又称**关节**articulation或**滑膜关节**synovial joint,其特点是骨与骨之间借其周围的结缔组织囊相连,相连骨之间有腔隙,运动范围较大。

1.关节的基本结构 包括关节面、关节囊和关节腔(图2-2)。

(1)**关节面**articular surface 为构成关节的两块骨的邻接面,通常为一凹一凸,凸面称关节头,凹面称关节窝。关节面有**关节软骨**articular cartilage覆盖,表面光滑,具有弹性,有减少摩擦和缓冲震荡的作用。

(2)**关节囊**articular capsule 为结缔组织囊,附着于关节面周缘的骨面上,可分为外层和内层。外层为纤维膜,厚而坚韧;内层为滑膜层,薄而柔软,衬贴于纤维层内面,并附于关节软骨周缘,能产生滑液,润滑关节腔和营养关节软骨。

(3)**关节腔**articular cavity 是关节囊滑膜层与关节软骨之间围成的潜在腔隙,密闭呈负压,内有少量滑液,可减少摩擦。

2.关节的辅助结构 包括韧带、关节盘和关节唇等。

(1)**韧带**ligament 由连于两骨之间的致密结缔组织构成,位于关节囊周围或关节内,分为囊内韧带和囊外韧带,可加强关节的稳定性和限制关节的运动幅度。有的囊外韧带是由关节囊纤维层增厚或肌腱延续而成。囊内韧带位于关节囊内,如膝关节的交叉韧带。

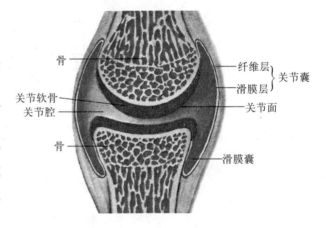

图 2-2 关节的基本结构

(2)**关节盘**articular disc 为位于关节面之间的纤维软骨板,周缘附着于关节囊。仅见于少数关节内,如颞下颌关节和膝关节内。其功能是使关节面接触得更加合适,并具有弹性,可缓冲震荡。

(3)**关节唇** articular labrum 是附着于关节窝周缘的纤维软骨环,具有加深关节窝、增加接触面积和稳固关节的作用。

(4)**滑膜襞**synovial fold和**滑膜囊**synovial bursa 滑膜襞为滑膜重叠卷折而成,突入关节腔,起填充作用和调节关节腔内的压力。有的滑膜从关节囊纤维膜的薄弱或缺如处囊状膨出,充填于肌腱与骨面之间,形成滑膜囊,可减少肌活动时与骨面之间的摩擦。

3.关节的运动 关节可循假设的运动轴进行运动,有如下形式:①**屈**flexion和**伸**extension:为关节循冠状轴进行的运动。运动时两骨互相靠拢,角度变小为屈,角度变大为伸。②**内收**adduction和**外展**abduction:是关节循矢状轴进行的运动,运动时骨向正中矢状面靠拢称内收,离开正中矢状面称外展。③**旋内**medial rotation和**旋外**lateral rotation:是关节循垂直轴进行的运动,运动时,骨的前面转向内侧为旋内,转向外侧为旋外。在前臂,将手掌向内旋转的运动为**旋前**pronation,向外旋转则为**旋后**supination。④**环转**circumduction:是屈、外展、伸和内收依次连续的运动。

4.关节的分类　按关节运动轴的数目和关节面的形态分为单轴关节(关节只能绕一个运动轴作一组运动)、双轴关节(关节能绕两个互相垂直的运动轴进行两组运动，也可进行环转运动)和多轴关节(关节具有两个以上的运动轴，可作多方向的运动)(图2-3)。

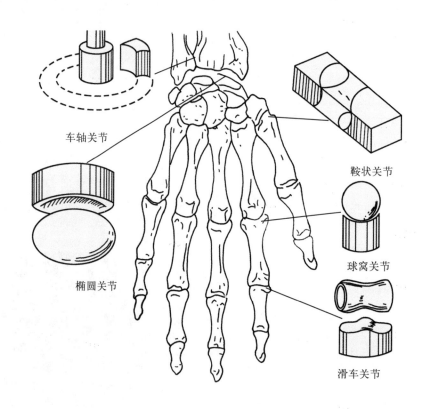

车轴关节　椭圆关节　鞍状关节　球窝关节　滑车关节

图 2-3　关节的分类

·第二节　中轴骨的连结·

中轴骨的连结包括躯干骨和颅骨的连结。

一、躯干骨的连结

躯干骨借骨连结分别构成**脊柱**vertebral column和**胸廓**thorax。脊柱构成人体的中轴，上承托颅，下接下肢骨。胸廓与上肢骨相连。

(一)脊柱

脊柱位于背部正中，在成人由24块椎骨、1块骶骨和1块尾骨通过骨连结构成。其中央的椎管容纳脊髓。脊柱具有支持体重、保护脊髓和内脏的功能，并能进行多种运动。

1.椎骨间的连结　椎骨间的连结包括椎体间的连结和椎弓间的连结。

(1)椎体间的连结　①**椎间盘**intervertebral disc：是连结于相邻两椎体之间的纤维软骨盘，由中央的**髓核**nucleus pulposus和周围的**纤维环**anulus fibrosus组成(图2-4)。髓核为具有弹性的胶状物质，纤维环由多层同心圆排列的纤维软骨构成。椎间盘坚韧而有弹性，可缓冲震荡，容许椎体之间有少许运动。其中颈、腰部椎间盘较厚，活动度也较大。纤维环的后部较薄弱，当猛力弯腰或劳损引起纤维环破裂时，髓核易从后外侧脱出，突向椎管或椎间孔，产生压迫脊髓或脊神经的症状。②**前纵韧带**anterior longitudinal ligament：连于各椎体和椎间盘前面，上起枕骨大孔前缘，下至骶骨，可限制脊柱过伸。③**后纵韧带**posterior longitudinal ligament：连于各椎体和椎间盘后面，起自枢椎，下达骶管，可限制脊柱过屈。

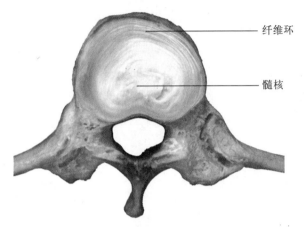

图2-4　椎间盘(水平切面)

（2）椎弓间的连结　①**黄韧带**ligamenta flava：连结相邻两椎弓板的韧带(图2-5)，由黄色弹性纤维构成。有限制脊柱过度前屈的作用。②**棘上韧带**supraspinal ligament：连结各椎骨棘突尖的韧带，在项部特别发达，称**项韧带**ligamentum nuchae。③**棘间韧带**interspinal ligament：为连结相邻棘突之间的韧带。④横突间韧带：连结相邻横突之间的韧带。⑤**关节突关节**zygapophyseal joint：由邻位椎骨的上、下关节突构成，可作轻微运动。

（3）寰椎与枕骨及枢椎的关节　①**寰枕关节**atlantooccipital joint：由寰椎上的关节凹与枕髁构成，可使头部作前俯、后仰和侧屈运动。②**寰枢关节**atlantoaxial joint：由寰椎和枢椎构成，沿齿突垂直轴运动，使头连同寰椎进行旋转。寰枕关节和寰枢关节的联合运动，能使头作俯仰、侧屈和旋转运动。

2.脊柱的整体观　成人脊柱的长度约为70cm。脊柱的长度可因姿势的不同而略有差异。静卧时比站立时长2～3cm，这是因为站立时椎间盘被挤压缩短所致。老年人因椎间盘变薄，骨质萎缩而致脊柱缩短(图2-6)。

（1）脊柱前面观　椎体自上而下逐渐增大，但从骶骨开始又逐渐变小。这种变化与脊柱承受重力的变化密切相关。脊柱从前面观有轻度侧屈，惯用右手的人，脊柱上部略凸向右侧，下部则代偿性地凸向左侧。

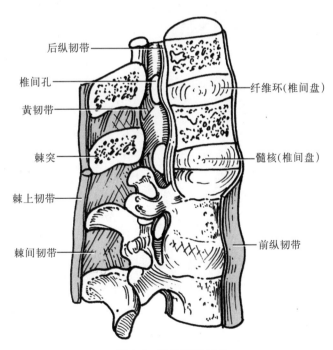

图2-5　椎弓间的连结

(2)脊柱后面观 棘突在背部正中排列成一纵嵴。颈椎棘突短而分权；胸椎棘突长而倾向后下方，呈叠瓦状；腰椎棘突呈板状，水平伸向后。

(3)脊柱侧面观 脊柱呈现4个生理性弯曲，其中颈曲和腰曲凸向前，胸曲和骶曲凸向后。脊柱的弯曲增大了脊柱的弹性，对维持人体重心的稳定和缓冲震荡有重要意义，对脑和内脏器官也有保护作用。

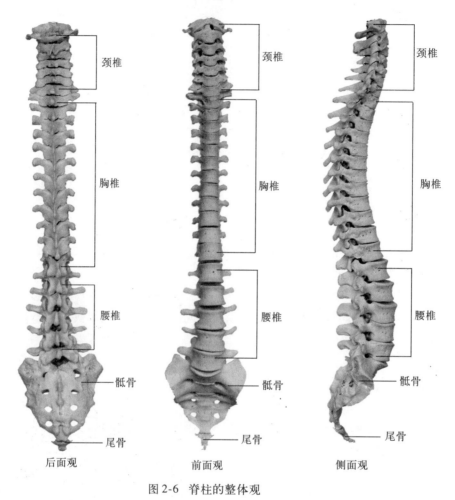

图2-6 脊柱的整体观

3.脊柱的运动 脊柱在相邻两个椎体之间的运动幅度很小，但从整个脊柱来看，各个椎骨之间运动的总和可使运动幅度加大。脊柱可作前屈、后伸、侧屈、旋转和环转运动。由于颈部和腰部运动灵活，脊柱损伤也以这两处较为多见。

(二)胸廓

胸廓thorax由12个胸椎、12对肋和1个胸骨及它们之间的骨连结构成。具有支持和保护胸、腹腔脏器和参与呼吸运动等功能。构成胸廓的关节主要有肋椎关节和胸肋关节。肋椎关节为肋的后端与胸椎之间构成的关节，可使肋骨前端作上升和下降的运动。胸肋关节由第2～7肋的肋软骨与胸骨相应的肋切迹构成。第1肋借肋软骨与胸骨柄之间成为软骨连结。第8～10肋借肋软骨依次与上位肋软骨相连，形成弓形的肋软骨缘，称肋弓。第11、12肋前端游离于腹壁肌中，不与胸骨相连。成人胸廓呈前后略扁的圆锥形，上窄下宽。胸廓有上、下两口，前壁、后壁和外侧壁。胸廓上口较小，由第1胸椎、第1肋和胸骨柄上缘围成，是颈部与胸部之间的通道。胸廓下口较大，由第12胸椎、第12肋、第11肋、肋弓及剑突围成。两侧肋弓在中线相交形成的向下开放的角，称胸骨下角。角间可触及剑突，剑突将胸骨下角分成左、右剑肋角。胸廓前壁短，后壁较长，外侧壁最长。相邻两肋之间的间隙称肋间隙，共11对(图2-7)。

　　胸廓除具有保护、支持功能外，主要参与呼吸运动。吸气时，在肌的作用下，肋的前部上提，胸骨上升，增大了胸廓的前、后径和横径，使胸腔容积增大。呼气时，在重力和肌的作用下，胸廓做相反的运动，使胸腔容积减小。

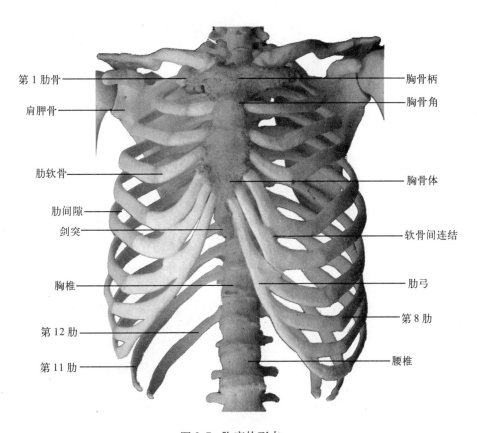

第1肋骨　肩胛骨　肋软骨　肋间隙　剑突　胸椎　第12肋　第11肋　胸骨柄　胸骨角　胸骨体　软骨间连结　肋弓　第8肋　腰椎

图 2-7　胸廓的形态

胸廓形状的变化

　　胸廓的形状和大小与年龄、性别、体形及健康状况等因素有关。新生儿胸廓呈桶状，随年龄增大和呼吸运动的加强，胸廓的横径增大。13～15岁开始出现性别差异。成人女性的胸廓短而圆，胸腔容积较小。老人的胸廓因肋软骨钙化，弹性减小，运动减弱，使胸廓变长变扁。佝偻病儿童，因缺乏钙盐而组织疏松，易变形，致胸廓的前、后径增大，胸骨明显突出，形成"鸡胸"。慢性支气管炎、肺气肿和哮喘病的患者，因长期咳嗽，胸廓各径增大而成"桶状胸"。

二、颅骨的连结

颅骨的连结有直接连结和间接连结。

1.颅骨的直接连结 各颅骨之间多借缝和骨相连，彼此之间结合较牢固。新生儿的颅骨尚未发育完全，颅盖各骨之间的间隙较大，由结缔组织膜封闭，称为**颅囟**cranial fontanelles(图2-8)。位于两侧顶骨前上角与额骨相接处的囟称为**前囟**anterior fontanelle(额囟)，大小约2cm×3cm，呈菱形。两侧顶骨后上角与枕鳞相接处的囟称**后囟**posterior fontanelle(枕囟)，呈三角形。

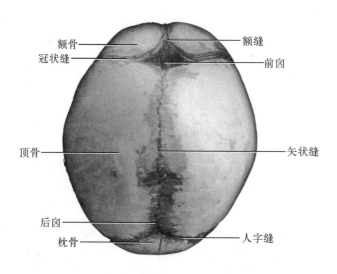

图 2-8　颅囟(上面观)

囟的闭合时间

前囟闭合的时间有较大的个体差异，2.5岁时约有半数闭合，3岁时绝大多数已完全闭合。后囟在出生后半年之内闭合。颅囟闭合后形成缝。有冠状缝、人字缝和矢状缝。囟闭合延迟，可能与营养不良有关。前囟正常时平坦，扪之柔软，可见其随脉搏而跳动。如颅内压增高时膨隆(如急性脑膜炎、脑积水等)，颅内压低时下陷(如严重脱水等)，因此在新生儿观察和触摸前囟的状态已成为判断颅内压高低的重要指标，窥测疾病的"窗口"。患佝偻病或脑积水时，前、后囟均延迟闭合。前、后囟深面在矢状方向上有矢状窦通过，位置表浅、恒定，是新生儿囟穿刺的常用部位。

前、后囟穿刺的解剖学要点

在对新生儿疾病诊断时，如在其他部位的静脉难以采集血液，可通过前、后囟穿刺进针，于上矢状窦内采血检查，方法简便，成功率高。穿刺方法：前囟穿刺时，针头由前囟后角进针，针尖指向眉间，与头皮呈45°角刺入上矢状窦内，穿刺深度为4～5mm。后囟穿刺时，由后囟中央点进针，针尖指向前上方，与头皮呈35°～40°角刺入上矢状窦内，穿刺深度为4～5mm。前囟穿刺适合于1.5～2岁以内前囟未闭合者，后囟穿刺适合于新生儿或2～3个月以内后囟未闭合者。进针方向应始终沿正中矢状方向，不能偏向两侧，以免伤及脑组织。因硬脑膜缺乏弹性，拔针后不会立即自行闭合，应在局部按压片刻。穿经层次由浅入深为皮肤、浅筋膜、帽状腱膜、囟的膜性结构、硬脑膜外层至上矢状窦内。

2.**颞下颌关节**temporomandibular joint　又称下颌关节，由下颌骨下颌头与颞骨的下颌窝和关节结节构成(图2-9)。其关节囊松弛，向上附着于下颌窝和关节结节周缘，向下附着于下颌颈。囊的外侧有外侧韧带加强。关节囊内有关节盘，关节盘的周缘与关节囊相连，将关节腔分为上、下关节腔。关节囊的前部较薄弱，故下颌关节易向前脱位。

下颌骨可作下降和上提(张口和闭口)、前进和后退及侧方运动。关节囊松弛者,若张口过大时,下颌头可能滑至关节结节的前方,而不能退回关节窝,造成关节脱位。复位时必须先将下颌头下拉至关节结节的下方,再向后上推,才能将下颌头纳回下颌窝。

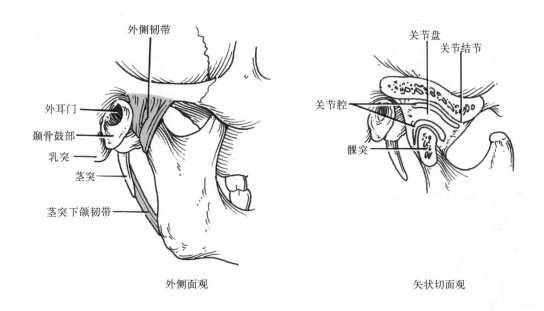

外侧韧带

外耳门
颞骨鼓部
乳突
茎突
茎突下颌韧带

外侧面观

关节盘
关节结节

关节腔

髁突

矢状切面观

图2-9 颞下颌关节

·第三节 四肢骨的连结·

人类由于身体直立,上肢从支持的功能中解放出来,成为劳动的器官,身体重量主要落在下肢。随着上、下肢的分工,出现形态上的差异。上肢的关节以轻巧灵活为主,下肢的关节以运动的稳固性为主。

一、上肢骨的连结

上肢骨的连结包括上肢带骨的连结和自由上肢骨的连结。上肢带骨的连结包括胸锁关节和肩锁关节。两关节将上肢骨连于躯干骨。关节的活动度虽小,但作为支点扩大了上肢的活动范围。自由上肢骨的连结包括肩关节、肘关节、前臂骨连结和手的关节。

1.**肩关节**shoulder joint 肩关节由肱骨头和肩胛骨的关节盂构成(图2-10,图2-11)。肱骨头大而圆,关节盂小而浅,其周缘有软骨性的盂唇加深关节窝,但关节窝仅能容纳肱骨头的1/4~1/3。肩关节囊薄而松弛,分别附着于关节盂的周缘和肱骨解剖颈。肩关节囊的上壁有喙肱韧带和喙肩韧带加强,前、后和外侧壁有肌加强。肩关节囊的下壁最为薄弱,故肩关节脱位时,肱骨头常从下壁脱出,形成前下脱位。肩关节是全身最灵活的关节,可作屈、伸、内收、外展、旋内、旋外及环转运动。

2.**肘关节**elbow joint 由肱骨下端和桡、尺骨上端组成,包括3个关节,即肱尺关节、肱桡关节和桡尺近侧关节(图2-12,图2-13)。

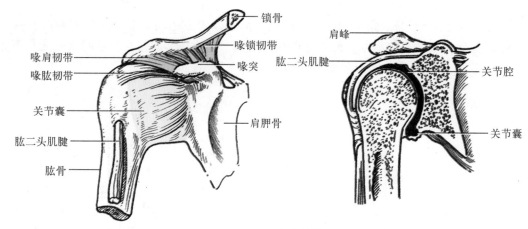

图 2-10　肩关节的结构

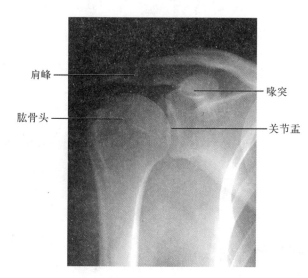

图 2-11　肩关节 X 线像

（1）**肱尺关节**humeroulnar joint　由肱骨滑车和尺骨的滑车切迹构成。

（2）**肱桡关节**humeroradial joint　由肱骨小头和桡骨头的关节凹构成。

（3）**桡尺近侧关节**proximal radioulnar joint由桡骨头的环状关节面和尺骨的桡切迹构成。

上述3个关节包在一个关节囊内。囊的前、后壁薄而松弛。内、外侧壁有尺侧副韧带和桡侧副韧带加强，桡骨环状关节面的周围有桡骨环状韧带，包绕桡骨头，防止桡骨头脱位。但在幼儿，由于桡骨头未发育完全，环状韧带松弛，在肘关节伸直位猛力牵拉幼儿的前臂时，桡骨头可部分从下方脱出，造成桡骨头半脱位。肘关节的运动以肱尺关节为主，作屈、伸运动。

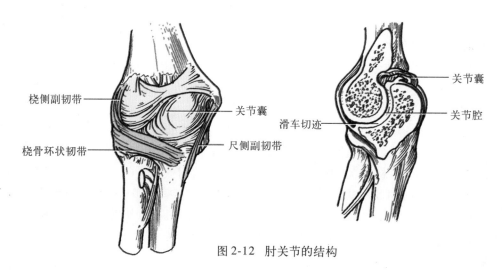

图 2-12　肘关节的结构

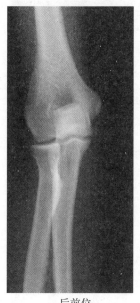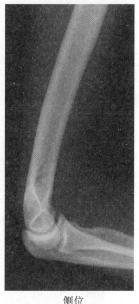

后前位　　　　　　　　　侧位

图2-13 肘关节X线像

3.前臂骨连结　包括前臂骨间膜、桡尺近侧关节(已述)和桡尺远侧关节。前臂骨间膜连于尺骨与桡骨的骨间缘之间，是一层坚韧的纤维膜。**桡尺远侧关节**distal radioulnar joint由尺骨头环状关节面构成关节头，桡骨尺切迹及其自下缘至尺骨茎突根部的关节盘共同构成关节窝。关节活动时，尺骨不动，而是关节窝绕尺骨头转动。

4.手的关节

(1)**桡腕关节**radiocarpal joint 又称**腕关节**wrist joint,由桡骨的腕关节面和尺骨头下端的关节盘构成关节窝，手舟骨、月骨和三角骨的近侧关节面作为关节头而构成(图2-14,15)。关节囊松弛，关节的前、后和两侧都有韧带加强。腕关节可作屈、伸、内收、外展和环转运动。

(2)腕骨间关节 为相邻腕骨之间构成的关节。

(3)腕掌关节 分别由远侧列腕骨与5个掌骨底构成。拇指腕掌关节活动度较大，可作屈、伸、内收、外展和对掌运动。对掌运动是第1掌骨的外展、屈和旋内运动的总和，能使拇指尖的掌面与其他指末节掌面接触。

(4)掌骨间关节 是第2～5掌骨底相互之间的平面关节，活动度很小。

(5)掌指关节 由掌骨头与近节指骨底构成，可作屈、伸、内收和外展运动。

(6)指骨间关节 共9个，由相邻指骨底和头构成，可作屈、伸运动。

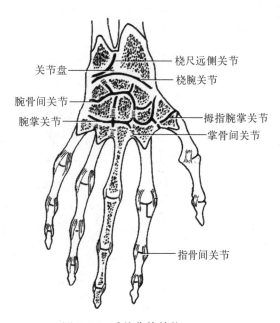

图 2-14 手关节的结构

关节盘
腕骨间关节
腕掌关节
桡尺远侧关节
桡腕关节
拇指腕掌关节
掌骨间关节
指骨间关节

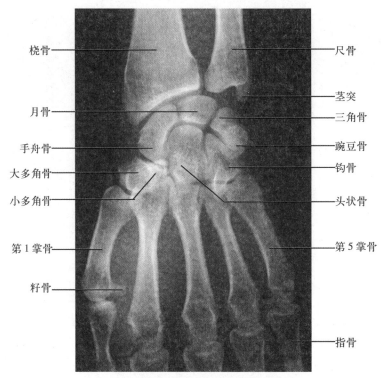

图2-15 手关节X线像

桡骨　月骨　手舟骨　大多角骨　小多角骨　第1掌骨　籽骨

尺骨　茎突　三角骨　豌豆骨　钩骨　头状骨　第5掌骨　指骨

二、下肢骨的连结

下肢骨的连结包括髋骨的连结和自由下肢骨的连结。髋骨、骶骨和尾骨借骶髂关节、耻骨联合和韧带连接成骨盆。**骶髂关节**sacroiliac joint由骶骨的耳状面与髋骨的耳状面构成。**耻骨联合**pubic symphysis由两侧耻骨的耻骨联合面借耻骨间盘连结而成。女性的耻骨间盘较厚，其内有一矢状裂隙，在分娩时可有轻度分离。韧带连结主要有：**骶结节韧带**sacrotuberous lig.，位于骨盆后面，起自骶、尾骨的侧缘，呈扇形，止于坐骨结节的内侧缘(图2-16)；**骶棘韧带**sacrospinal lig.，位于骶结节韧带的前方，起自骶、尾骨的侧缘，呈扇形，止于坐骨棘。骶棘韧带与坐骨大切迹围成**坐骨大孔**greater sciatic formaen，骶棘韧带、骶结节韧带和坐骨小切迹围成**坐骨小孔**lesser sciatic foramen，有肌、血管和神经等通过。自由下肢骨的连结包括髋关节、膝关节和足的关节。

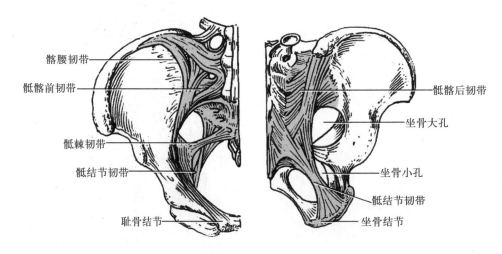

髂腰韧带　骶髂前韧带　骶棘韧带　骶结节韧带　耻骨结节

骶髂后韧带　坐骨大孔　坐骨小孔　骶结节韧带　坐骨结节

图 2-16　骨盆的韧带

1.**骨盆**pelvis 是由左、右髋骨和骶骨、尾骨互相连结而成的盆状骨环。具有支持体重、保护盆腔脏器的功能。在女性，它还是娩出胎儿的通道。

骨盆可通过界线分为**大骨盆**greater pelvis和**小骨盆**lesser pelvis。界线由骶骨岬、两侧弓状线、耻骨梳、耻骨嵴和耻骨联合上缘依次相连而成。界线以上为大骨盆，参与腹腔的围成。界线以下为小骨盆，构成盆腔。小骨盆有上、下两口：上口即界线；下口由尾骨、两侧骶结节韧带、坐骨结节、坐骨支、耻骨下支和耻骨联合下缘围成。上、下口之间的腔称骨盆腔。两侧耻骨下支和坐骨支在耻骨联合下方连成耻骨弓，所形成的夹角称耻骨下角。从青春期开始，骨盆的形状出现性别差异。女性骨盆的形态有利于妊娠和分娩。男、女性骨盆的差异见表2-1,图2-17,图2-18。

表2-1　男、女性骨盆的差异

结构特点	男性骨盆	女性骨盆
骨盆外形	狭而长	宽而短
骨盆上口	心形，较小	椭圆形，较大
骨盆下口	较窄小	较宽大
骨盆腔	漏斗形	圆桶形
耻骨下角	70°～75°	90°～100°
骶　骨	窄长，曲度大	宽短，曲度小
骶　岬	突出明显	突出不明显

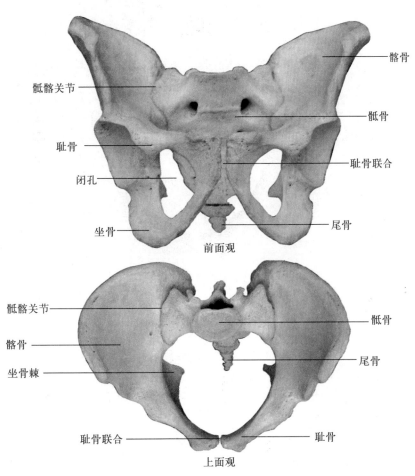

前面观

上面观

图2-17　男性骨盆

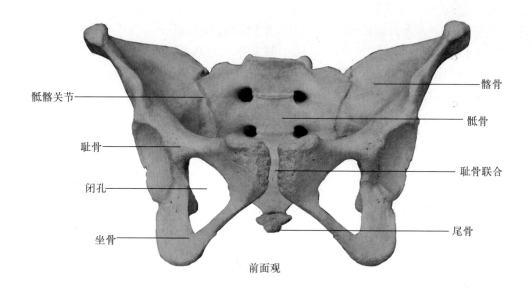

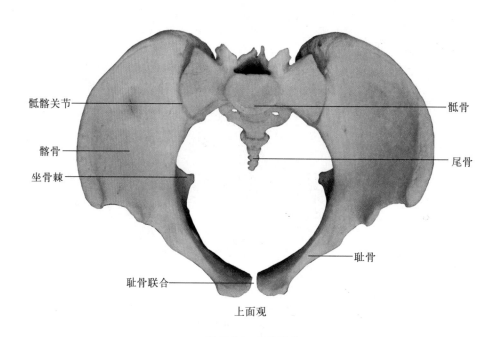

图 2-18　女性骨盆

2.**髋关节**hip joint　由髋臼与股骨头构成，属球窝关节(图2-19,图2-20)。髋臼的周缘附有纤维软骨构成的髋臼唇，以加深关节窝。髋关节的关节囊坚韧致密，向上附着于髋臼周缘与髋臼横韧带，向下附着于股骨颈，前面达转子间线，后面仅包裹股骨颈的内侧2/3。因此，股骨颈骨折有囊内和囊外骨折之分。关节囊周围有**髂股韧带**iliofemoral ligament、**股骨头韧带**ligament of the head of femur、耻股韧带、坐股韧带和轮匝带加强。

　　髋关节可作屈、伸、收、展、旋内、旋外和环转运动。由于髋关节关节窝较深，关节囊坚韧紧张，并受多条韧带限制，其运动幅度较肩关节为小，但其结构更趋向稳定性，以利支持体重和行走的功能。

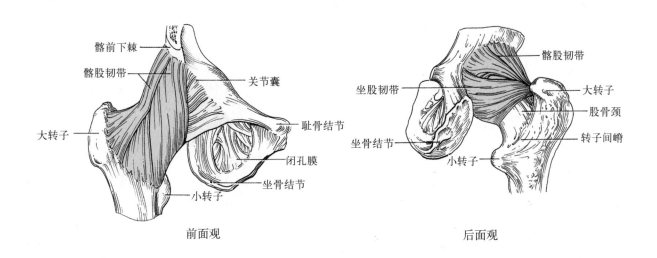

前面观   后面观

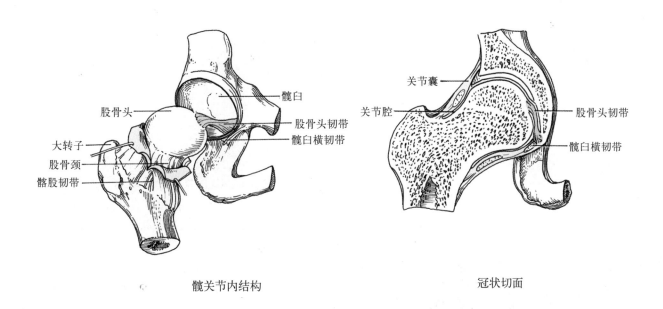

髋关节内结构   冠状切面

图2-19 髋关节的结构

    3.**膝关节**knee joint 是人体最大最复杂的关节。由股骨内、外侧髁,胫骨内、外侧髁和髌骨构成(图2-21,图2-22)。膝关节的关节囊薄而松弛,附着于各关节面的周缘,周围有韧带加固。关节囊外主要有髌韧带、腓侧副韧带、胫侧副韧带加强,关节内有**交叉韧带**cruciate ligament加强。交叉韧带分为前交叉韧带和后交叉韧带。

    膝关节囊的滑膜层附着于该关节各骨的关节面周缘,在髌骨上缘的上方,向上形成长约5cm的髌上囊,突入股四头肌腱与股骨体下部之间。在髌骨下方的中线两侧,部分滑膜突向关节腔内,形成一对翼状襞,充填关节腔内的空隙。

    半月板menisci是垫在股骨内、外侧髁与胫骨内、外侧髁关节面之间的两块半月形纤维软骨板,分别称为内、外侧半月板(图2-23)。内侧半月板呈"C"形。外侧半月板近似"O"形。半月板上面凹陷，下面平坦，外缘厚，内缘薄，两端借韧带附着于胫骨髁间隆起。半月板使关节面更为相适，也能缓冲压力，吸收震荡，起弹性垫的作用。当膝关节半屈位强力运动时，可造成半月板损伤。

膝关节主要作屈、伸运动，在半屈位时还可作轻度的旋内和旋外运动。

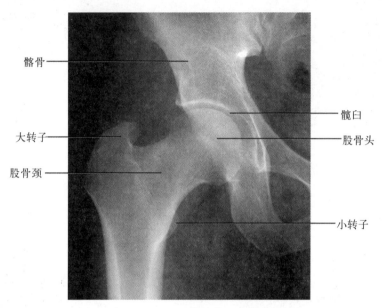

图2-20　髋关节X线像

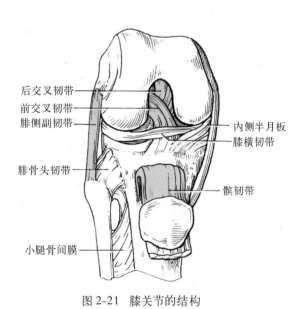

图2-21　膝关节的结构

4.小腿骨间的连结　胫腓二骨连结紧密，其上端构成微动的胫腓关节，中部有小腿骨间膜相连，下端靠胫腓前、后韧带连结。两骨间几乎没有运动。

5.足的关节

（1）距小腿关节talocrural joint又称踝关节ankle joint，由胫、腓两骨的下端和距骨滑车构成。关节囊前、后壁宽松，内、外侧有内侧韧带(或称三角韧带)和外侧韧带加强。踝关节后方有强大的跟腱加强(图2-24,图2-25)。踝关节可作背屈(伸)和跖屈(屈)运动。

（2）其他足关节　跗骨间关节为跗骨诸骨之间的关节。跗跖关节由骰骨、3块楔骨和5块跖骨底构成。跖骨间关节由第2~5跖骨底的毗邻面借韧带连结构成。跖趾关节由跖骨头与近节趾骨底构成。趾骨间关节位于各趾骨之间。上述各关节运动幅度较小。

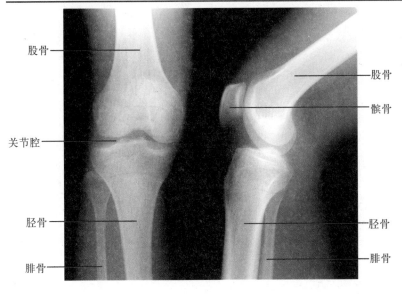

股骨
关节腔
胫骨
腓骨

股骨
髌骨
胫骨
腓骨

图 2-22 膝关节 X 线像

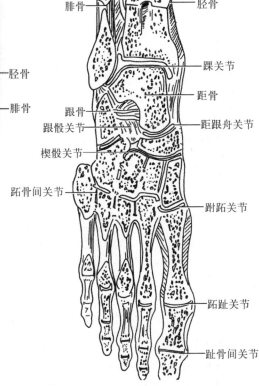

腓骨
跟骨
跟骰关节
楔骰关节
距骨间关节

胫骨
踝关节
距骨
距跟舟关节
跗跖关节
跖趾关节
趾骨间关节

图 2-24 踝关节的结构

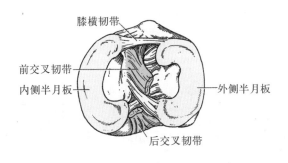

膝横韧带
前交叉韧带
内侧半月板
外侧半月板
后交叉韧带

图 2-23 半月板

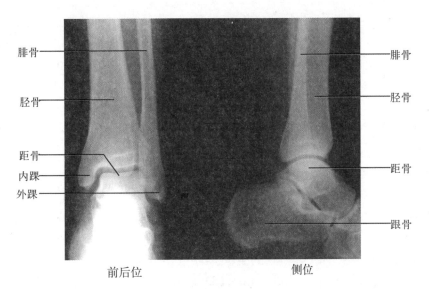

腓骨
胫骨
距骨
内踝
外踝

腓骨
胫骨
距骨
跟骨

前后位

侧位

图 2-25 踝关节 X 线像

6.足弓arches of foot 跗骨和跖骨借关节和韧带牢固相连，在纵横方向上都形成一个凸向上的弓形结构，称足弓。足弓可分为前后方向的纵弓和内外方向的横弓(图2-26)。足弓是三足架结构，使足具有弹性和稳定性，可缓冲震荡，同时还具有保护足底血管神经免受压迫的作用。足弓的维持除靠足底各骨间连结的韧带外，足底肌和通过足底的长肌腱的牵拉也起着重要作用。如果维持足底的韧带和肌过度劳损或先天发育不良，可导致足弓塌陷，形成扁平足。

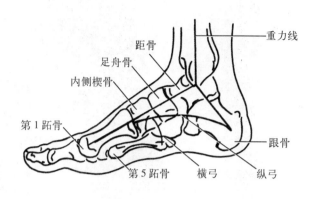

图 2-26 足弓

【复习思考题】

1.临床上行腰椎穿刺在哪些椎骨间进行？穿刺时由浅入深依次经过哪些韧带？

2.某病人因肩关节疾患来院诊治，经诊断为肩关节脱位，请问：①肩关节周围有哪些重要的体表标志？②肩关节的组成和运动形式？③用解剖学知识解释为何肩关节多见于前下方脱位？

3.肘关节为什么容易发生后脱位，脱位后肘部有什么变化？

4.为何说膝关节是人体最复杂的关节？

5.比较肩关节与髋关节的结构和运动异同。

6.男、女性骨盆有何性别差异？

(张 进)

JOINT

[**Summary**] The joint, or articulate, is an important part of locomotor system. They held the bones together and permit body movement. The joints can be classified into two types according to the material that connects the joints and the movement allowed by the joints: the synarthrosis and diarthrosis.

On the basis of different connective tissue between bones, the synarthroses can be divided into three types: fibrous joints, the cartilaginous joints and the synostosis joints.

Most joints of the body are diarthrosis, or synovial joints, which are characterized by being freely movable. The movement of synovial joints is limited only by ligaments, muscles, tendons, or adjoining bones. Another characteristic of synovial joints is the presence of a fluid joint cavity. Synovial joints have three distinguish features:

(1) the smooth articular surface of the bones are covered with the articular cartilage;

(2) the joint is enclosed by an articular capsule of dense fibrous connective tissue;

(3) the inner surface of the articular capsule is lined with synovial membrane that secretes synovial fluid. In addition, some synovial joints have articular discs of fibrocartilage. Each synovial joint is strengthened by several ligaments. There are four angular movements that may occur in various joints: flexion, extension, abduction, and adduction. In addition, four circular movements are allowed by some joints: circumduction, rotation, supination, and pronation.

第三章　肌　学

·第一节　概　述·

　　肌是运动系统的动力部分，多数附着于骨骼，故称**骨骼肌**skeletal muscle,因受躯体神经支配，可通过人的意志控制，又称随意肌。骨骼肌分布广泛，共有600余块，占体重的40％左右。每块肌都具有一定的形态、构造和功能，并有丰富的血管、淋巴管和神经分布，所以每块肌都是一个器官。

一、肌的形态和构造

　　根据形态，肌可分为长肌、短肌、阔肌和轮匝肌四类(图3-1)。长肌呈梭形，主要分布于四肢，收缩时可产生较大幅度的运动。短肌短小，多分布于躯干深层。阔肌呈薄片状，多分布于胸、腹壁。轮匝肌呈环形，分布于孔裂的周围，收缩时可关闭孔裂。

　　每块骨骼肌一般由中间的**肌腹**muscle belly和两端的**肌腱**tendon构成。肌腹主要由骨骼肌纤维构成，色红而柔软，具有收缩功能。肌腱由致密结缔组织构成，色白而坚韧，但无收缩能力，主要起附着作用。阔肌的腱呈膜状，称**腱膜**aponeurosis。每个骨骼肌纤维都包有薄层的结缔组织膜，称肌内膜；多个肌纤维被结缔组织组成的肌束膜包裹形成肌束；多个肌束被结缔组织组成的肌外膜包裹形成肌。

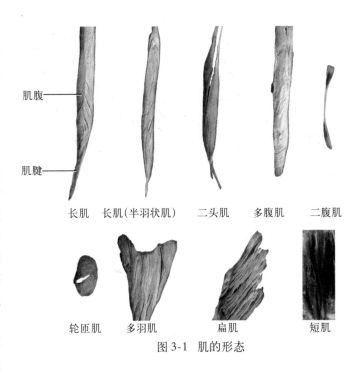

肌腹

肌腱

长肌　长肌(半羽状肌)　二头肌　多腹肌　二腹肌

轮匝肌　多羽肌　扁肌　短肌

图3-1　肌的形态

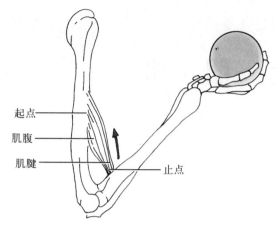

图 3-2 肌的起止点

二、肌的起止、配布和作用

骨骼肌通常以两端附着于两块或两块以上的骨，中间跨过一个或多个关节。肌收缩时两骨彼此靠近，使关节产生运动。运动时，两块骨中有一块骨的位置相对固定，另一块骨作相对移动。肌靠近身体正中线或四肢近侧端的附着点称为起点(定点)，另一端的附着点称为止点(动点)(图3-2)。

肌在关节周围配布的方式和多少与关节的运动轴密切相关。即每一个关节根据关节运动轴配备有两组或两组以上作用完全相反的肌，这些在作用上互相对抗的肌称为拮抗肌。而在一个运动轴同侧配布，并具有相同功能的两块或多块肌，因其功能相同，互相协同，称为协同肌。各肌在神经系统的统一调节下，彼此协调，相辅相成，完成各种动作。肌收缩牵引骨骼而产生关节的运动，其作用似杠杆作用(图3-3)。

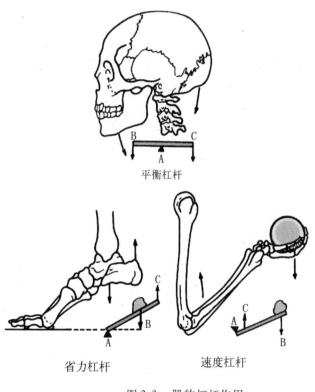

平衡杠杆

省力杠杆　　　　速度杠杆

图 3-3　肌的杠杆作用

A.支点　　B.重点　　C.力点

三、肌的辅助装置

肌的辅助装置有协助骨骼肌运动的作用，位于肌的周围，包括筋膜、滑膜囊和腱鞘。

1.**筋膜**fascia 分浅筋膜和深筋膜两种(图3-4)。

（1）**浅筋膜**superficial fascia 又称皮下筋膜，包被全身各部，由疏松结缔组织构成，所含脂肪的多少因部位、性别、营养状况等而不同。浅筋膜内有丰富的浅动脉、浅静脉、皮神经和淋巴管等。

（2）**深筋膜**deep fascia 由致密结缔组织构成，位于浅筋膜的深面，包裹肌、血管和神经等。在四肢，由深筋膜发出筋膜隔插入肌或肌群之间，并附着于骨，构成肌间隔。肌间隔与深筋膜、骨膜共同构成鞘状结构，并包绕单个肌或肌群以及出入肌的血管、神经等，称骨筋膜鞘。深筋膜包绕在血管、神经周围形成血管神经鞘。深筋膜有保护和约束肌的作用，并在肌收缩时，减少相邻肌或肌群之间的摩擦，有利于各自的独立运动。

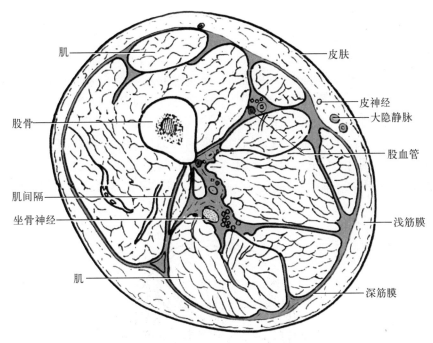

图 3-4 筋膜的分布(股中部水平切面)

2.滑膜囊 synovial bursa 为扁薄密闭的结缔组织囊,内含少量滑液,多位于腱与骨面相接触处,具有减少肌腱与骨面之间摩擦的作用,如髌上囊。

3.腱鞘 tendinous sheath 是套在长肌腱外面的鞘管,存在于腕、踝、手指和足趾等活动性较大的部位(图3-5)。腱鞘分纤维层和滑膜层。纤维层居滑膜层的外面,为深筋膜增厚形成的骨纤维性管道;滑膜层有两层,紧包于腱的周围。两层相互移行,形成密闭腔隙,内含少量滑液,从而保证肌收缩时,肌腱能在腱鞘内灵活滑动。

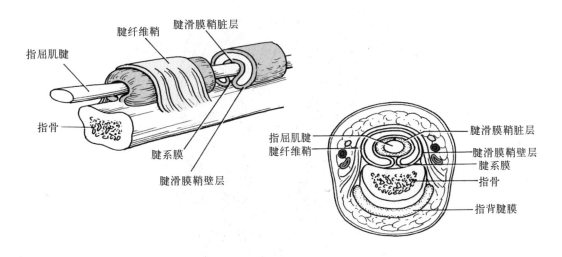

图 3-5 腱鞘

·第二节 头 肌·

头肌分为面肌和咀嚼肌两部分。

一、面肌

面肌也称表情肌(图3-6),为扁而薄的皮肌,主要分布在口裂、睑裂和鼻孔的周围。起自颅骨,止于面部皮肤。面肌的作用是开大或闭合孔裂,并牵拉面部皮肤,产生各种表情。

1.**枕额肌**occipitofrontalis 由前后两个肌腹和中间的帽状腱膜构成。

2.**眼轮匝肌**orbicularis oculi 位于眼裂周围,呈扁椭圆形,收缩使睑裂闭合。

3.**口轮匝肌**orbicularis oris 位于口裂周围,呈扁环形,收缩时可使口裂闭合。

另外,还有辐射状肌分别位于口唇的上、下方,收缩时向各方牵拉口唇和口角,协助开大口裂或改变口裂的外形。

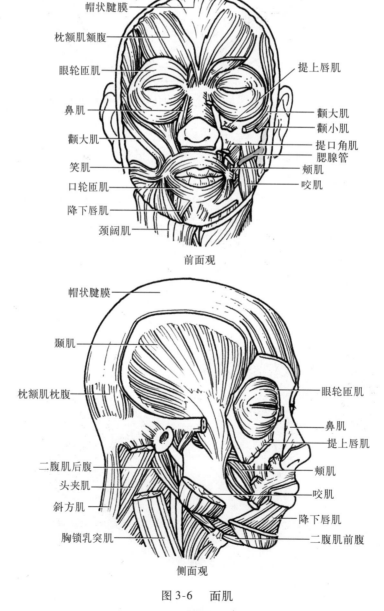

帽状腱膜
枕额肌额腹
眼轮匝肌
鼻肌
颧大肌
笑肌
口轮匝肌
降下唇肌
颈阔肌
提上唇肌
颧大肌
颧小肌
提口角肌
腮腺管
颊肌
咬肌
前面观

帽状腱膜
颞肌
枕额肌枕腹
二腹肌后腹
头夹肌
斜方肌
胸锁乳突肌
眼轮匝肌
鼻肌
提上唇肌
颊肌
咬肌
降下唇肌
二腹肌前腹
侧面观

图3-6 面肌

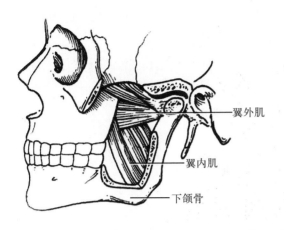

图 3-7 翼内肌和翼外肌

二、咀嚼肌

咀嚼肌位于颞下颌关节的周围，包括颞肌、咬肌、翼内肌和翼外肌，参与咀嚼运动。

1.**颞肌**temporalis 呈扇形，起自颞窝，向下止于下颌骨的冠突(图3-6)，有上提下颌骨的作用。

2.**咬肌**masseter 长方形，起自颧弓，止于下颌角的外面(图3-6)，收缩时上提下颌骨。

3.**翼内肌**medial pterygoid 起自翼突，止于下颌角内面，可上提下颌骨并使其向前运动。

4.**翼外肌**lateral pterygoid 起自翼突，止于下颌颈(图3-7)，主要使下颌骨向前，助张口。

·第三节 颈 肌·

颈肌依其所在位置分浅、深两群。

一、浅群

1.**颈阔肌**platysma 为薄而宽阔的皮肌，位于颈前外侧部的浅筋膜中，收缩时可使颈部皮肤起皱，并下拉口角(图3-8)。

2.**胸锁乳突肌**sternocleidomastoid 位于颈部两侧(图3-9)，大部分被颈阔肌覆盖，起自胸骨柄的前面和锁骨的胸骨端，两头会合斜向后上方，止于颞骨的乳突。一侧收缩时使头屈向同侧，面转向对侧；两侧同时收缩，可使头后仰。

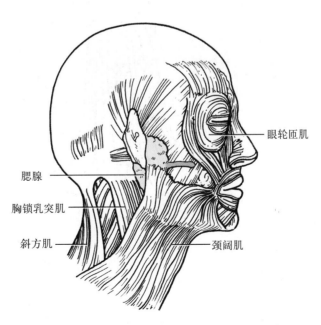

图 3-8 颈阔肌(侧面观)

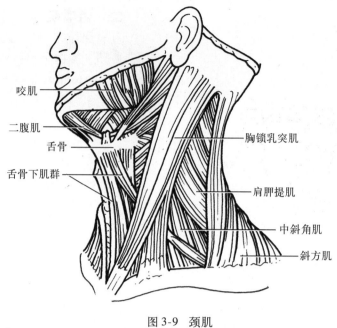

咬肌

二腹肌

舌骨

舌骨下肌群

胸锁乳突肌

肩胛提肌

中斜角肌

斜方肌

图3-9　颈肌

3.舌骨上、下肌群　舌骨上肌群位于舌骨与下颌骨之间，包括二腹肌、下颌舌骨肌、茎突舌骨肌和颏舌骨肌。舌骨下肌群位于颈前部正中线的两侧，包括胸骨舌骨肌、肩胛舌骨肌、胸骨甲状肌和甲状舌骨肌（图3-10）。

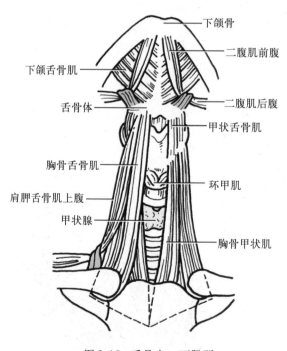

下颌骨

二腹肌前腹

下颌舌骨肌

二腹肌后腹

舌骨体

甲状舌骨肌

胸骨舌骨肌

环甲肌

肩胛舌骨肌上腹

甲状腺

胸骨甲状肌

图3-10　舌骨上、下肌群

二、深群

位于脊柱颈段的两侧和前方，主要有前斜角肌、中斜角肌和后斜角肌。

·第四节　躯干肌·

躯干肌可分为背肌、胸肌、膈、腹肌和会阴肌。

一、背肌

背肌位于躯干的背侧，分浅、深两群。浅层主要有斜方肌、背阔肌、肩胛提肌和菱形肌，深层为竖脊肌。

1.**斜方肌**trapezius 位于项部和背上部浅层（图3-11），一侧为三角形的阔肌，两侧合拢呈斜方形。起自上项线、枕外隆凸、项韧带、第7颈椎和全部胸椎棘突，止于锁骨外侧1/3部、肩峰及肩胛冈。该肌收缩时，可使肩胛骨向脊柱靠拢；如肩胛骨固定，两侧同时收缩可使头后仰。

2.**背阔肌**latissimus dorsi 为全身最大的阔肌，位于背下部浅层（图3-11），起自下位胸椎棘突、全部腰椎棘突、骶正中嵴及髂嵴后份，肌束向外上方集中，止于肱骨小结节嵴。收缩时可使臂内收、旋内和后伸。当上肢上举固定时，可引体向上。

3.**肩胛提肌** 位于项部两侧、斜方肌深面。可上提肩胛骨。

4.**菱形肌** 位于斜方肌深面，呈菱形，收缩时牵拉肩胛骨与脊柱靠拢。

5.**竖脊肌**erector spinae 又称骶棘肌，位于背肌浅层的深面，纵列于脊柱两侧的纵沟内（图3-11）。起自骶骨背面和髂嵴的后份，向上分出许多肌齿，沿途止于椎骨的棘突、横突和肋骨，最后到达颞骨乳突。竖脊肌在维持人体直立方面起重要作用，两侧同时收缩，可使脊柱后伸和仰头；一侧收缩使脊柱侧屈。

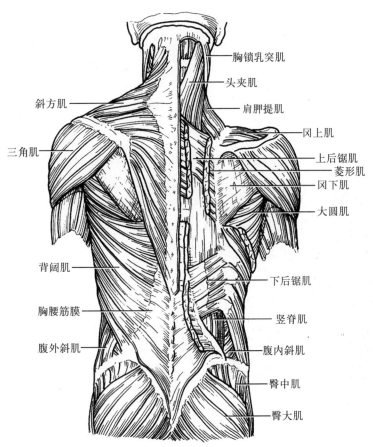

图 3-11　背肌

背部的深筋膜分浅、深两层，浅层被覆于斜方肌和背阔肌表面；深层包裹竖脊肌，形成竖脊肌鞘，因在腰部显著增厚，并与背阔肌起始腱膜紧密结合，又称**胸腰筋膜**thoracolumbar fascia（图3-12）。胸腰筋膜可分浅、中、深3层，在腰方肌外侧作为腹内斜肌和腹横肌的起点。

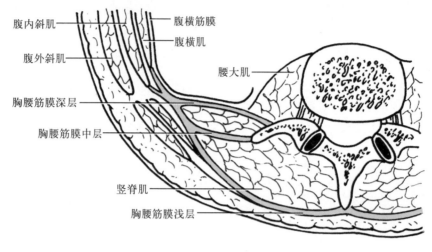

图3-12　胸腰筋膜

听诊三角

位于肩胛骨下角的内侧，其内侧界为斜方肌的外下缘，外侧界为肩胛骨的脊柱缘，下界为背阔肌的上缘，三角的底为薄层结缔组织和第6肋间隙，表面覆以皮肤和浅筋膜。是背部听诊呼吸音最清晰的部位。

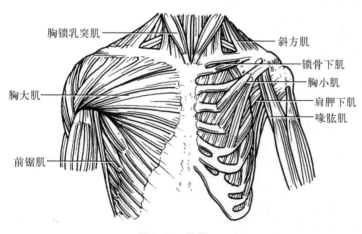

图3-13　胸肌

二、胸肌

胸肌分为胸上肢肌和胸固有肌两部分。胸上肢肌包括胸大肌、胸小肌和前锯肌，收缩时使上肢产生运动。胸固有肌位于各肋间隙内，参与构成胸壁，包括肋间外肌、肋间内肌等。

1.胸大肌pectoralis major　位于胸廓前壁的浅层（图3-13），起自锁骨内侧半、胸骨和第1～6肋软骨，肌束向外侧会合，止于肱骨大结节嵴。收缩时，可使肩关节内收、旋内和前屈。若上肢固定则可上提躯干，也可提肋助吸气。

2.胸小肌　位于胸大肌的深面（图3-13），呈三角形，收缩时，将肩胛骨拉向前下方。当肩胛骨固定时，可提肋助吸气。

3.前锯肌 以数个肌齿起自上位8～9个肋骨的外面，肌束斜向后上，止于肩胛骨内侧缘和下角(图3-14)。收缩时，拉肩胛骨向前并使其紧贴胸廓；下部肌束收缩可使肩胛骨下角外旋，助臂上举；当肩胛骨固定时，可上提肋助深吸气。

4.**肋间外肌**intercostales externi 居肋间隙的浅层(图3-14)，起自上位肋的下缘，肌束斜向前下方，止于下位肋的上缘。收缩时，可提肋助吸气。

5.**肋间内肌**intercostales interni 位于肋间外肌的深面(图3-14)，起自下位肋的上缘，肌束斜向前上方，止于上位肋的下缘。收缩时，可降肋助呼气。

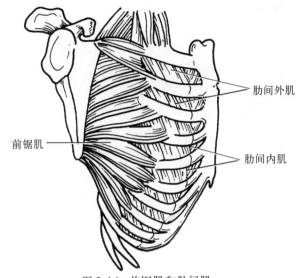

图3-14 前锯肌和肋间肌

三、膈

膈diaphragm为穹窿状扁肌，位于胸、腹腔之间(图3-15)。膈的肌束分为3部分：胸骨部起自剑突后面；肋部起自下6对肋骨和肋软骨；腰部以左、右膈脚起自上位2～3个腰椎。各部肌束向中央集中移行为腱膜，称中心腱。膈上有3个裂孔：①**主动脉裂孔**aortic hiatus：在第12胸椎前方，由左、右膈脚与脊柱共同围成，内有主动脉和胸导管通过；②**食管裂孔**esophageal hiatus：在主动脉裂孔的左前上方，约平第10胸椎，内有食管和迷走神经通过；③**腔静脉孔**vena caval foramen：在食管裂孔右前上方的中心腱内，约平第8胸椎，内有下腔静脉通过。

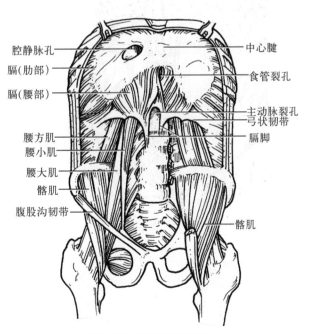

图3-15 膈和腹后壁肌

膈是重要的呼吸肌，收缩时，膈穹窿下降，胸腔容积扩大，产生吸气；舒张时，膈穹窿上升，胸腔容积变小，产生呼气。若膈与腹肌同时收缩，则能增加腹压，协助排便、呕吐或分娩等活动。

膈疝

在膈的各起始部之间常存有无肌纤维的小三角区，上、下面仅覆以结缔组织膜，为膈的薄弱区。其中位于胸骨部与肋骨部之间的称胸肋三角，肋部与腰部之间的称腰肋三角。腹腔器官移动性大，如经此薄弱区突入胸腔内，称膈疝。

四、腹肌

腹肌位于胸廓下部与骨盆之间，包括位于腹前外侧壁的腹直肌、腹外斜肌、腹内斜肌、腹横肌和位于腹后壁的腰方肌、腰大肌(见下肢肌)。

1.**腹直肌**rectus abdominis　呈带状，位于腹壁前正中线的两侧，被腹直肌鞘包裹。肌束起自耻骨联合和耻骨嵴，向上止于剑突和第5～7肋软骨的前面。在肌的中间被3～4条横行的腱划分成多个肌腹(图3-16)。

2.**腹外斜肌**obliquus externus abdominis　位于腹前外侧壁的最浅层(图3-16)，肌束由外上斜向前内下方，大部分在腹直肌外侧缘移行为腹外斜肌腱膜，腱膜经过腹直肌的前面，参与构成腹直肌鞘的前层，最后至前正中线处与对侧的腹外斜肌腱膜交织成白线。腹外斜肌腱膜的下缘卷曲增厚，连于髂前上棘与耻骨结节之间，称**腹股沟韧带**inguinal ligament。在耻骨结节的外上方，腹外斜肌腱膜形成一个三角形裂孔，称腹股沟管浅(皮下)环。

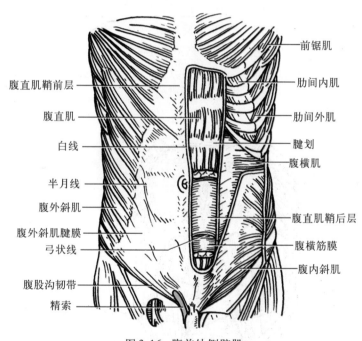

图3-16　腹前外侧壁肌

3.**腹内斜肌**obliquus internus abdominis　位于腹外斜肌深面，肌束呈扇形斜向前内侧(图3-16)，大部分肌束在腹直肌外侧缘处移行为腱膜。腱膜分前、后两层，分别构成腹直肌鞘的前、后层，向内止于白线。腹内斜肌下部与腹横肌下部的腱膜会合，在腹股沟管浅环后方形成腹股沟镰(或称联合腱)，止于耻骨梳的内侧份(图3-17)。自腹内斜肌和腹横肌下缘发出肌束包绕精索和睾丸，称为**提睾肌**cremaster。

4.**腹横肌**transversus abdominis　位于腹内斜肌的深面，肌束横行向前、内侧，在腹直肌的外侧缘移行为腱膜，参与构成腹直肌鞘的后层，并终于白线。

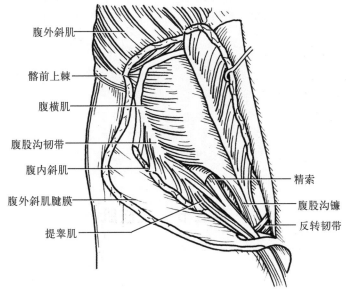

图 3-17 腹股沟区层次

腹直肌鞘sheath of frectus abdominis和白线linea alba

腹直肌鞘为包裹腹直肌的纤维性鞘。由腹外侧壁的3层阔肌的腱膜构成(图3-18)。鞘分前、后两层,前层由腹外斜肌腱膜和腹内斜肌腱膜的前层愈合而成,并与腱划紧密融合;后层由腹内斜肌腱膜的后层和腹横肌腱膜愈合而成,在脐下4~5cm处,后层完全转至腹直肌的前面参与构成鞘的前层,使该处形成下缘游离并凸向上的弧形线,称弓状线(半环线)。此线以下,腹直肌后面直接与腹横筋膜相贴。

白线位于腹前壁正中线上,左、右腹直肌鞘之间,上至剑突,下达耻骨联合,由两侧3层腹壁阔肌的腱膜纤维交织而成。白线中部稍下方有一纤维性瘢痕组织称脐环,是腹壁薄弱区之一,可发生脐疝。

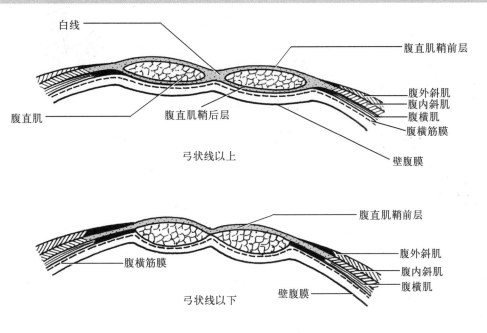

图 3-18 腹直肌鞘(横切面)

5.**腰方肌**quadratus lumborum 位于腹后壁脊柱的两侧，起自髂嵴后部，向上止于第12肋和第1~4腰椎横突（图3-15）。收缩时能下降和固定第12肋，一侧收缩可使脊柱侧屈。

腹股沟管Inguinal canal

位于腹股沟韧带内侧半的上方，是腹前壁下部由外上斜向内下方的裂隙，长4~5cm，男性有精索、女性有子宫圆韧带通过。腹股沟管有内、外两口和前、后、上、下四壁：内口称腹股沟管深（腹）环，位于腹股沟韧带中点上方约1.5cm处，为腹横筋膜形成的裂隙；外口即腹股沟管浅（皮下）环；前壁为腹外斜肌腱膜和腹内斜肌，后壁为腹横筋膜和腹股沟镰，上界为腹内斜肌和腹横肌的弓状下缘，下界为腹股沟韧带。如腹腔内容物进入腹股沟管降至阴囊，即为腹股沟斜疝。

·第五节 上肢肌·

上肢肌按其所在部位可分上肢带肌、臂肌、前臂肌和手肌。

一、上肢带肌

上肢带肌分布于肩关节周围，均起自上肢带骨，止于肱骨，可运动肩关节。

1.**三角肌**deltoid 位于肩部，呈三角形，形成肩部的圆隆形（图3-19）。起自锁骨的外侧段、肩峰和肩胛冈，肌束覆盖肩关节的前、后、外侧，逐渐向外下方集中，止于肱骨的三角肌粗隆。该肌收缩时，可使肩关节外展，前部肌束使肩关节前屈和旋内，后部肌束使肩关节后伸和旋外。

2.**冈上肌** 起自肩胛骨的冈上窝，止于肱骨大结节的上部，可使肩关节外展（图3-20）。

3.**冈下肌** 起自肩胛骨的冈下窝，止于肱骨大结节中部，可使肩关节旋外。

4.**小圆肌** 起自肩胛骨外侧缘的背面，止于肱骨大结节的下部，可使肩关节旋外。

5.**大圆肌** 起自肩胛骨下角的背面，止于肱骨小结节嵴，可使肩关节内收、旋内。

6.**肩胛下肌** 起自肩胛下窝，止于肱骨小结节，可使肩关节内收和旋内。

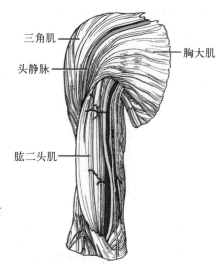

图3-19 三角肌

二、臂肌

臂肌分前群和后群。前群有肱二头肌、肱肌和喙肱肌。后群为肱三头肌（图3-20）。

1.**肱二头肌**biceps brachii 起端有长、短两个头，长头起自肩胛骨的盂上结节，通过肩关节囊，经结节间沟下降；短头起自肩胛骨的喙突，两头在臂中部会合成一个肌腹，经肘关节的前方，止于桡骨粗隆。其作用是屈肘关节，并协助屈肩关节。

2.**喙肱肌** 位于肱二头肌短头的后内方，起自肩胛骨的喙突，止于肱骨体中部的内侧，可使肩关节前屈和内收。

3.**肱肌** 位于肱二头肌下半部的深面，起自肱骨下半部的前面，止于尺骨粗隆，可屈肘关节。

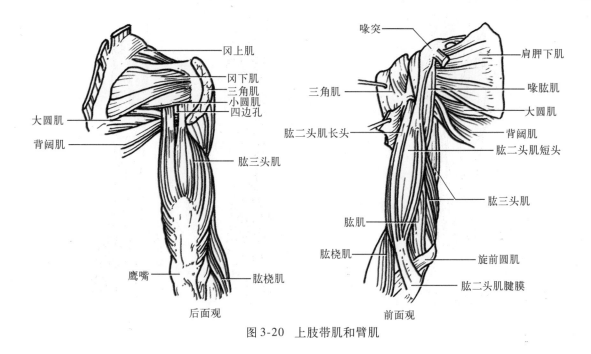

图3-20 上肢带肌和臂肌

4.**肱三头肌**triceps brachii 位于肱骨后方,起端有长头和内、外侧头,长头起自肩胛骨的盂下结节,内侧头和外侧头分别起自桡神经沟内下方和外上方的骨面,三头向下合成肌腹,以一扁腱止于尺骨鹰嘴。其作用是伸肘关节,长头还可使肩关节后伸和内收(图3-20)。

三、前臂肌

前臂肌位于尺、桡骨的周围,有19块,大多数是长肌,分为前、后群。

前群位于前臂的前面和内侧,共9块,分4层排列(图3-21,图3-22)。

1.**第1层** 有5块,**肱桡肌**brachioradialis起自肱骨外上髁的上方;**旋前圆肌**pronator teres、**桡侧腕屈肌**flexor carpi radialis、**掌长肌**palmaris longus和**尺侧腕屈肌**flexor carpi ulnaris以屈肌总腱起自肱骨内上髁及前臂深筋膜,向下以长肌腱分别止于桡骨茎突、桡骨中部、掌骨底、掌腱膜和豌豆骨。肱桡肌有屈肘关节作用,旋前圆肌屈肘关节并使前臂旋前,桡侧腕屈肌、掌长肌、尺侧腕屈肌均有屈腕作用。

2.**第2层** 为**指浅屈肌**flexor digitorum superficialis,起自肱骨内上髁和尺、桡骨前面,肌束向下移行为4条肌腱,通过腕管和手掌,分别进入第2~5指的指腱鞘,每一条肌腱在近节指骨中部又分为两脚,止于中节指骨体的两侧。有屈腕、屈掌指关节和屈第2~5指近侧指骨间关节的作用。

3.**第3层** 有2块,起于桡、尺骨及前臂骨间膜的掌侧面。**拇长屈肌**flexor pollicis longus位于桡侧,肌腱经腕管入手掌,止于拇指远节指骨底掌侧。可屈拇指指骨间关节和掌指关节。**指深屈肌**flexor digitorum profundus位于尺侧,向下分成4条肌腱,共同经腕管入手掌,在指浅屈肌腱的深面分别进入第2~5指的指腱鞘,经指浅屈肌腱的两脚之间穿过,止于远节指骨底掌侧。可屈第2~5指的指骨间关节、掌指关节和桡腕关节。

4.**第4层** 为**旋前方肌**pronator quadratus,贴在桡、尺骨远侧段的前面。作用于桡尺近、远侧关节,使前臂旋前。

后群位于前臂的后面,有10块,分浅、深两层(图3-23),有伸腕、伸指和使前臂旋后的作用。

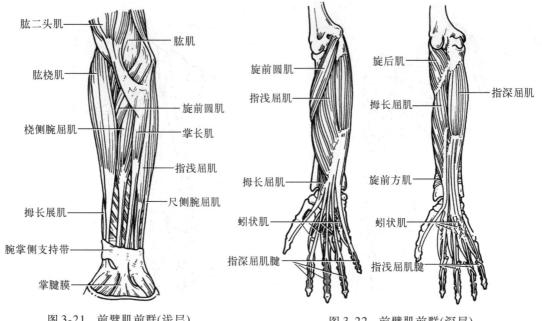

图 3-21　前臂肌前群(浅层)　　　　图 3-22　前臂肌前群(深层)

1.浅层　有5块，以伸肌总腱起自肱骨外上髁，自桡侧向尺侧依次排列为：**桡侧腕长伸肌**extensor carpi radialis longus、**桡侧腕短伸肌**extensor carpi radialis brevis、**指伸肌**extensor digitorum、**小指伸肌**extensor digiti minimi和**尺侧腕伸肌**extensor carpi ulnaris。其中指伸肌向下移行为4条肌腱，分别止于第2～5指中节和远节指骨底背侧。

2.深层　有5块，**旋后肌** supinator起于尺骨近侧，止于桡骨，可使前臂旋后。**拇长展肌**abductor pollicis longus、**拇短伸肌**extensor pollicis brevis、**拇长伸肌**extensor pollicis longus和**示指伸肌**extensor indicis均紧贴于尺、桡骨及前臂骨间膜背面，分别止于第1掌骨底、拇指近节指骨底、拇指远节指骨底和示指指背腱膜。

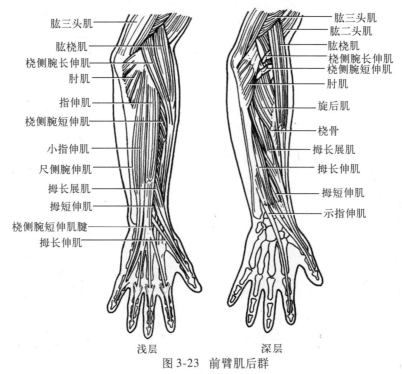

浅层　　　　　深层
图 3-23　前臂肌后群

四、手肌

手肌分为外侧群、内侧群和中间群(图3-24)。

1.外侧群 较为发达,在手掌桡侧形成一隆起,称鱼际。共有4块肌,分浅、深两层。浅层有拇短屈肌和拇短展肌,深层有拇对掌肌和拇收肌。可使拇指屈、内收、外展和对掌。

2.内侧群 在手掌尺侧形成一个隆起,称小鱼际。主要有3块肌,包括小指展肌、小指短屈肌和小指对掌肌。可使小指屈、外展和对掌。

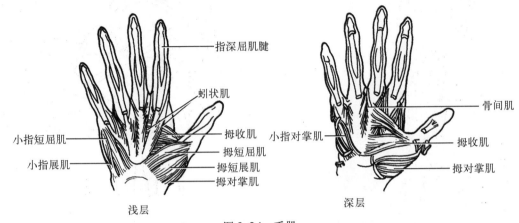

图3-24 手肌

3.中间群 位于掌心,包括4块蚓状肌和7块骨间肌。蚓状肌位于指深屈肌腱的桡侧,可屈示指、中指、环指和小指的掌指关节和伸指骨间关节。骨间肌位于掌骨间隙内,分为骨间掌侧肌和骨间背侧肌。骨间掌侧肌有3块,可使示指、环指和小指内收。骨间背侧肌有4块,其作用是以中指为中线外展示指、中指和环指。骨间肌止于指背腱膜,协同蚓状肌屈掌指关节和伸指骨间关节。

·第六节 下肢肌·

下肢肌按部位可分为髋肌、大腿肌、小腿肌和足肌。

一、髋肌

按所在部位分为前、后群。前群包括髂腰肌和阔筋膜张肌,后群主要有臀大、中、小肌和梨状肌等。

1.**髂腰肌**iliopsoas 由腰大肌和髂肌组成(图3-15)。腰大肌起自腰椎体和横突;髂肌起自髂窝,两肌向下会合后,经腹股沟韧带深面,止于股骨小转子。主要作用是使髋关节前屈和旋外,当下肢固定时,可使躯干前屈。

2.**阔筋膜张肌**tensor fasciae latae 位于股上部的外侧,起自髂前上棘,肌腹包被在阔筋膜的两层之间,向下移行为髂胫束,止于胫骨的外侧髁。可紧张阔筋膜并使髋关节前屈。

3.**臀大肌**gluteus maximus 位于臀部,起自髂骨翼外面和骶骨背面,向下外方止于股骨的臀肌粗隆(图3-25)。可使髋关节后伸和旋外;当下肢固定时,可防止躯干前倾,是维持人体直立的重要肌。

4.臀中肌和臀小肌 **臀中肌**gluteus medius在臀大肌外上部的深面,**臀小肌**gluteus minimus在臀中肌深面。两肌都呈扇形,起自髂骨翼外面,止于股骨大转子。两肌均可使髋关节外展(图3-26)。

5.**梨状肌**piriformis 位于臀中肌内下方,臀大肌深面,起自骶骨前面的外侧部,肌束向外经坐骨大孔出骨盆腔，止于股骨大转子。收缩可使髋关节旋外。坐骨大孔被梨状肌分隔，形成梨状肌上孔和梨状肌下孔。梨状肌上孔有臀上血管和神经通过，梨状肌下孔有坐骨神经、臀下血管和神经、阴部血管和神经等通过。

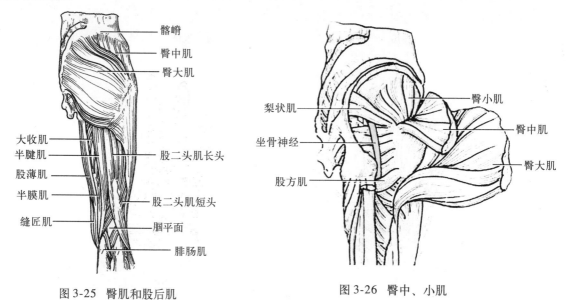

图 3-25　臀肌和股后肌

图 3-26　臀中、小肌

二、大腿肌

大腿肌位于股骨周围，分前群、后群和内侧群。

前群有缝匠肌和股四头肌(图3-27)。

1.缝匠肌sartorius　是人体最长的肌，呈窄长带状，起自髂前上棘，斜向内下方，止于胫骨上端的内侧面。主要作用是屈髋关节和膝关节，并可协助屈曲的膝关节旋内。

2.股四头肌quadriceps femoris　有四个头，分别称股直肌、股内侧肌、股外侧肌和股中间肌，除股直肌起自髂前下棘外，其余均起自股骨，四个头向下形成一个肌腱，包绕髌骨的前面和两侧，继而向下延续为髌韧带，止于胫骨粗隆。股四头肌的主要作用是伸膝关节，股直肌还有屈髋关节的作用。

内侧群有5块，分浅、深层排列。浅层自外侧向内侧依次为**耻骨肌**pectineus、**长收肌**adductor longus和**股薄肌**gracilis，深层有**短收肌**adductor brevis和**大收肌**adductor magnus，起于耻骨支、坐骨支和坐骨结节，股薄肌止于胫骨上端内侧，其他各肌止于股骨粗线，大收肌还有一腱止于股骨内上髁。内侧群肌的主要作用是内收髋关节。

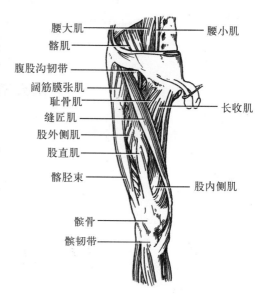

图 3-27　股前、内侧肌群

后群有3块(图3-25)。**股二头肌**biceps femoris位于股后部外侧，有长、短两个头，长头起自坐骨结节，短头起自股骨粗线，两头合并成肌腹后，以长腱止于腓骨头。**半腱肌**semitendinosus和**半膜肌**semimembranosus位于股后部的内侧，起自坐骨结节，止于胫骨上端的内侧面和后面。后群肌的主要作用是屈膝关节、伸髋关节。

三、小腿肌

小腿肌分前、后和外侧三群，均与维持人体的直立姿势和行走、跑跳等运动有关。

1.前群 位于小腿骨间膜和胫、腓骨的前面，有3块（图3-28），从内向外依次为**胫骨前肌**tibialis anterior、**姆长伸肌**extensor hallucis longus和**趾长伸肌**extensor digitorum longus。三肌下行至足背，胫骨前肌止于内侧楔骨和第1跖骨底，可使足背屈和内翻；姆长伸肌止于姆趾远节趾骨，伸姆趾；趾长伸肌分4条长腱止于第2~5趾，伸第2~5趾。两肌还可使足背屈。

2.外侧群 有**腓骨长肌**peroneus longus和**腓骨短肌**peroneus brevis（图3-28），两肌的腱均经外踝后方绕到足底，长肌腱止于内侧楔骨和第1跖骨底，短肌腱止于第5跖骨粗隆。二肌可使足外翻和足跖屈，并有维持足弓的作用。

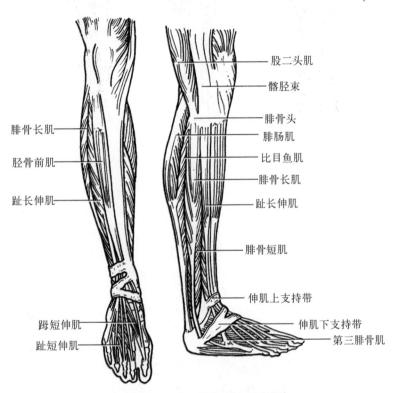

图3-28 小腿肌前群和外侧群

3.后群 有5块，分浅、深两层（图3-29）。

(1)浅层 为**小腿三头肌**triceps surae，包括浅层的**腓肠肌**gastrocnemius和深层的**比目鱼肌**soleus。腓肠肌以内、外侧头起自股骨内、外侧髁，在小腿中部二头融合成一个肌腹；比目鱼肌位于腓肠肌深面，起自胫、腓骨上部的后面，向下与腓肠肌合成粗大的**跟腱**tendo calcaneus，止于跟骨结节。其主要作用是屈（跖屈）距小腿关节和膝关节。

(2)深层 有3块肌，自内向外依次为**趾长屈肌**flexor digitorum longus、**胫骨后肌**tibialis posterior和**姆长屈肌**flexor hallucis longus，三肌均起自胫、腓骨后面和骨间膜，向下移行为肌腱，经内踝后方转至足底。胫骨后肌止于足舟骨，可使足跖屈和内翻。趾长屈肌腱分成4条，分别止于第2~5趾，姆长屈肌止于姆趾。两肌的作用是屈趾，并可使足跖屈。

四、足肌

足肌分足背肌和足底肌。足背肌较细小，足底肌的主要作用是屈足趾和维持足弓。

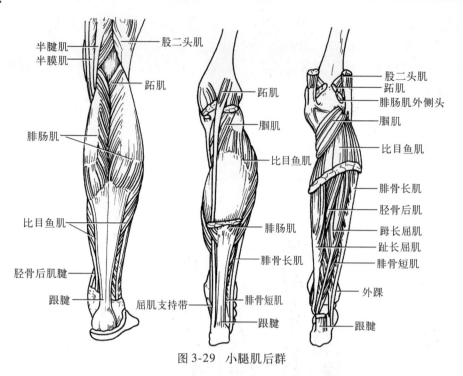

半腱肌
半膜肌
股二头肌
跖肌
腓肠肌
比目鱼肌
胫骨后肌腱
跟腱

跖肌
腘肌
比目鱼肌
腓肠肌
腓骨长肌
腓骨短肌
屈肌支持带
跟腱

股二头肌
跖肌
腓肠肌外侧头
腘肌
比目鱼肌
腓骨长肌
胫骨后肌
蹬长屈肌
趾长屈肌
腓骨短肌
外踝
跟腱

图 3-29　小腿肌后群

肌内注射的解剖学要点

1.臀肌注射术

臀大肌近似四边形，几乎占据整个臀部皮下，肌厚1~3cm；臀中肌位于臀部外上方，呈扇形，上部位于皮下，下部被臀大肌覆盖；臀小肌位于臀中肌的深面，臀中肌和臀小肌总厚度2.5cm。婴幼儿的臀肌不发达。坐骨神经经梨状肌下孔出骨盆者约占60.5%，穿出梨状肌下孔的体表投影点在髂后上棘与坐骨结节连线的中点外侧2.5cm处，坐骨神经向下外经坐骨结节与大转子连线的中点处下降至股后部。注射穿经层次为皮肤、浅筋膜、臀肌筋膜至臀肌。臀大肌肌内注射定位方法有两种：①十字法：从臀裂顶点划一水平线，再经髂嵴最高点作一垂直线，将臀部分四区，外上1/4区为臀大肌注射最佳部位，但此区的内下角靠近坐骨神经，应注意避开(图3-30)。②连线法：髂前上棘与骶尾结合处连线的外1/3处。臀中、小肌注射选择在髂前上棘后区较为安全，定位方法有两种：①髂前上棘后三角区：术者将示指指尖置于髂前上棘(右侧用左手，左侧用右手)，中指尽量与示指分开，中指尖紧按髂嵴下缘，此时，示指、中指和髂嵴围成的三角区即为注射区。②以患者自己的手指宽度为标准，髂前上棘后三横指处。

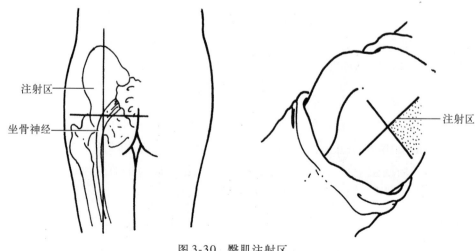

注射区
坐骨神经
注射区

图 3-30　臀肌注射区

2．三角肌注射术

　　三角肌位于肩部，肌束从前、后、外侧包裹肩关节，向外下方集中止于肱骨体上部的三角肌粗隆。三角肌前后部的深面均有大血管或神经走行，如前部有胸肩峰动脉、头静脉；后部有旋肱后动脉、腋神经、桡神经。中部深面无大的血管和神经。注射穿经的层次为皮肤、浅筋膜、深筋膜至三角肌。注射部位选择为，以两条水平线和两条垂直线将三角肌平分为9个区：三角肌上、中1/3中区肌质较厚，深面无大的血管和神经走行，为注射安全区；上、中1/3的其他区有神经、血管通过，为注射危险区；下1/3区肌较薄，无临床意义，不宜选作注射部位(图3-31)。

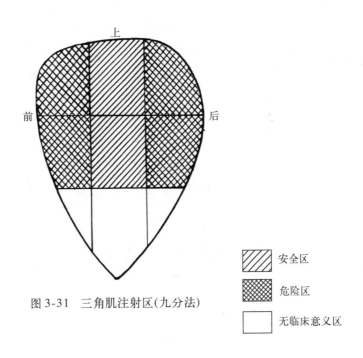

图 3-31　三角肌注射区(九分法)

　　安全区

　　危险区

　　无临床意义区

3．股外侧肌注射术

　　股外侧肌在股直肌的外侧，较宽厚。阔筋膜张肌向下移行为髂胫束，覆盖于股外侧肌后外侧部，注射进针经此层时会有一定的阻力感。股神经的股外侧支与旋股外侧动脉降支伴行，从股直肌的后方向外下走行至股外侧肌前缘中份。注射穿经层次为皮肤、浅筋膜、髂胫束至股外侧肌。注射部位选择在股中段外侧，相当于股外侧肌中部。2岁以内的婴幼儿因臀肌不发达，宜选用股外侧肌注射。

【复习思考题】

1.简述膈裂孔的位置及通过的结构。

2.有哪些肌参与呼吸运动？主要肌和协同肌分别有哪些？

3.简述腹壁肌的层次，腹直肌鞘、腹股沟管、腹白线的位置及构成。

4.运动拇指的肌有哪些？

(宋跃华)

MYOLOGY

[Summary] Skeletal muscle constitute almost one-half of the total body weight. Those are connected to a bone by a strong fibrous structures called a tendon or aponeurosis. The widest portion of a muscle, between the tendon, is called belly. The attachments of both ends of a skeletal muscle are called the origin and insertion. According to the shapes, skeletal muscles are classified as long muscle, short muscle, flat muscle and orbicular muscle. According to the functions, it is classified as flexor, extensor, adductor, abductor, and rotator, et al. Several criteria, such as shape, action, location, attachments and size relationships are used to name muscles. Other structures including superficial fascia, deep fascia, synovial bursa and tendinous sheath belong to the assist-devices of the skeletal muscles.

Muscles of the face and mastication belong to head muscles. The muscles of the face arise from skull bones or superficial fascia of face. Most insert into skin of the region and thus move the skin rather than joints. Muscles of the neck are often described as lateral, anterior and deep muscles. The muscles of the trunk include those associated with the vertebral column, the back, the thorax, the floor of the pelvic cavity, and the wall of the abdomen. Muscles of the upper limbs include muscles that act on scapula, arm and forearm, wrist, hand, and fingers. Muscles of the lower limbs include muscles that act on thigh, leg, foot, and toes. When compared to the muscles of the upper limbs, those of the lower limbs tend to be bulkier and more powerful.

第四章　表面解剖学

【学习目标】
明确主要表面标志的位置和临床意义，腹部分区方法，胸部各标志线的位置。
【重点内容提示】
1.翼点、颧弓、颈静脉切迹、枕外隆凸、第7颈椎棘突、肩胛下角、肩峰、尺骨鹰嘴、桡骨和尺骨茎突、乳突、下颌角、骶角、胸骨角、肋弓、髂嵴、髂前上棘、髂结节、坐骨结节、大转子、胫骨粗隆、腓骨头、内踝、外踝的位置和意义。
2.胸锁乳突肌、三角肌、肱二头肌、臀大肌、股四头肌、小腿三头肌的位置。

学习表面解剖学的目的是通过观察或触摸人体表面的骨性、肌性标志，或通过体表人为划线，来确定某个器官的位置或毗邻关系，以指示查体、治疗和护理技术操作的部位、方向、角度或深度。熟练掌握表面解剖学知识，可使护理技术操作更加安全、准确和迅速。学习表面解剖学最好的方法是理论、活体和标本相结合，最好的工具是自己的手指(用于触摸)和眼睛(用于观察)。

·第一节　胸部标志线和腹部分区·

大多数内脏器官在胸、腹腔内的位置相对固定，但其位置可因体型、体位、性别、营养、功能活动和年龄不同而发生一定的变化。掌握内脏器官的正常位置，对于临床诊断治疗有重要的实用意义。通常在胸、腹部表面确定若干标志线和分区，用于描述胸、腹腔器官的位置及其体表投影(图4-1)。

一、胸部标志线

1.前正中线anterior median line　经身体前面正中所作的垂直线。

2.胸骨线sternal line　通过胸骨外侧缘所作的垂直线。

3.锁骨中线midclavicular line　经锁骨中点的垂直线。

4.胸骨旁线parasternal line　经胸骨线与锁骨中线之间的中点所作的垂直线。

5.腋前线anterior axillary line　通过腋前襞向下所作的垂直线。

6.腋后线posterior axillary line　通过腋后襞向下所作的垂直线。

7.腋中线midaxillary line　通过腋前线与腋后线之间中点的垂直线。

8.肩胛线scapular line　通过肩胛骨下角的垂直线。

9.后正中线posterior median line　经身体后面正中所作的垂直线。

四分法：通过脐作横线与垂直线，将腹部分为左、右上腹和左、右下腹4个区。

二、腹部分区

为了便于描述腹腔脏器的位置及肿块或疼痛的部位，可将腹部划分为若干个区，常用的分区法有"九分法"（图4-1）。

九分法：在腹部前面，用两条水平线和两条垂直线将腹部分为9个区。上水平线一般采用肋下平面，即经过左、右侧肋弓的最低点的连线；下水平线多采用结节间平面，即经过左、右髂结节的连线。两条垂直线为通过两侧腹股沟中点与上述两条水平线垂直相交的线。上述4条线将腹部分成9个区：上腹部的**腹上区**epigastrium region和**左、右季肋区**left and right hypochondrium regions，中腹部的**脐区**umbilical region和**左、右腰区**left and right lumbar regions（外侧区），下腹部的**腹下区**hypogastrium region（耻区）和**左、右髂区**left and right iliac regions（腹股沟区）。

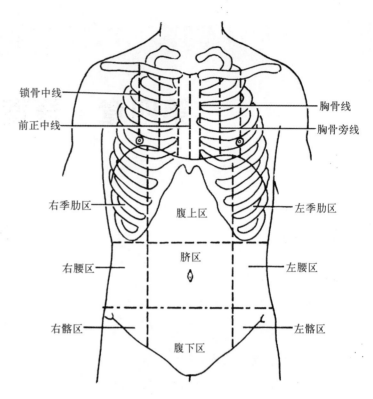

图4-1 胸部标志线和腹部分区

·第二节 常用表面标志·

一、头颈部表面标志

1.翼点（区） 位于颞窝底，颧弓中点上方3.8cm处，由顶骨、蝶骨、额骨和颞骨的汇合处形成的"H"形区域。翼点是颅盖骨质最薄弱部分，其内面有脑膜中动脉前支紧贴血管压迹或骨管经过，受外力打击时易发生骨折，常伴有脑膜中动脉前支损伤而造成硬膜外血肿，严重时可危及生命。

2.眶上切迹（孔） 位于眶上缘的中、内1/3相交处，距正中线约2.5cm，有的呈切迹状，有的呈孔状，左右侧形状可不相同。眶上神经和血管由此切迹（孔）穿过。由于眶上神经为感觉神经，正常情况下，用指尖压迫眶上切迹时可刺激该神经，产生明显疼痛。如为轻度昏迷，患者反应较敏感；中度昏迷者反应迟钝；重度昏迷者则无反应，在临床上可作为鉴别昏迷深浅度的标志之一。如为眶上孔，可在该孔的稍上方向深处压迫，仍可压到眶上神经。

3.颧弓 位于耳屏至眶下缘的连线上，由颞骨的颧突与颧骨的颞突共同构成，全长在皮下均可触及。颧弓以上为颞窝，以下为颞下窝。颧弓上缘相当于端脑额叶前端下缘，颧弓下缘与下颌切迹之间的半月形间隙的中点为咬肌神经封闭及上、下颌神经阻滞麻醉进针点。颧弓位置突出，是面部骨折的好发部位。

4.乳突 位于耳垂的后方，为颞骨的一部分，胸锁乳突肌止点处。乳突根部的前内侧有茎乳孔，面神经由此出颅。在乳突后部的内面有乙状窦沟，容纳乙状窦。乳突根治术时注意勿伤及面神经和乙状窦。乳突内有许多小腔，称为乳突小房，与鼓室相通，化脓性中耳炎时可蔓延至乳突小房，出现乳突压痛。

5.甲状软骨 由左、右两块方形软骨板构成，两板前缘汇合形成前角，其上端突出部为喉结，成年男性特别明显。前角上缘两板间的凹陷，称甲状软骨上切迹。甲状软骨上缘平第4颈椎上缘，向两侧恰平胸锁乳突肌前缘中点，也相当于颈总动脉分权处(图4-2)。

6.环状软骨 位于甲状软骨下方，两者之间借环甲膜相连，向下借环气管韧带与第1气管软骨相连。该软骨是呼吸道软骨支架中惟一完整的环形软骨，对支撑呼吸道，保持其畅通起重要作用，如损伤可能引起喉狭窄。环状软骨是颈部的重要标志，它标志着：①喉与气管、咽与食管的分界线；②平对第6颈椎横突，临床上常在此平面胸锁乳突肌前缘处将颈总动脉压向第6颈椎横突上，以作为头颈部出血的临时压迫止血点；③喉梗阻时，是环甲膜穿刺的标志之一；④计数气管软骨环和甲状腺触诊的标志。

7.胸锁乳突肌 位于颈部两侧皮下，颈阔肌的深面。颈部以胸锁乳突肌为界分为颈前三角、颈后三角和胸锁乳突肌区(图4-2,3)。第2～4颈神经感觉支在该肌后缘中点穿至皮下，呈辐射状分布于颈部和耳部。颈动脉鞘的上份位于该肌的前缘，下份则被其掩盖。在锁骨上缘与该肌的两头之间形成一小三角形凹陷，称胸锁乳突肌三角或锁骨上小窝，此窝深面有颈总动脉通过。

在锁骨中1/3的上方，胸锁乳突肌后缘与斜方肌前缘之间的凹陷为锁骨上大窝，窝内可触及锁骨下动脉的搏动，指压止血时，以拇指将动脉压向第1肋骨。胸锁乳突肌后缘与锁骨形成的夹角处向外0.5～1.0cm为锁骨下静脉锁骨上入路穿刺的进针点。

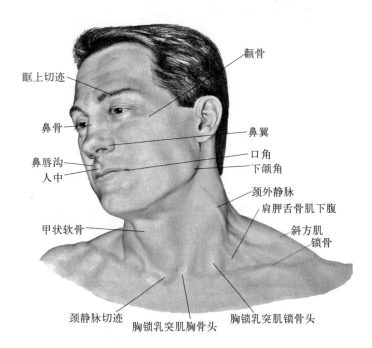

图4-2 头颈部表面标志

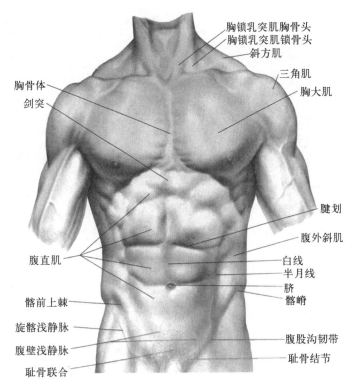

图4-3 胸腹部表面标志

二、躯干部表面标志

1.胸骨角 为胸骨柄与胸骨体连结处微向前突出的骨嵴，体表易于扪及。该角侧方连结第2肋软骨，是计数肋骨的标志之一。胸骨角向后平对以下器官：①第4胸椎体下缘，是计数胸椎的标志；②主动脉弓起、止端；③气管杈；④左主支气管与食管交叉处（食管的第2狭窄处）；⑤胸导管由脊柱右侧转向左侧上行的部位；⑥上、下纵隔的分界；⑦奇静脉跨越右肺根处。这些对应关系在影像学上对于确定病变部位有重要的参考价值。

2.肋弓和胸骨下角 第7肋软骨与胸骨直接相连，第8~10肋软骨各依次与上位肋软骨相连，形成肋弓。两侧肋弓与胸骨剑突结合共同围成胸骨下角，角内夹有剑突。剑突与肋弓的交角称剑肋角，也叫肋弓角，左侧剑肋角常作为心包穿刺的进针部位。肋弓在剑突两侧自内上向外下极易摸到，是临床上进行肝、胆囊及脾触诊的标志。肋弓最低点平第2、3腰椎间。肋弓还是胸、腹部分界的标志之一。

3.棘突 在脊柱后正中线上，棘突形成纵嵴。第7颈椎棘突较长，常作为计数椎骨序数的标志；胸椎棘突较长，斜向后下，从上向下依次掩盖，呈叠瓦状排列；腰椎棘突呈长方形板状，向后平伸，棘突间隙较大，临床上常在下位腰椎棘突间（如第3、4或第4、5腰椎间）进行腰椎穿刺。如椎骨骨折、脊柱畸形等可出现棘突纵嵴侧曲畸形。

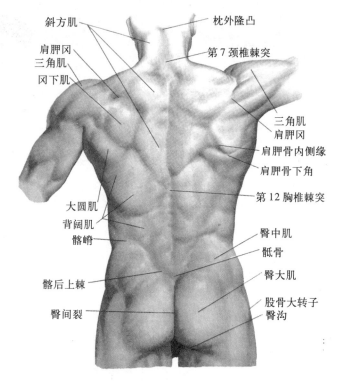

图4-4　腰背部表面标志

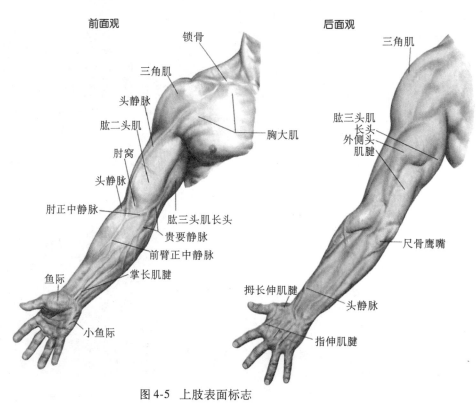

图4-5　上肢表面标志

4.竖脊肌(骶棘肌)　竖脊肌为背深肌，位于棘突的两侧，为强大的伸脊柱肌，对维持人体直立姿势起重要作用。伸脊柱时，该肌轮廓明显。该肌外侧缘与第12肋形成的夹角称脊肋角，肾位于该角深部，如肾病变时此区有叩击痛。肾囊封闭时常通过脊肋角进针。

三、四肢表面标志

1.肩胛冈和肩胛下角　肩胛冈为肩胛骨背面横置的骨嵴。两侧肩胛冈内侧端的连线平对第3胸椎棘突，外侧端向前外侧伸展成为肩峰。肩峰是肩部的最高点。肩胛骨下角呈锐角，当上肢自然下垂时平对第7肋或肋间隙，两侧下角的连线平对第7胸椎棘突，是临床上背部计数肋骨和胸椎的标志之一(图4-5,图4-6)。

2.肱骨内、外上髁和尺骨鹰嘴　肱骨下端的内、外上髁为肘部两侧最突出的骨性标志，体表易于摸到。肘后部的骨性突起为尺骨鹰嘴。当肘关节伸直时，这三个突起位于同一水平线上，屈肘至90°时，则三者形成一等腰三角形，这种位置关系有助于鉴别肘关节是否脱位。在肱骨内上髁的后下方与鹰嘴之间有一浅沟，即尺神经沟，尺神经走行于此沟处的皮肤与骨面之间，位置表浅，当内上髁骨折或尺神经沟处受到硬物撞击时，尺神经易受损伤。

3.髂嵴　两侧髂嵴最高点的连线平对第4腰椎棘突，是腰椎穿刺时计数腰椎的标志之一。髂嵴的前端向前下方突出为髂前上棘。腹股沟韧带及缝匠肌附于此处。右髂前上棘与脐连线的中、外1/3交点处为阑尾根部的体表投影点。髂前上棘后上方5～7cm处的突起为髂结节，是骨髓穿刺的常用部位和腹部分区的标志(图4-3,图4-4)。

4.坐骨结节　为坐骨体与坐骨支移行处的粗大隆起，坐骨最低处。当人体直立时，坐骨结节被臀大肌覆盖。取坐姿时，臀大肌稍向外上方移位，坐骨结节承受体重。坐骨结节与大转子连线中

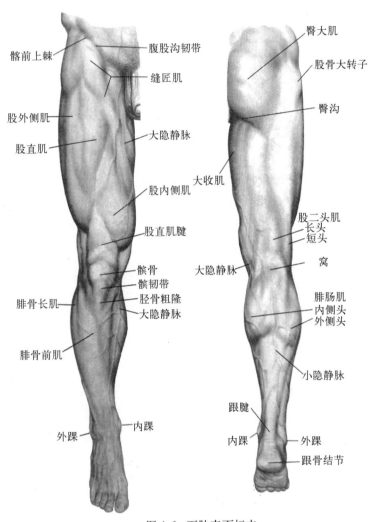

图 4-6　下肢表面标志

点稍内侧为坐骨神经从臀部至股部的体表投影点。坐骨结节也是产科测量骨盆径线的常用骨性标志。

5.腓骨头　为腓骨上端的膨大部分，位于腓骨头下方的缩细处为腓骨颈。腓总神经从后上向前下绕过腓骨颈下行，此处骨折或受到压迫时(如侧卧时受到硬床板的压迫)可损伤腓总神经，出现足下垂。

6.内踝和外踝　内踝为胫骨下端内侧向下伸出的突起，大隐静脉在内踝前方1.0～1.5cm处，沿小腿内侧向上走行。外踝为腓骨下端膨大形成的三角形突起，稍低于内踝且偏后，其后方可触及腓骨长、短肌腱。胫前动脉在踝关节前面内、外踝连线中点以下改名为足背动脉。

7.三角肌 位于肩部皮下，其隆起形成肩部圆隆的外形。止点处在臂外侧中部呈现一小凹。腋神经紧绕外科颈向后外走行，分布于三角肌，当肩关节脱位或肱骨外科颈骨折时，有可能损伤腋神经而导致三角肌瘫痪，臂不能外展。三角胸大肌沟在臂外展时清晰可见，头静脉通过此沟，在锁骨的下方注入腋静脉或锁骨下静脉。三角肌为理想的肌内注射部位。

8.肱二头肌 位于臂部前面，当屈肘并使前臂稍旋后时，在臂中部可见到该肌的轮廓。肱二头肌的两侧分别有内、外侧沟，其中内侧沟内有肱动脉下行。肘关节以下外伤时，可在臂中份肱二头肌内侧沟内将肱动脉压向肱骨干，以达到暂时止血的目的。测量血压时，听诊器的胸件应放置在肱二头肌肌腹或肌腱的稍内侧，以使听到的动脉搏动声音更为清晰。

9.臀大肌 位于臀区中部，为四方形的扁厚肌，与皮下脂肪组织共同形成臀部隆凸的外形，髋关节后伸时臀大肌轮廓更为明显。臀大肌上缘与髂嵴之间的隆起为臀中肌，下缘的弧形沟为臀沟，与股后部分界。臀大肌是常用的肌内注射部位。臀大肌与坐骨神经有较固定的毗邻关系，为了避免损伤坐骨神经，应在臀部外上象限处注射。

10.小腿三头肌 位于小腿后部，包括浅层的腓肠肌和深层的比目鱼肌。腓肠肌的两个头分别参与腘窝外下界和内下界的构成。两头的肌腹在小腿中部融合，向下移行为腱膜，与比目鱼肌腱会合，形成跟腱，止于跟结节。小腿三头肌中部肌质较厚，在新生儿臀肌尚不发达时，该肌可作为肌内注射的选择部位之一。

四、不同卧位易受压的骨性突起

卧位是患者休息、检查及治疗时采取的姿势，正确的卧位应符合人体解剖生理的要求，这不但使患者感到舒适、安全，消除疲劳，减少并发症，而且有利于检查、治疗和护理。长期卧床的患者更应注意卧位，因为身体的骨性突出部位覆盖的软组织较薄，容易受压，如发生持续性缺血、缺氧、营养不良，可导致褥疮。不同体位易受压的部位如图4-7所示：

1.仰卧位 枕外隆凸、肩胛冈、尺骨鹰嘴、骶骨、尾骨和跟骨。

2.侧卧位 耳廓软骨、肩峰、肱骨外上髁、髂结节、股骨大转子、股骨内侧髁与外侧髁、内踝与外踝。

3.俯卧位 额骨、下颌骨颏部、胸骨或肋骨、髂前上棘和髌骨。

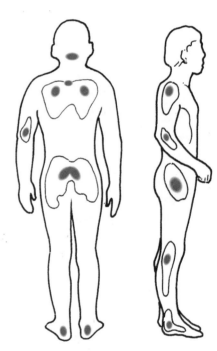

图4-8 平卧位和侧卧位易受压部位(红色区)

【复习思考题】

1.胸骨角、髂嵴、肋弓作为骨性标志有何临床意义？

2.仰卧位和侧卧位时，易受压的骨性突起有哪些？

3.选择三角肌、臀大肌肌内注射时，各注意哪些问题，为什么？

(丁自海)

SURFACE ANATOMY

[**Summary**] The purpose of learning surface anatomy is to determine the position and relationship of different organs by observing or touching bone and muscle markers, as well as drawing lines on body surface. Surface anatomy is profit for checking, treatment and the location, direction, angle and depth of nursing technology. It is important to perform nursing operation safely, accurately and quickly understanding surface anatomy skilled. The best learning method of surface anatomy is to combine theory, living body and specimens, while the best learning tool is own fingers and eyes for touching and observing.

内　脏　学

内脏viscera包括消化、呼吸、泌尿和生殖4个系统。在形态发生上，与内脏器官关系密切的胸膜、腹膜及会阴等结构，也属于内脏范畴。内脏器官在形态、位置、发生和功能上具有共同特点。在形态上，内脏各系统都有孔道直接或间接与外界相通。在位置上，除个别器官外，大部分内脏器官都位于胸腔、腹腔和盆腔内。

内脏各系统器官，在结构上既相对独立，又相互联系；在功能上既相互联系，又彼此制约。在神经－内分泌－免疫网络调节下，共同担负一系列生理功能，以保障人体各种复杂的生命活动的进行，使机体形成完整的统一体。

尽管内脏各器官形态不尽相同，但按其基本构造可分为中空性器官和实质性器官两大类。

一、中空性器官

该类器官内部有空腔，呈管状或囊状，如消化道、呼吸道、泌尿道和生殖道。其中，呼吸道由内向外依次由黏膜、黏膜下层和外膜组成；泌尿道和生殖道由黏膜、肌层和外膜组成；消化道由黏膜、黏膜下层、肌层和外膜组成（内脏学图-1）。

1.**黏膜**mucosa　是进行消化和吸收的主要部分。黏膜向腔内突出，形成环行或纵行皱襞。黏膜内有腺体，分泌的消化液和黏液，有帮助消化食物、湿润和保护管壁的作用。

2.**黏膜下层**submucosa　是一层疏松结缔组织，可使黏膜有一定移动性。内含丰富的血管、淋巴管、淋巴组织、神经和腺体。

3.**肌层**muscularis　除消化道的食管上部以上和肛门周围为骨骼肌外，其余部分为平滑肌。肌层排列成内、外层，内层为环行，外层为纵行。

4.**外膜**adventitia　由薄层结缔组织构成，大部分消化管的外膜表面覆盖一层间皮，称浆膜，其表面光滑，可减少消化道蠕动时的摩擦。

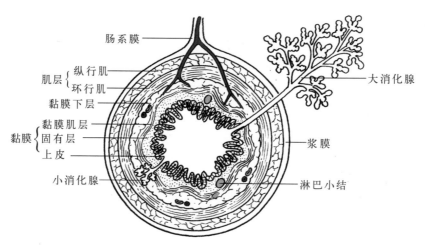

内脏学图-1　肠壁的一般结构

二、实质性器官

实质性器官多属腺组织，具有分泌功能，内部没有特定的空腔，表面被覆结缔组织膜或浆膜，如肝、胰、肾及生殖腺等。结缔组织被膜伸入器官实质内，将其分隔成若干个小单位，称小叶，如肝小叶。每个实质性器官的血管、淋巴管、神经和导管出入之处常为一凹陷，称为**门**hilum(porta)，如肝门、肾门及肺门等。

第五章 消化系统

【学习目标】 掌握消化道各部的名称、主要结构。大消化腺的名称和位置。

【重点内容提示】

1. 牙的形态和结构，咽峡的构成，大唾液腺的位置和导管开口部位。
2. 咽的位置、分部，腭扁桃体的位置。
3. 食管的位置、分部及狭窄部位。
4. 胃的形态、分部及位置。
5. 小肠的分部，十二指肠的位置和分部，空肠、回肠的位置。
6. 大肠的分部，结肠的结构特点，阑尾的位置，结肠的分部，直肠的形态，肛管的结构。
7. 肝的形态、位置和体表投影。
8. 输胆管道的组成，胆囊的位置和形态。
9. 胰的位置和分部。
10. 胆汁的产生部位和排出途径。

消化系统alimentary system由消化管和消化腺两部分组成(图5-1)。其功能是摄取食物,进行消化,吸收营养物质和水分,排出食物残渣。

消化管alimentary canal是从口腔至肛门的管道,包括口腔、咽、食管、胃、小肠(十二指肠、空肠和回肠)及大肠(盲肠、阑尾、结肠、直肠和肛管)。临床上通常把从口腔至十二指肠的这一段消化管称上消化道,空肠以下的部分称下消化道。

消化腺alimentary gland是分泌消化液的器官,分为大消化腺和小消化腺两种。大消化腺位于消化管壁外,是独立的消化器官,所分泌的消化液经导管排入消化管内,如大唾液腺、胰和肝。小消化腺分布于消化管壁内,位于黏膜层或黏膜下层,如胃腺、肠腺等。

·第一节 消化管·

一、口腔

口腔oral cavity是消化管的起始部,其前壁为上、下唇,侧壁为颊,顶为腭,底为封闭口腔底的软组织(图5-2)。口腔向前经口裂通向外界,向后经咽峡与咽相通。口腔以上、下牙弓和牙龈为界分为**口腔前庭**oral vestibule和**固有口腔**oral cavity proper。

1.**口唇**oral lips 分为上、下唇,其外面为皮肤,内面由黏膜被覆,两层之间为口轮匝肌。皮肤与黏膜的移行部呈红色,称唇红。唇红富含毛细血

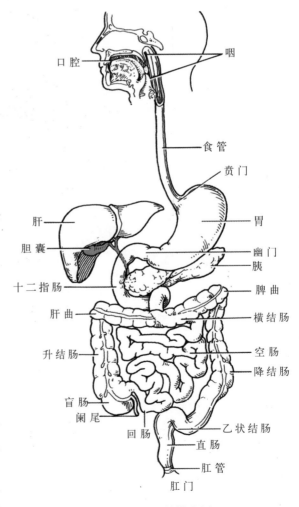

图5-1 消化系统模式图

口腔
咽
食管
贲门
肝
胆囊
胃
幽门
胰
十二指肠
脾曲
肝曲
横结肠
升结肠
空肠
降结肠
盲肠
阑尾
乙状结肠
回肠
直肠
肛管
肛门

管，缺氧时呈绛紫色，临床上称发绀。在上唇外面正中有一垂直的浅沟称人中，是人类特有的结构，昏迷患者急救时常在此处进行指压或针刺。上唇外面两侧与颊部交界处的弧形浅沟称鼻唇沟，面肌瘫痪时鼻唇沟消失。口裂两端，上、下唇结合处为口角。上、下唇内面正中处与牙龈基部之间各有一小黏膜皱襞相连，分别称上唇系带和下唇系带。

2.**颊**check 位于口腔两侧，由黏膜、颊肌和皮肤构成，在上颌第2磨牙牙冠相对的颊黏膜上有腮腺管乳头，其顶部有腮腺管开口。

3.**腭**palate 构成口腔的顶，分隔鼻腔与口腔(图5-2)。腭前2/3为**硬腭**hard palate，由上颌骨的腭突及腭骨的水平板组成骨腭，表面覆盖黏膜而成；后1/3为**软腭**soft palate，由骨骼肌被覆黏膜构成。软腭斜向后下的部分称**腭帆**velum of palatinum。腭帆后缘游离，其正中部有一圆锥状突起，称**腭垂**uvula或悬雍垂。自腭帆向两侧各分出两条黏膜皱襞，前方的一对延伸至舌根的外侧，称**腭舌弓**palatoglossal arch，后方的一对延伸至咽侧壁，为**腭咽弓**palatopharyngeal arch。腭垂、腭帆游离缘、两侧的腭舌弓及舌根共同围成**咽峡**isthmus of fauces，是口腔与咽的分界，也是二者之间的通道。

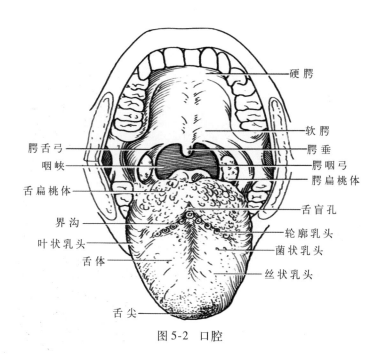

图5-2 口腔

4.**牙**teeth 嵌于上、下颌骨的牙槽内，具有咀嚼食物和辅助发音的功能。

(1)牙的形态 牙在外形上分为牙冠、牙颈和牙根3部分(图5-3)。暴露在口腔内的部分为**牙冠**crown of tooth，嵌入牙槽内的部分为**牙根**root of tooth，切牙、尖牙只有1个牙根，磨牙有2个或3个牙根。牙根与牙冠交界部分为**牙颈**neck of tooth。牙冠内的腔隙称牙冠腔，牙根内有牙根管，该管开口于牙根尖孔。牙根管与牙冠腔合称**牙腔**dental cavity或髓腔。

(2)牙的构造 牙由**牙质**dentine、**釉质**enamel、**牙骨质**cement和**牙髓**dental pulp构成。牙质构成牙的主体。牙冠部的牙质外面覆有釉质，是全身最坚硬的组织。牙根和牙颈部的牙质外面包有牙骨质。牙腔内有牙髓，由结缔组织、神经和血管等共同组成。

(3)牙周组织 牙周组织位于牙根周围，包括牙周膜、牙槽骨和**牙龈**gingiva，对牙起保护、固定和支持作用(图5-3)。牙周膜是连于牙根和牙槽骨之间的致密结缔组织，有固定牙根和缓冲咀嚼时所产生压力的作用。牙龈呈淡红色，包被牙颈，与牙槽骨的骨膜紧密相连。

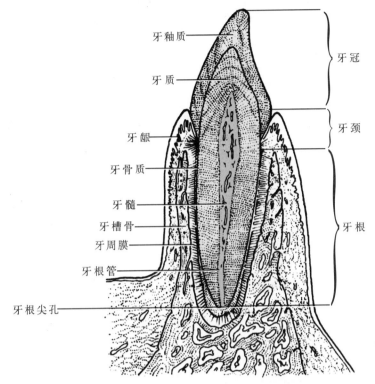

图 5-3 牙的形态和构造

(4)牙的分类　根据在口腔内存在的时间，牙可分为**乳牙**deciduous teeth和**恒牙**permanent teeth。根据形态和功能，恒牙可分为**切牙**incisors、**尖牙**canine teeth、**前磨牙**premolars和**磨牙**molars。乳牙分为乳切牙、乳尖牙和乳磨牙。乳牙从出生后6～7个月开始萌发，到3岁左右出齐；6～7岁时，乳牙开始脱落，恒牙中的第1磨牙最先长出，除第3磨牙外，其他各牙在14岁左右出齐。第3磨牙萌出最迟，称迟牙或智牙，到成年后才长出，有的终生缺如（表5-1）。

表5-1　牙的萌出和脱落时间

	牙的分类	萌出时间	脱落时间
乳 牙	乳中切牙	6～8个月	7岁
	乳侧切牙	6～10个月	8岁
	乳尖牙	16～20个月	12岁
	第1乳磨牙	12～16个月	10岁
	第2乳磨牙	20～30个月	11～12岁
恒 牙	中切牙	6～8岁	
	侧切牙	7～9岁	
	尖牙	9～12岁	
	第1前磨牙	10～12岁	
	第2前磨牙	10～12岁	
	第1磨牙	6～7岁	
	第2磨牙	11～13岁	
	第3磨牙	17～25岁或更晚	

(5)牙的排列　乳牙在上、下颌的左、右半各5个，共计20个(图5-4)。恒牙在上、下颌的左、右半各8个，共计32个。临床上，为了便于记录牙的位置，常以被检查者的解剖方位为准，以"十"记号划分上、下颌及左、右两半，共4区，并以罗马数字Ⅰ～Ⅴ表示乳牙，用阿拉伯数字1～8表示恒牙，如ⅣⅤ表示右上颌第1乳磨牙；⎿7表示左上颌第2磨牙。

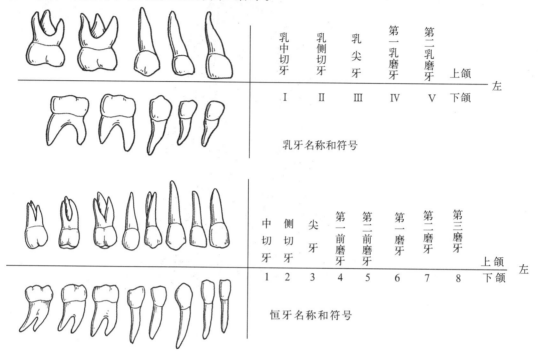

乳中切牙	乳侧切牙	乳尖牙	第一乳磨牙	第二乳磨牙	上颌	左
Ⅰ	Ⅱ	Ⅲ	Ⅳ	Ⅴ	下颌	

乳牙名称和符号

中切牙	侧切牙	尖牙	第一前磨牙	第二前磨牙	第一磨牙	第二磨牙	第三磨牙	上颌 左
1	2	3	4	5	6	7	8	下颌

恒牙名称和符号

图5-4　牙的分类

5.舌tongue　是一肌性器官，由骨骼肌被覆黏膜而成，具有协助咀嚼和吞咽、感受味觉及辅助发音的功能。

(1)舌的形态　舌有上、下两面，分为**舌根**root of tongue、**舌体**body of tongue和**舌尖**apex of tongue(图5-2)。舌体占舌的前2/3，其前端称舌尖，舌根占舌的后1/3，与舌体在舌背以"∧"形的**界沟**terminal sulcus为界。界沟尖端有一小凹称舌盲孔。

(2)舌黏膜　在舌背黏膜上有许多小突起，称**舌乳头**papillae of tongue(图5-2)，根据其形态不同分为4种：**丝状乳头**filiform papillae，呈白色，数目最多，体积最小，几乎遍布舌背前2/3；**菌状乳头**fungiform papillae，位于舌尖及舌体两侧缘，呈鲜红色；**叶状乳头**foliate papillae，位于舌外侧缘的后部，人类不发达；**轮廓乳头**vallate papillae，排列于界沟前方，7～11个。菌状乳头、叶状乳头和轮廓乳头内含有味觉感受器，称**味蕾**taste buds，具有感受酸、甜、苦、咸等味觉功能。

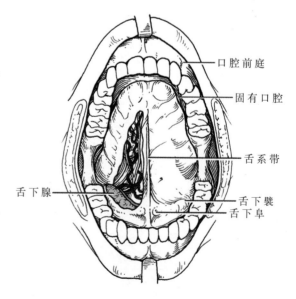

图5-5　口腔底

- 口腔前庭
- 固有口腔
- 舌系带
- 舌下腺
- 舌下襞
- 舌下阜

在舌根背面黏膜内，有许多由淋巴组织构成的隆起，称**舌扁桃体**lingual tonsil。舌下面的黏膜在舌的中线上，形成一黏膜皱襞，向下连于口腔底前部，称**舌系带**frenulum of tongue。在舌系带根部的两侧有1对小圆形隆起，称**舌下阜**sublingual caruncle，是下颌下腺管及舌下腺大管的开口处。由舌下阜向后外侧延续形成的黏膜皱襞为舌下襞，其深面有舌下腺(图5-5)。

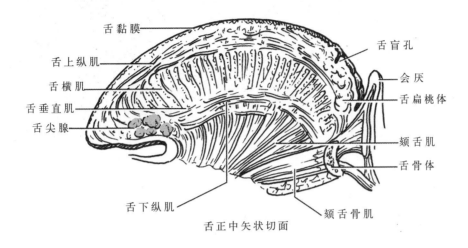

舌正中矢状切面

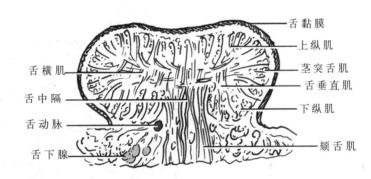

舌横切面

图5-6 舌内肌

(3)舌肌 舌肌为骨骼肌，包括**舌内肌**intrinsic lingual muscles和**舌外肌**extrinsic lingual muscles。舌内肌起止点均在舌内，有纵行肌、横行肌和垂直肌3种，收缩时，分别可使舌缩短、变窄或变薄(图5-6)。舌外肌起自舌外，止于舌内，共有4对(图5-7)，其中颏舌肌起自下颌骨的颏棘，肌纤维呈扇形向上后方分散，止于舌中线两侧。其功能是：双侧同时收缩，拉舌向前下方，使舌尖伸出；一侧收缩使舌尖伸向对侧。

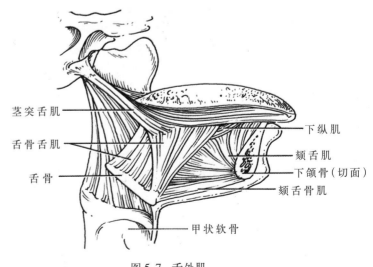

图5-7 舌外肌

6.唾液腺salivary gland　分泌唾液，通常将其分为大唾液腺和小唾液腺两种。小唾液腺属黏膜腺，如唇腺、颊腺、腭腺和舌腺等。大唾液腺有3对(图5-8)。

(1)**腮腺**parotid gland　是唾液腺中最大的一对，外形不规则。大部分位于外耳道下方，下颌支与胸锁乳突肌之间，上达颧弓，下至下颌角，前至咬肌后1/3的浅面。腮腺管自腮腺前缘穿出，在颧弓下方一横指处，横过咬肌浅面，至咬肌前缘穿颊肌，开口于平对上颌第2磨牙颊黏膜上的腮腺管乳头。

(2)**下颌下腺**submandibular gland　位于下颌骨下缘及二腹肌前、后腹所围成的下颌下三角内，其导管开口于舌下阜。

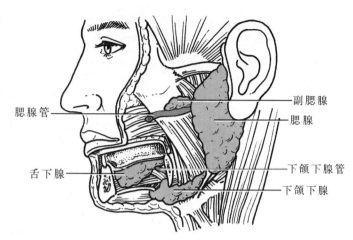

图5-8　大唾液腺

(3)**舌下腺**sublingual gland　位于舌下襞的深面。导管有大、小两种，分别开口于舌下阜和舌下襞。

二、咽

(一)咽的位置和形态

咽pharynx位于第1~6颈椎前方，上端附于颅底，向下于第6颈椎下缘续于食管。咽为前后略扁的漏斗形肌性管道，前壁不完整，向前分别与鼻腔、口腔及喉腔相通。咽腔是消化道与呼吸道的共同通道。

(二)咽的分部

咽以软腭、会厌上缘为界，分为鼻咽、口咽和喉咽3部分(图5-9)。

1.鼻咽nasopharynx　位于颅底与软腭之间，向前经鼻后孔与鼻腔相通。在鼻咽顶壁后部黏膜下有丰富的淋巴组织，称咽扁桃体，在婴幼儿较为发达。6~7岁后开始萎缩，至10岁后几乎完全退化。

在鼻咽的两侧壁上，相当于下鼻甲后方1.0~1.2cm处，有咽鼓管咽口，鼻咽经此口与中耳鼓室相通。咽部感染时，炎症

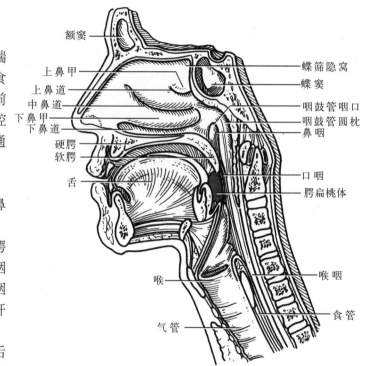

图5-9　咽的位置和形态

可经咽鼓管蔓延到中耳引起中耳炎。咽鼓管咽口的前、上、后方形成的隆起，称咽鼓管圆枕。咽鼓管圆枕后方与咽后壁之间有一凹陷，称咽隐窝，是鼻咽癌的好发部位。

2.口咽oropharynx　位于软腭与会厌上缘之间，向上通鼻咽，向下通喉咽，向前经咽峡与口腔相通。口咽的前壁主要为舌根后部，此部与会厌之间有一黏膜皱襞，称舌会厌正中襞，襞两侧的凹陷称会厌谷，是异物易停留的部位。在口咽的侧壁上，腭舌弓与腭咽弓间的凹陷称扁桃体窝，内有**腭扁桃体**palatine tonsil。

腭扁桃体

腭扁桃体是扁卵圆形的淋巴器官。6岁以前发育快,青春期后开始萎缩,到老年仅留少量淋巴组织。腭扁桃体内侧面朝向咽腔,表面有黏膜被覆,黏膜内陷形成10~20个小凹,称扁桃体小窝,腭扁桃体发炎时扁桃体小窝可见脓液。腭扁桃体外侧面及前后面被结缔组织构成的扁桃体囊包裹。腭扁桃体、咽扁桃体、咽鼓管扁桃体及舌扁桃体共同围成咽淋巴环,对消化道和呼吸道有防御和保护作用。

3.**喉咽**laryngopharynx 位于会厌上缘至环状软骨下缘平面之间,向下与食管相续,向前经喉口与喉腔相通。在喉口的两侧与甲状软骨内面之间,黏膜下陷形成**梨状隐窝**piriform recess,是异物易停留的部位(图5-10)。

三、食管

(一)食管的位置和分部

食管esophagus是一肌性管道,全长约25cm。上端起自咽下缘水平,下端在第11胸椎水平止于胃贲门。按其行程可分为颈部、胸部和腹部。颈部长约5cm,上起环状软骨下缘,下至胸骨颈静脉切迹水平。胸部长约18cm,上起胸骨颈静脉切迹水平,下至膈食管裂孔。腹部长2cm,从食管裂孔至胃贲门(图5-11)。

(二)食管的形态

食管管径粗细不等,全长有3个狭窄部位(图5-12)。第1狭窄位于咽与食管交界处,距中切牙15cm;第2狭窄在左主支气管跨越食管处,距中切牙25cm;第3狭窄为食管通过膈的食管裂孔处,距中切牙40cm。第1狭窄部是食管异物易于滞留处,第2狭窄部的食管癌较为多见。食管的3个狭窄在插胃管和胃镜检查时有重要意义。

(三)食管的结构

食管空虚时,黏膜形成的纵行皱襞向管腔突出,内窥镜下见黏膜色泽淡黄或浅红。黏膜下层有许多较大的血管、神经。食管壁的肌层,上1/3段为横纹肌,下1/3段为平滑肌,中1/3段由横纹肌和平滑肌混合而成。外膜由疏松结缔组织构成。

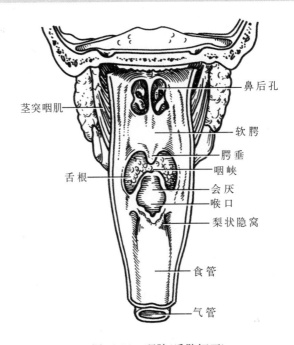

图 5-10 咽腔(后壁切开)

鼻后孔
茎突咽肌
软腭
腭垂
咽峡
舌根
会厌
喉口
梨状隐窝
食管
气管

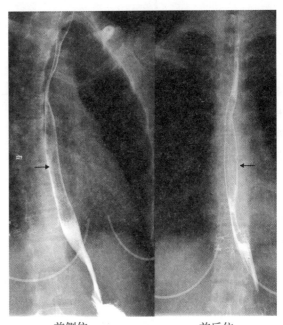

前侧位　　　　　　前后位

图 5-11 食管造影(箭头示食管)

四、胃

胃stomach是消化管中最膨大的部分，界于食管与小肠之间。其大小、位置和形态因充盈程度、体位及体型等状况而不同。成人胃的容量约1500ml。胃具有容纳食物和分泌胃液作用，此外还有内分泌功能。

(一)胃的形态和分部

胃有入、出口，大、小弯和前、后壁(图5-13,图5-14)。胃的入口称**贲门**cardia,接食管。贲门的左侧，食管与胃底所构成的锐角，称**贲门切迹**cardiac incisure。出口称**幽门**pylorus,与十二指肠相接。**胃小弯**lesser curvature of stomach是胃的右上缘，位于贲门和幽门之间。在胃小弯最低处称**角切迹**angular incisure,它是胃体与幽门部在胃小弯的分界。**胃大弯**greater curvature of stomach起始于贲门切迹，凸向左下方。

胃分为4部。**贲门部**cardiac part指胃贲门周围的部分，与胃的其他部分无明显的界限。**胃底**fundus of stomach指贲门切迹平面以上的部分，亦称胃穹窿，其中含有吞咽时进入的空气(约50ml),X线摄片上可见一气泡，临床上称之为胃泡。**胃体**body of stomach是胃底与角切迹之间的部分。**幽门部**pyloric part居胃体与幽门之间。在幽门部的大弯侧有一浅沟称中间沟，将幽门部分为左侧的**幽门窦**pyloric antrum和右侧的**幽门管**pyloric canal。胃溃疡和胃癌多发生于胃的幽门窦近胃小弯处。临床上所称的"胃窦"即幽门窦，或是整个幽门部。

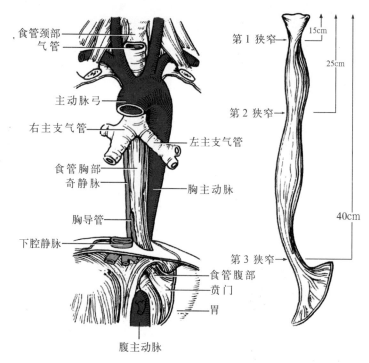

图 5-12 食管的形态和位置

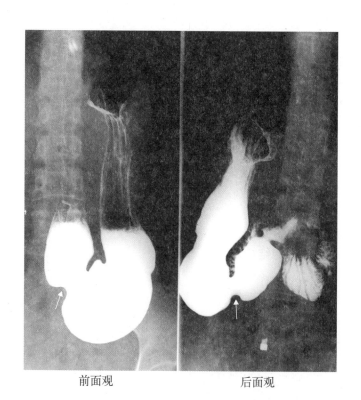

图 5-13 胃造影(箭头示幽门)

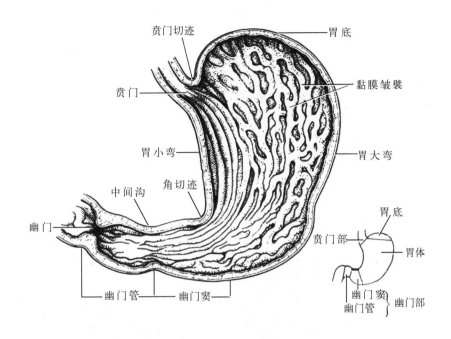

图5-14 胃的形态和分部

(二)胃的位置和毗邻

胃在中等充盈时大部分位于左季肋区，小部分位于腹上区。胃前壁的右侧与肝左叶相邻，左侧与膈相邻，为左肋弓所掩盖，位于腹上区下部的胃前壁，直接与腹壁相贴。胃后壁与胰、横结肠、左肾和左肾上腺相邻。胃底与膈和脾相邻。贲门位于第11胸椎体左侧，幽门在第1腰椎体右侧。胃大弯的位置较低，其最低点一般在脐平面。胃壁肌张力低或饱食后站立时，胃大弯最低点可达髂嵴水平。

(三)胃壁的结构

胃壁有4层结构。胃黏膜层柔软，血供丰富，呈红色或红褐色。黏膜形成许多高低不一的皱襞，胃小弯处的4~5条纵行皱襞较为恒定，皱襞间的沟称胃道。胃黏膜在幽门形成环行皱襞，突向腔内，称幽门瓣。胃黏膜表面遍布不规则分布的小沟，小沟相互连成网状。网眼中胃黏膜呈小丘样隆起称胃区。黏膜下层由疏松结缔组织构成，内含丰富的血管、淋巴管、神经丛。肌层由3层平滑肌组成，自外向内依次为纵行、环行与斜行纤维层，环层最发达，在幽门处特别增厚，形成**幽门括约肌**pyloric sphincter，有延缓胃内容物排空和防止肠内容物逆流至胃的作用。胃的外膜为一层浆膜。

插胃管术的解剖学要点

插胃管术是将胃管由口腔或鼻腔入路，经咽、食管插入胃内，主要用于洗胃、鼻饲、抽取胃液或胃组织活检。插管长度相当于在体表自鼻尖（口唇）经耳垂到剑突的长度或从患者前发际点至剑突水平的长度，成人一般插入胃管45~50cm，不宜超过60cm，婴幼儿为14~18cm。经鼻腔插管时，其方向应先向上，而后平行向后下，使胃管经鼻前庭沿总鼻道下壁靠内侧滑行。注意鼻中隔前下部的易出血区，避免损伤黏膜。当胃管进入鼻道6~7cm时，立即向后下推进，避免刺激咽后壁而引起恶心。当胃管进入咽部时，嘱咐患者作吞咽动作，吞咽时会厌封闭喉口，同时出现喉前移，使食管上口张开，有利于胃管进入食管。对于昏迷患者，由于不能作吞咽动作，故当胃管自鼻孔插至14~16cm时，将患者头部托起，使下颌靠近胸骨柄，以加大咽部通向食管的弧度，便于管端顺利沿咽后壁滑行至食管。食管起始部至贲门处细而直，导管不易弯曲，可以快速通过，至约50cm标记处即达胃内。食管全长有3个狭窄，插管时应予注意。

五、小肠

小肠small intestine为迂曲的长管状器官，起于胃的幽门，在回盲瓣处连于盲肠，长5～7m，分十二指肠、空肠与回肠3部。

（一）十二指肠

十二指肠duodenum介于胃与空肠之间，长20～25cm，紧贴腹后壁。由于它既接受胃液，又接受胰液和胆汁的注入，所以十二指肠的消化功能十分重要。十二指肠外形呈"C"形，包绕胰头，可分为上部、降部、水平部和升部（图5-15）。

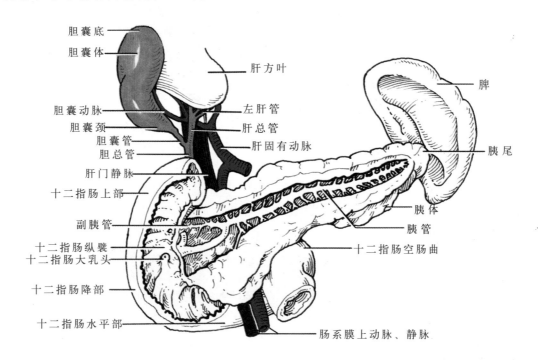

图5-15　胰和十二指肠

1.上部　长约5cm，活动度最大，从幽门至胆囊颈的后下方，急转向下移行为降部。十二指肠上部近幽门约2.5cm的一段肠管，壁较薄，黏膜面较光滑，在X线下似球形，称**十二指肠球**duodenal bulb，是十二指肠溃疡的好发部位。

2.降部　长约7cm，沿脊柱右侧下降至第3腰椎体下缘，弯向左侧，移行为水平部。降部的黏膜形成许多环状襞，其后内侧壁有一纵行的皱襞，称十二指肠纵襞。其下端的圆形隆起，称**十二指肠大乳头**major duodenal papillae，肝胰壶腹开口于此。大乳头稍上方，可见十二指肠小乳头，是副胰管的开口处。

3.水平部　长约10cm，自右向左横行，经下腔静脉、腹主动脉前方，至第3腰椎左侧续于升部。肠系膜上动、静脉紧贴此部前面通过。

4.升部　长约2.5cm，自第3腰椎左侧向左上，至第2腰椎左侧转折向前下方，形成**十二指肠空肠曲**duodenojejunal flexure，续于空肠。十二指肠空肠曲由十二指肠悬韧带（Treitz韧带）连于右膈脚，该韧带是确定空肠起端的重要标志。

（二）空肠和回肠

空肠jejunum上端接十二指肠空肠曲，**回肠**ileum下端续接盲肠，由肠系膜固定于腹后壁。近侧2/5为空肠，远侧3/5为回肠。实际上空肠和回肠之间没有明显的界限，其形态结构在逐渐发生变化（图5-16）。

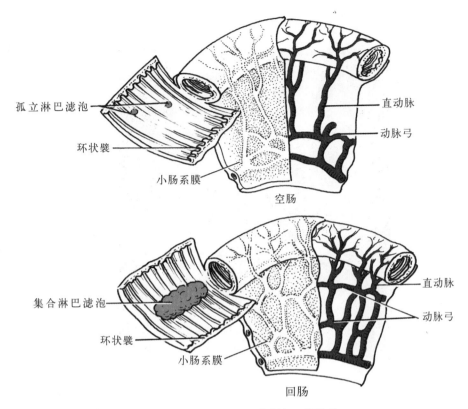

图5-16 空肠与回肠比较

1.空肠 位于腹腔的左上部，其管径较粗，管壁较厚，血管较多，颜色较红。空肠的直血管较长，动脉弓级数少。管腔内黏膜形成许多环状襞，因而极大地增加了小肠的吸收面积。黏膜和黏膜下组织内含有孤立淋巴滤泡。

2.回肠 位于腹腔右下部，少部分位于盆腔内。其管径较细，管壁较薄，血管较少，颜色较浅。回肠的直血管较短，动脉弓的级数多(可达4级或5级弓)。管腔内黏膜环状襞少，黏膜和黏膜下组织内含有孤立淋巴滤泡与集合淋巴滤泡。肠伤寒的病变发生在集合淋巴滤泡，可并发肠穿孔或肠出血。

Meckel憩室

约2%的成人，在距回肠末端0.3～1m范围内的肠管上，有长2～5cm的囊状突起，称Meckel憩室，此为胚胎时期卵黄囊管未完全消失形成的。Meckel憩室可发炎或溃疡穿孔，因其位置靠近阑尾，故症状与阑尾炎相似，应注意鉴别。

六、大肠

大肠large intestine是从回肠末端至肛门的粗大肠管，长约1.5m,可分为盲肠、阑尾、结肠、直肠和肛管5部分(图5-17)。大肠的主要功能是吸收水分和溶于水的矿物质，使食物残渣形成粪便排出体外。

大肠的管径较大，除直肠、肛管及阑尾外，结肠和盲肠有3种特征性结构，即**结肠带**colic bands、**结肠袋**haustra of colon和**肠脂垂**epiploic appendices(图5-18)。结肠带由肠的纵行肌增厚而成，有3条，沿肠的纵轴等距离排列，3条结肠带均汇集于阑尾根部。结肠袋的形成是由于结肠带较肠管短，使后者皱褶呈囊袋状，各袋间由横沟隔开。肠脂垂为沿结肠带两侧分布的许多脂肪突起。这3种特征性结构是区别大肠和小肠的主要标志。

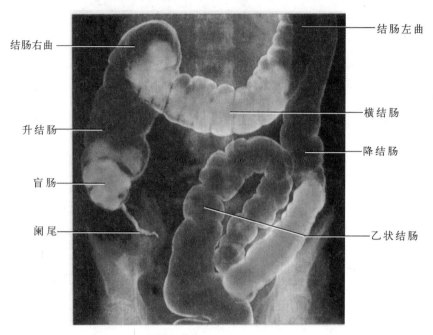

图5-17 大肠的分部(造影)

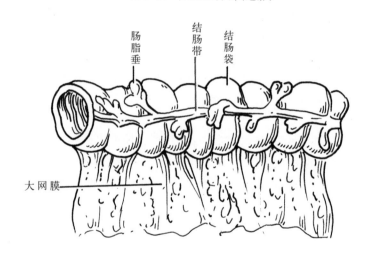

图5-18 结肠的特征

(一)盲肠和阑尾

1.**盲肠**caecum 是大肠的起始部,长6～8cm,下端呈盲囊状,上续升结肠,左侧与回肠末端相连,以回盲瓣上缘与升结肠为界(图5-19)。**回盲瓣**ileocecal valve是由回肠末端突入盲肠所形成的上、下两个半月形皱襞。回盲瓣可阻止小肠内容物过快地流入大肠,以便食物在小肠内充分消化吸收,并可防止盲肠内容物逆流到回肠。盲肠位于右髂窝内,高位盲肠可在髂窝上方,甚至到达肝右叶下方,低位盲肠可达小骨盆内。

2.**阑尾**vermiform appendix 为一蚓状肠管,长6～8cm,根部连于盲肠的后内侧壁,远端游离。经阑尾口开口于盲肠后内侧壁。阑尾变异较大,其大小不一,也有缺如的。位置变异最为常见(图5-20),以盆位和盲肠后位多见,回肠后位次之,再次为盲肠下位和回肠前位。根部的体表投影在脐与右髂前上棘连线的中、外1/3交点处,称麦氏点。

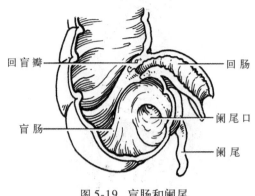

图5-19 盲肠和阑尾

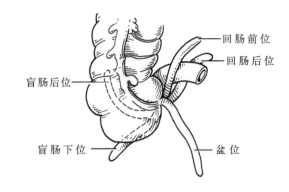

图5-20 阑尾位置变异

（二）结肠

结肠colon在右髂窝内续于盲肠，在第3骶椎平面连接直肠。结肠分为升结肠、横结肠、降结肠和乙状结肠4部分（图5-17）。

1.**升结肠**ascending colon　在右髂窝续于盲肠，沿腰方肌和右肾前方上升至肝右叶下方，转折向左前下方移行为横结肠，转折处称结肠右曲，又称肝曲。

2.**横结肠**transverse colon　起自结肠右曲，向左横行，至脾下方转折向下，移行为降结肠，转折处称结肠左曲，又称脾曲，其位置较结肠右曲高。横结肠由横结肠系膜连于腹后壁，活动度大，其中部可下垂至脐或低于脐平面。

3.**降结肠**descending colon　自结肠左曲起，沿左肾与腰方肌前面下行，至左髂嵴处移行为乙状结肠。

4.**乙状结肠**sigmoid colon　自左髂嵴水平开始，沿左髂窝转入盆腔内，全长呈"乙"字形弯曲，至第3骶椎平面续于直肠。乙状结肠借系膜连于骨盆侧壁，活动度较大。如系膜过长易形成乙状结肠扭转。

（三）直肠

直肠rectum位于小骨盆腔的后部、骶骨的前方。在第3骶椎前方接乙状结肠，沿骶骨和尾骨前面下降，穿过盆膈移行为肛管，长10～14cm。直肠并非笔直，在矢状面上有两个弯曲：**直肠骶曲**sacral flexure of rectum 凸向后，与骶、尾骨前面弯曲一致；**直肠会阴曲**perineal flexure of rectum是直肠绕过尾骨尖形成凸向前方的弯曲（图5-21）。

直肠下部显著膨大，称**直肠壶腹**ampulla of rectum。直肠内面有3个直肠横襞，由黏膜及环行肌构成，分别距肛门约11cm、7cm和5cm。

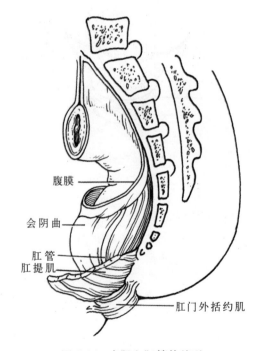

图5-21 直肠和肛管的外形

(四)肛管

肛管上端在盆膈平面与直肠相接，下端终于肛门，长约4cm，由肛门括约肌所包绕。**肛管**anal canal内面有6～10条纵行的黏膜皱襞，称**肛柱**anal columns。肛柱下端，彼此借半月形的黏膜皱襞相连，这些黏膜皱襞称**肛瓣**anal valves。肛瓣与肛柱下端共同围成的小隐窝称**肛窦**anal sinuses，窦口向上，窦内往往积存粪屑，易于感染而发生肛窦炎。肛柱上端的连线称肛直肠线，为直肠与肛管的分界线。肛柱下端与肛瓣边缘连成锯齿状的环行线称**齿状线**dentate line（图5-22）。齿状线为黏膜与皮肤的分界线。齿状线上方由内脏神经分布，下方有躯体神经分布。齿状线也是直肠动脉供应、静脉和淋巴回流的分界线。**肛门**anus是肛管的下口，为一前后纵行的裂孔，前后径2～3cm。

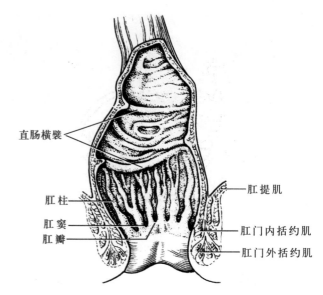

图 5-22 直肠和肛管内面的形态

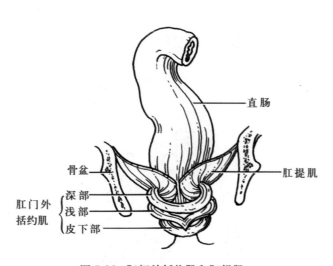

图 5-23 肛门外括约肌和肛提肌

肛门括约肌环绕在肛管周围，包括肛门内括约肌和肛门外括约肌。**肛门内括约肌**sphincter ani internus为平滑肌，是肠壁环行肌增厚而成，有协助排便的作用。**肛门外括约肌**sphincter ani externus为骨骼肌，围绕在肛门内括约肌的外面（图5-23），具有控制排便的作用。

肛门内括约肌、直肠壁的纵行肌、肛门外括约肌的浅部和深部及肛提肌共同构成一围绕肛管的强大肌环，称肛直肠环，对肛管具有重要的括约作用，手术误伤会导致大便失禁。

灌肠术的解剖学要点

灌肠术是将一定量的液体经肛门逆行灌入大肠或由肠道供给药物达到一定的治疗作用的操作技术。根据目的不同采用不同的插管深度，一般清洁灌肠插入肛门10～12cm，不保留灌肠插入肛门7～10cm，保留灌肠插入肛门10～20cm，作治疗灌肠时，根据病变部位不同，深度可达30cm以上。患者侧卧插管时以脐的方向为准，插入3～4cm后再转向上后，以顺利进入直肠。应注意以下弯曲：直肠矢状面上有骶曲、会阴曲，冠状面上有3个侧弯；直肠与乙状结肠的连接处有直肠乙状结肠曲。插管时勿用强力，以免损伤直肠黏膜，特别是直肠横襞。

（李文春）

·第二节 消化腺·

人体的大消化腺包括肝、胰及前述的三对大唾液腺。

一、肝

肝liver是人体中最大的腺体，我国成年人肝的重量男性约为1300g，女性约为1200g。肝在活体呈红褐色，质软而脆。肝接受肝固有动脉和肝门静脉的双重供应，这是有别于其他器官的重要特点。肝的功能极为复杂，除分泌胆汁外，还参与蛋白质、脂类、糖类和维生素等物质的合成、转化与分解。此外，激素、药物等的转化和解毒也在肝内进行。肝还具有防御功能，在胚胎时期有造血功能。

（一）肝的形态

肝呈不规则楔形，分上、下两面，前、后两缘。肝的上面向前上方隆凸，与膈相贴，称膈面（图5-24）；肝的下面凹凸不平，接触内脏，称脏面（图5-25）。脏面有左、右两条纵沟和一条横沟。横沟称**肝门**porta hepatis，是肝管、神经、肝固有动脉和肝门静脉的分支、淋巴管出入的门户，进出肝门的这些结构在肝门外被结缔组织包裹，合称**肝蒂**hepatic pedicle。左纵沟的前部有肝圆韧带，连接肝门与脐，是胎儿时期静脉导管的遗迹；右纵沟前部为胆囊窝，容纳胆囊，后部有下腔静脉通过。肝的膈面，可见镰状韧带附着处，以此为界，分为**肝左叶**left lobe of liver和**肝右叶**right lobe of liver。左叶小而薄，右叶大而厚。脏面借"H"形沟分为左叶、右叶、**方叶**quadrate lobe和**尾状叶**caudate lobe。肝管、肝固有动脉、肝门静脉和肝静脉在肝内各自形成复杂的管道系统（图5-26）。

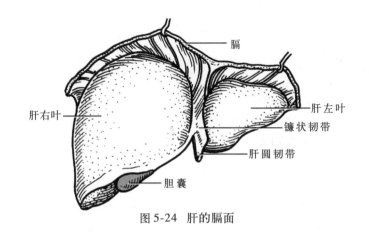

图 5-24 肝的膈面

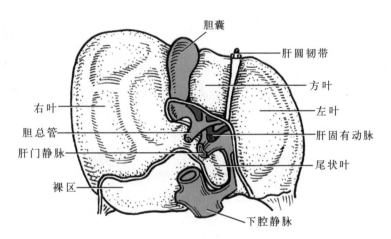

图 5-25 肝的脏面

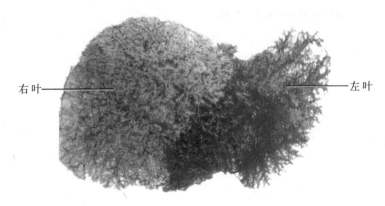

图 5-26 肝内的管道系统(铸型)
（黄色：肝门静脉右支；绿色：肝门静脉左支；红色：肝动脉）

(二)肝的位置和毗邻

肝大部分位于右季肋区及腹上区，小部分位于左季肋区。肝大部分被胸廓所掩盖，仅在腹上区左、右肋弓之间，直接与腹前壁接触。肝的上界与膈穹窿一致，在右侧锁骨中线平第5肋或第5肋间隙前正中线上平胸骨体下端，向左至左锁骨中线附近平第5肋间。肝下界即肝前缘，在右锁骨中线与右肋弓一致，但在腹上区左、右肋弓间，肝下缘居剑突下3～5cm。3岁以下的幼儿，由于腹腔的容积较小，而肝体积相对较大，肝下缘常比成人低1～2cm。

肝的脏面在右叶从前向后分别邻接结肠右曲、十二指肠、右肾和右肾上腺；左叶与胃前壁相邻，后上部邻接食管的腹部。

(三)肝外胆道

肝外胆道包括胆囊和输胆管道。

1.**胆囊**gallbladder　呈长梨形，位于肝的胆囊窝内，有储存和浓缩胆汁的作用。胆囊可分为4部分：**胆囊底**fundus of gallbladder是钝圆的盲端，突向前下方，稍露于肝前缘下方，其体表投影在右腹直肌外缘与右肋弓相交点，胆囊炎时该点有压痛。**胆囊体**body of gallbladder与胆囊底无明显界线，位于胆囊底后上方，为胆囊的主要部分。胆囊体在近肝门处，移行为缩细的**胆囊颈**neck of gallbladder。胆囊颈向后下方延续为**胆囊管**cystic duct(图5-27)。

2.**输胆管道**　肝内胆小管逐级汇合成肝左管和肝右管，两管出肝门后汇合成肝总管。**肝总管**common hepatic duct在肝十二指肠韧带内下降，并在韧带内与胆囊管以锐角汇合成**胆总管**common bile duct。胆总管经十二指肠上部后方，至胰头附近与胰管相遇，共同斜穿十二指肠降部后内侧壁，在壁内两管合并，形成**肝胰壶腹**hepatopancreatic am-

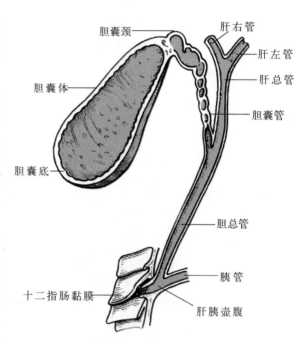

图5-27　胆囊和输胆管道

pulla(Vater壶腹)，开口于十二指肠大乳头。在肝胰壶腹周围有环形的平滑肌，称**肝胰壶腹括约肌**sphincter of hepatopancreatic ampulla(Oddis括约肌)。

> **胆汁的产生和排出**
>
> 　　胆汁由肝细胞分泌，首先进入胆小管，继而汇入小叶间胆管，经肝左、右管至肝总管，再通过胆囊管入胆囊内储存和浓缩。进食时，肝胰壶腹括约肌松弛，胆囊收缩，浓缩的胆汁经胆囊管、胆总管、十二指肠大乳头开口，流入十二指肠，参与食物的消化。如胆道由于结石或肿瘤被阻塞，压力增高，胆汁返流至肝内，造成胆小管破裂，胆汁进入血液中，可引起阻塞性黄疸。

二、胰

胰pancreas是人体第二大消化腺，由外分泌部和内分泌部组成，外分泌部分泌胰液，有分解消化蛋白质、糖类和脂肪的作用。内分泌部即胰岛，散在于外分泌部之间，主要分泌胰岛素和胰高血糖素，参与调节血糖代谢。

(一)胰的位置和毗邻

胰位于胃的后方，在第1、2腰椎体的前方，横贴于腹后壁。胰的前面隔网膜囊与胃相邻，后方有下腔静脉、胆总管、肝门静脉和腹主动脉等重要结构。其右端被十二指肠环抱，左端抵达脾门(图5-15)。

（二）胰的分部

胰外形细长，似三棱形，可分为胰头、胰体、胰尾3部(图5-15)。**胰头**head of pancreas为右端膨大部，在第2腰椎体右前方，被十二指肠包绕。胰头后方有肝门静脉和胆总管通过，因此胰头癌或慢性胰腺炎时，常压迫胆总管而出现阻塞性黄疸，如压迫肝门静脉，可引起肝门静脉系淤血、腹水等症状。**胰体**body of pancreas为胰的中间部，横跨第1腰椎体前面，向左逐渐变细，移行于胰尾。**胰尾**tail of pancreas向左行达脾门。胰的实质内，有一条从左向右横贯全长的排泄管，称**胰管**pancreatic duct。胰管与胆总管汇合成肝胰壶腹，开口于十二指肠大乳头。胰分泌的胰液，经胰管和肝胰壶腹排入十二指肠(图5-27)。

【复习思考题】

1. 何为上、下消化道？
2. 构成咽峡的结构有哪些？
3. 简述牙的形态、构造和分类。
4. 简述唾液腺的名称、位置及开口部位。
5. 简述咽的位置和分部。
6. 试述食管的分部、生理性狭窄及临床意义。
7. 简述胃的形态、分部和位置。
8. 简述小肠的分部和位置。空、回肠比较。
9. 大肠分几部分？结肠有何特征性结构？
10. 肛管黏膜形成哪些结构？
11. 试述肝的形态和位置。
12. 肝外胆道分为几部分？胆汁经何途径排出？
13. 简述胰的位置和分部。

（杨景武）

THE DIGESTIVE SYSTEM

[**Summary**] The function of the digestive system is to digest foods, secrete enzymes that modify the size of food molecules, absorb the products of this digestive action and eliminate the unused residues.

The digestive system comprises the digestive canal and digestive glands. The digestive canal extends from the mouth to the anus. It consists of the following parts: the mouth, pharynx, esophagus, stomach, small and large intestines. The small intestine is divided into the duodenum, jejunum and ileum, the large intestine into the cacum, appendix, colon, rectum and anal canal. From the clinical point of view, the digestive canal is divided into the upper digestive canal (the mouth, pharynx, esophagus, stomach, duodenum) and the lower digestive canal (the jejunum, ileum, cacum, appendix, colon, rectum and anal canal). Digestive glands include liver, pancreas, the salivary glands(the submandibular glands, sublingual glands, and parotid glands), and some small glands which distribute in the wall of digestive canal. The liver and pancreas empty their secretions into the duodenum to assist in the digestion of food.

第六章　呼吸系统

【学习目标】
　　掌握呼吸系统的组成。呼吸道各部的名称和主要结构。肺的形态、位置和分叶。胸膜的分部。纵隔的概念。

【重点内容提示】
1.鼻腔的构成、分部，鼻旁窦的位置和开口部位。
2.喉腔的形态。
3.气管的形态和位置，左、右主支气管的形态差异。
4.肺的形态、位置和分叶。
5.胸膜的分部，壁胸膜的分部，胸膜窦的特点。
6.胸膜和肺的体表投影。
7.纵隔的概念和分区。

　　呼吸系统respiratory system由呼吸道和肺组成(图6-1)。呼吸道包括鼻、咽、喉、气管和主支气管，临床上把鼻、咽、喉称为上呼吸道，气管和主支气管称为下呼吸道。肺由肺内各级支气管、肺泡以及血管、淋巴管、神经等组成。呼吸系统的主要功能是进行气体交换，即吸入O_2，呼出CO_2。

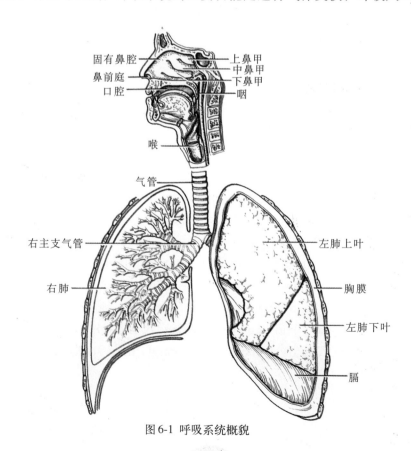

固有鼻腔　　　上鼻甲
　　　　　　　　中鼻甲
鼻前庭　　　　　下鼻甲
口腔　　　　　　咽

喉

气管

右主支气管　　　　　　　　　左肺上叶

右肺　　　　　　　　　　　　胸膜

　　　　　　　　　　　　　　左肺下叶

　　　　　　　　　　　　　　膈

图6-1 呼吸系统概貌

·第一节　呼吸道·

一、鼻

鼻nose分为外鼻、鼻腔和鼻旁窦。它既是呼吸道的起始部，又是嗅觉器官。

（一）外鼻

外鼻external nose以鼻骨和软骨为支架，外被皮肤和少量结缔组织。外鼻与额相连部称鼻根，向下延为鼻背，末端称鼻尖。鼻尖两侧扩大称鼻翼，呼吸困难的患者常有鼻翼煽动。从鼻翼向外下方至口角的浅沟为鼻唇沟。软骨部也是痤疮和疖肿好发的部位。

（二）鼻腔

鼻腔nasal cavity是由骨和软骨围成的腔，内衬有黏膜，被鼻中隔分成左右两半，向前经**鼻孔**nostril与外界相通，向后经**鼻后孔**choanae与咽相通。每侧鼻腔以鼻阈为界分为前部的**鼻前庭**nasal vestibule和后部的**固有鼻腔**nasal cavity proper。鼻前庭由皮肤覆盖，生有鼻毛，有过滤和净化空气功能，又因其缺少皮下组织，所以发生疖肿时疼痛剧烈。固有鼻腔外侧壁自上而下可见上、中、下**鼻甲**nasal concha突向鼻腔，上、中、下鼻甲下方的腔分别为上、中、下鼻道(图6-2)。上鼻甲的后上方与鼻腔顶之间的陷凹为蝶筛隐窝。**鼻中隔**nasal septum由筛骨垂直板、犁骨和鼻中隔软骨及表面覆盖的黏膜构成，位置通常偏向一侧。鼻中隔前下方血管丰富，外伤或干燥刺激均易引起出血，故称易出血区（Little区）。位于上鼻甲内侧面与其相对的鼻中隔以上部分的鼻黏膜称为**嗅区**olfactory region，含有感受嗅觉的嗅细胞。鼻腔其余部分的黏膜称为呼吸部。

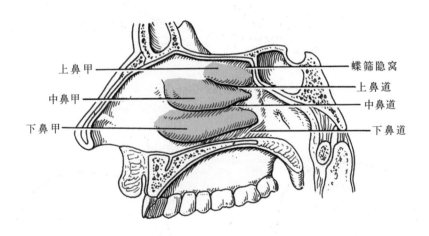

图6-2 鼻腔外侧壁（右侧）

呼吸部鼻黏膜

呼吸部鼻黏膜呈粉红色，表面为假复层柱状纤毛上皮，含有丰富的静脉海绵丛，随动、静脉吻合的开放和关闭而有周期性的充血变化，通过散热和渗出，对吸入的空气起加温和湿润的作用；有丰富的鼻腺(黏液腺、浆液腺、混合腺)，可产生大量的分泌物，在黏膜上形成一层黏液覆盖于纤毛上，具有湿润空气和吸附灰尘的作用。受炎症等因素刺激可导致分泌物增多，静脉充血，鼻甲肥大，出现鼻塞。呼吸部鼻黏膜与鼻旁窦黏膜相延续，鼻炎时可导致鼻旁窦炎甚至中耳炎。

（三）鼻旁窦

鼻旁窦paranasal sinuses 又称副鼻窦，是开口于鼻腔的含气空腔，包括额窦、筛窦、蝶窦和上颌窦(图6-3,图6-4)。腔内衬以黏膜并与鼻腔黏膜相移行，可调节吸入空气的温度、湿度及在发音时起共鸣作用。**额窦**frontal sinus位于额骨体内，左右各一。窦口位于窦底部，开口于中鼻道。**筛窦**ethmoidal sinus位于筛骨迷路内，依据窦口的部位将其分为前、中、后群。前、中群开口于中鼻道，后群开口于上鼻道。**蝶窦**sphenoidal sinus位于蝶骨体内，被中隔分为左、右二腔，窦口直径2～3mm，开口于蝶筛隐窝。**上颌窦**maxillary sinus位于上颌骨内，容积约15mL。上壁与眶下壁相邻；下壁为上颌骨的牙槽突，常低于鼻腔，有的与上颌第1、2磨牙根部邻近，只有一层很薄的骨质或黏膜相隔，故牙根与上颌窦的炎症或肿瘤均可互相累及。

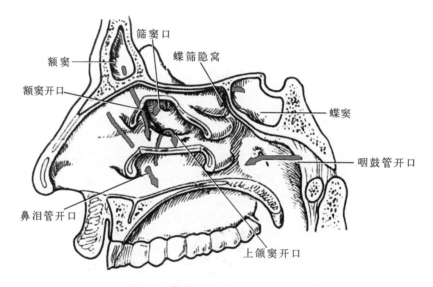

图 6-3　鼻旁窦开口

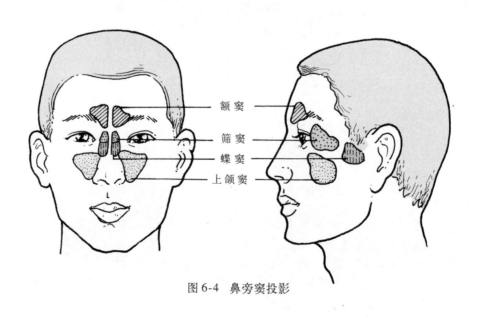

图 6-4　鼻旁窦投影

上颌窦穿刺的应用解剖学要点

上颌窦位于上颌骨内，其下壁是上颌骨的牙槽突，低于鼻腔，开口位置较高。上颌窦的内侧壁即鼻腔的外侧壁的一部分，在下鼻甲附着部下方的骨质较薄，用针很容易穿破，故上颌窦炎时多在下鼻道处穿刺冲洗。上颌窦开口于中鼻道，因开口位置较高，分泌物不易排除，故窦腔积液时，体位引流也是一种有效的治疗方法。

二、喉

喉larynx由软骨、韧带、喉肌及喉黏膜构成，它不仅是呼吸管道，也是发音器官。其上界是会厌上缘，下界达环状软骨下缘。上经喉口与喉咽相通，下端借环气管韧带连接气管。成年人的喉在第3～6颈椎之间。喉的前方是皮肤、颈筋膜、舌骨下肌群，后为咽，两侧是颈血管、神经和甲状腺侧叶。

(一)喉软骨

喉软骨是喉的支架，包括甲状软骨、环状软骨、会厌软骨和杓状软骨等(图6-5)。

1.**甲状软骨**thyroid cartilage 是喉软骨中最大者，位于环状软骨的上方，构成喉的前壁和外侧壁。由左右两个四边形软骨板组成。两板前缘约呈直角相连形成前角，前角上端向前突出，在成年男子尤为明显，称**喉结**laryngeal prominence，可在体表摸到，为男性第二性征之一。喉结上方呈"V"形的切迹，称上切迹。板后缘游离并分别向上、下发出一对突起，称上角和下角。上角借韧带与舌骨大角连接，下角与环状软骨相关节。

2.**环状软骨**cricoid cartilage 位于甲状软骨的下方，是喉软骨中惟一完整的软骨环。它由前部低窄的**环状软骨弓**cricoid arch和后部高阔的**环状软骨板**cricoid lamina构成。软骨弓平对第6颈椎。环状软骨对呼吸道保持畅通起到重要作用，损伤后可能产生喉腔狭窄。

3.**会厌软骨**epiglottic cartilage 位于舌骨体后上方，上宽下窄，呈树叶状，具有弹性和韧性。下端借甲状会厌韧带连于甲状软骨前角内面上部。会厌软骨被覆黏膜称**会厌**epiglottis，是喉口的活瓣，平时喉口保持开张状态，当吞咽时，喉口即被会厌关闭，以防止食物和唾液误入喉腔。

4.**杓状软骨**arytenoid cartilage 位于环状软骨板的上方，左右各一。杓状软骨底与环状软骨板上缘构成环杓关节。

(二)喉的连结

喉的连结分喉软骨间的关节、纤维膜和韧带连结及喉软骨与舌骨、气管之间的纤维连结(图6-6)。

1.**甲状舌骨膜**thyrohyoid membrane 是位于舌骨与甲状软骨上缘之间的结缔组织膜。

2.**环甲关节**cricothyroid joint 由环状软骨外侧部关节面和甲状软骨下角构成。在环甲肌作用下，甲状软骨在冠状轴上作前倾和复位运动。前倾运动加大甲状软骨前角与杓状软骨之间的距离，紧张声带；复位时，两者间距缩小、声带松弛。

3.**环杓关节**cricoarytenoid joint 由环状软骨板上缘关节面和杓状软骨底构成。在该关节上杓状软骨可沿垂直轴向内、外侧旋转。内旋使声带互相靠近，缩小声门；外旋则作用相反，开大声门。

4.**方形膜**quadrangular membrane 起始于甲状软骨前角后面和会厌软骨两侧缘，向后附着于杓状软骨内缘。其下缘游离称前庭韧带，构成前庭襞的支架。

5.**弹性圆锥**conus elasticus 是由弹力纤维构成的圆锥形弹性纤维膜。起自甲状软骨前角后面，呈扇形向下、向后分别止于环状软骨上缘和杓状软骨声带突。其上缘游离增厚，紧张于甲状软骨至声带突之间，称声韧带。声韧带连同声带肌及覆盖于其表面的喉黏膜一起，称为**声襞**vocal fold。于甲状软骨下缘与环状软骨弓之间的弹性圆纤锥中部纤维增厚称**环甲正中韧带**median cricothyroid ligament或环甲膜。急性喉阻塞时，可在此切开，以建立临时的通道。

6.**环气管韧带** 为连接环状软骨下缘和第1气管软骨环的结缔组织膜。

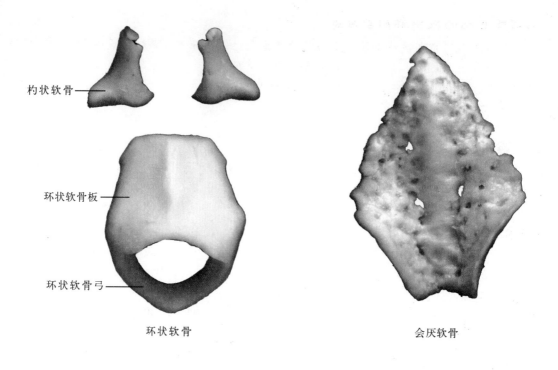

杓状软骨

环状软骨板

环状软骨弓

环状软骨

会厌软骨

上切迹

左板

上角
右板

下角

甲状软骨(后面观)

图 6-5　喉软骨

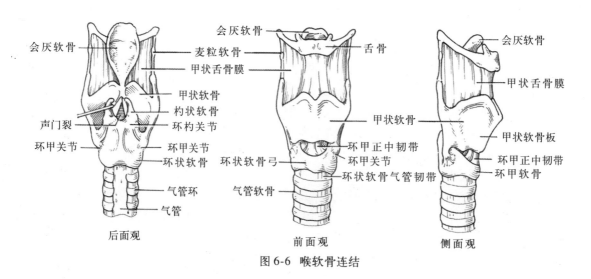

会厌软骨

声门裂

环甲关节

会厌软骨
麦粒软骨
甲状舌骨膜

甲状软骨
杓状软骨
环杓关节

环甲关节
环状软骨

气管环
气管

舌骨

甲状软骨

环甲正中韧带
环甲关节
环状软骨气管韧带

环状软骨弓

气管软骨

会厌软骨

甲状舌骨膜

甲状软骨板

环甲正中韧带
环甲软骨

后面观

前面观

侧面观

图 6-6　喉软骨连结

94

（三）喉肌

喉肌laryngeal muscle是发音的动力器官。位于喉软骨的内、外面，依其功能可分为两群。一群作用于环杓关节，可开大或缩小声门；另一群作用于环甲关节，可紧张或松弛声带，通过喉肌的运动可以控制声带的紧张、松弛和声门的开关，来调节发音的强弱和声调的高低(图6-7)(表6-1)。

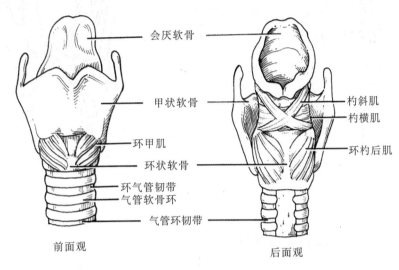

前面观　　　　　　　　　后面观

图 6-7 喉肌

表6-1　喉肌的名称、起止及作用

名　称	起　止	作　用
环杓后肌	起于环状软骨板后面，止于杓状软骨的肌突	开大声门,紧张声带
环杓侧肌	起于环状软骨弓上缘和外面，止于杓状软骨的肌突	缩小声门
杓横肌	肌束横行连于两侧杓状软骨后面	缩小声门
杓斜肌	起于杓状软骨肌突，止于对侧的杓状软骨尖	缩小声门和喉口
环甲肌	起于环状软骨弓的侧面，止于甲状软骨下缘	紧张声带
甲杓肌	起于甲状软骨前角的后面，止于杓状软骨外侧面及声韧带	松弛声带及缩小声门

（四）喉腔

喉腔laryngeal cavity是由喉壁围成的管腔(图6-8)。喉腔向下通气管，向上经喉口与咽相通。**喉口**aditus laryngis是喉腔的上口，由会厌上缘、杓会厌襞和杓间切迹围成。杓会厌襞外侧的凹陷是**梨状隐窝**recessus piriformis。喉腔的侧壁有上、下两对水平方面突入腔内的黏膜皱襞，上方的为**前庭襞**vestibular fold，下方的为**声襞**vocal fold，也称**声带**vocal cord。声襞由声韧带、声带肌和喉黏膜构成。**声门裂**fissure of glottis是位于两侧声襞及杓状软骨之间的裂隙，是喉腔最狭窄之处。声带和声门裂合称为**声门**glottis。两侧前庭襞之间的裂隙称**前庭裂**rima vestibuli。**喉前庭**laryngeal vestibule位于喉口与前庭襞之间，呈上宽下窄漏斗状。**喉中间腔**intermedial cavity of larynx是前庭裂和声门裂之间的狭窄部分，经前庭襞和声襞间向两侧的突出部分称**喉室**ventricle of larynx。**声门下腔**infraglottic cavity位于声襞与环状软骨下缘之间。喉黏膜下组织疏松，炎症时易发生喉水肿，尤以婴幼儿更易产生急性喉水肿而致喉梗塞，产生呼吸困难或窒息。

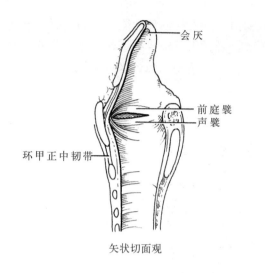
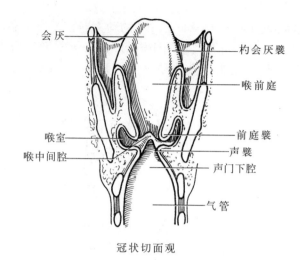

矢状切面观　　　　　　　　　　　冠状切面观

图6-8　喉腔

环甲膜切开术的应用解剖学要点

当遇到喉腔阻塞的患者，又没有条件立即作气管切开时，可行紧急环甲膜穿刺或切开，以达到呼吸道通畅、抢救患者生命的目的。切开部位在甲状软骨和环状软骨之间的环甲膜上。此部位为一浅凹，触之易得，切之容易。但甲状腺峡及锥状叶正位于此处，可以先切开皮肤，迅即以左示指作引导，下推甲状腺峡，在环甲膜上作一横切口，再将止血钳插入，扩张切口，插入较小号的气管套管，解除呼吸困难。

三、气管和主支气管

(一)气管

气管trachea由呈"C"形的透明软骨环、平滑肌和结缔组织构成。是一后壁略扁平的并具有一定舒张性的圆筒状管道。上端平第6颈椎起自环状软骨下缘，向下进入胸腔，至胸骨角平面(相当于第4胸椎体平面)分为左、右主支气管(图6-9)。分杈处称**气管杈**bifurcation of trachea，气管杈的内面有一个向上凸出的半月形纵嵴，称气管隆嵴，是支气管镜检查的重要标志(图6-10)。成人男性气管长10.3cm，横径2.0 cm，矢状径1.5cm。女性气管的长度和各径略小。

气管以颈静脉切迹平面分为颈部和胸部，颈部短而浅表，沿颈前正中线下行，在胸骨颈静脉切迹上方可以触及，其前面除舌骨下肌群外，在第2~4气管软骨前方有甲状腺峡；两侧有甲状腺侧叶和颈部大血管、神经；后面与食管相贴。胸部较长，位于上纵隔内，前方有胸腺、左头臂静脉、主动脉弓；后方紧贴食管。临床上通常在第2、3或3、4气管环处沿正中线作气管切开。

(二)主支气管

左、右**主支气管** principal bronchus分出后向外下方进入肺门，二者分杈处下方形成一个65°~80°的夹角。

右主支气管短粗而陡直，长1.9~2.1cm，外径1.5cm。气管中线延长线与右主支气管下缘间的夹角在男性为21°~24°。故经气管坠入的异物多进入右主支气管。

左主支气管细长而走向倾斜，长4.5~4.8cm，外径1.4cm。气管中线延长线与左主支气管下缘间的夹角在男性为36°~39°。

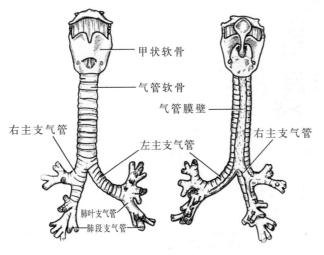

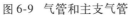

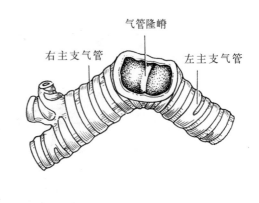

图 6-9　气管和主支气管

图 6-10　气管隆嵴

气管切开术的应用解剖学要点

　　气管颈部位于颈部正中,上接环状软骨,下端在颈静脉切迹平面与胸部相连。颈部气管有7~8个气管软骨环,甲状腺峡部一般位于第2~4气管软骨环前面。气管前的结构层次是:皮肤、皮下组织、颈筋膜、舌骨下肌群、气管前筋膜及气管软骨环。气管后壁扁平无软骨,由纤维组织和平滑肌组成,与食管前壁紧密相贴,切开气管时,不可切入过深,以免损伤食管。颈部气管上部较表浅,越近胸骨则越深,两侧深部有颈总动脉和颈内静脉,在环状软骨水平处血管离颈中线较远,而在胸骨上窝处则与气管靠近,气管切开应在第2、3或3、4软骨环进行。头臂静脉位于7~8气管环前,故切口不宜太低。

·第二节　肺·

一、肺的位置和形态

　　肺lung位于胸腔内,膈上方,纵隔的两侧。肺的表面被覆脏胸膜。正常肺呈浅红色,质柔软呈海绵状,富有弹性。因右侧膈下有肝,故右肺较宽短;因心偏左,而致左肺狭长(图6-11)。成年男性的肺重量为1000~1300g,女性的为800~1000g。两肺的容量为5000~6500mL。

　　肺呈圆锥形,分1尖、1底、2面、3缘。**肺尖**apex of lung钝圆,经胸廓上口伸入颈根部,在锁骨内侧1/3段向上突至锁骨上方达2.5cm。**肺底**base of lung又称膈面,紧邻膈上方,因膈上推使肺底呈半月形凹陷。肋面与胸廓的前、外、后壁相邻。纵隔面中央有椭圆形凹陷,称**肺门**hilum of lung,其内有支气管、血管、神经、淋巴管出入,这些结构被结缔组织包裹,称**肺根**root of lung(图6-12)。肺前缘锐利,左肺前缘下部有**心切迹**cardiacnotch和左肺小舌。后缘在脊柱两侧的肺沟中,为肋面与纵隔面在后方的移行处。下缘位于膈上,其位置随呼吸运动而显著变化。

　　左肺**斜裂**oblique fissure由后上斜向前下,将左肺分为上、下叶。右肺的斜裂和**水平裂**horizontal fissure将右肺分为上、中、下叶。

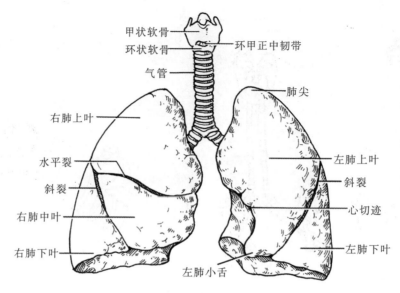

图 6-11 肺的形态

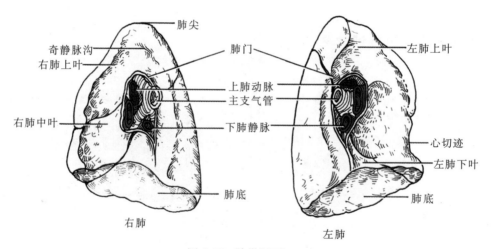

图 6-12 肺纵隔面

胎儿、婴幼儿肺的特点

胎儿和未曾呼吸过的新生儿的肺内不含空气，比重大(1.045～1.056)，入水即下沉。经呼吸的肺内含空气，比重小(0.345～0.746)，能浮于水面。法医常根据这一特点来鉴定死婴的死亡时间。婴幼儿肺呈淡红色，随着生长，空气中的尘埃和炭粒等被吸入肺内并沉积，使肺变为暗红色或深灰色。生活在烟尘污染重的环境中的人和吸烟者的肺呈棕黑色。

二、支气管树与肺段

在肺门处，左、右主支气管分为次级支气管，进入肺叶，称为**肺叶支气管**lobar bronchi。左肺有上叶和下叶支气管，右肺有上叶、中叶和下叶支气管。肺叶支气管进入肺叶后，再继续分支，称**肺段支气管**segmental bronchi。故称主支气管为一级支气管，肺叶支气管为二级支气管，肺段支气管为三级支气管。支气管经多次分支形成树状，称为**支气管树**bronchial tree。

支气管肺段 bronchopulmonary segments是每一肺段支气管及其分支分布区的肺组织的总称，简称肺段。

（吴开云）

·第三节　胸　膜·

胸膜pleura是覆盖于肺表面、胸廓内面、膈上面和纵隔侧面的浆膜，按其分布部位可分为**脏胸膜**visceral pleura和**壁胸膜**parieta1 pleura两部，二者相互移行形成一个密闭的浆膜囊腔隙，即**胸膜腔**pleural cavity，内含有少量浆液，可减少呼吸时的摩擦。左、右胸膜腔是各自独立的，互不相通（图6-13）。

胸膜腔内的压力，不论吸气或呼气时，总是低于外界大气压，故呈负压，这是肺扩张的重要因素。负压使脏胸膜与壁胸膜相互贴附在一起，所以胸膜腔实际上是两个潜在性的腔隙。当刀伤或胸部穴位针刺等外伤造成胸膜破裂时，负压使外界空气容易通过胸壁伤口或经肺破裂处进入胸膜腔，形成气胸。

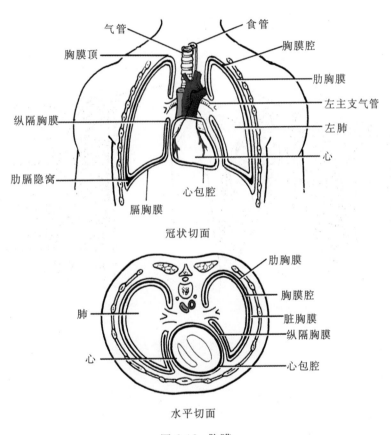

冠状切面

水平切面

图6-13　胸膜

一、脏胸膜
脏胸膜被覆于肺的表面，与肺紧密结合而不易分离，并伸入肺叶间裂内，又称肺胸膜。

二、壁胸膜
壁胸膜按所附着的部位可分为相互移行的4部分。

1.**肋胸膜**costa1 pleura　衬贴于肋骨与肋间肌内面，由于肋胸膜与肋骨和肋间肌之间有胸内筋膜存在，故较易剥离。

2.**膈胸膜**diaphragmatic pleura　覆盖于膈上面，与膈结合紧密不易剥离。

3.**纵隔胸膜**mediastinal pleura　贴附于纵隔的两侧面，其中部包绕肺根移行于脏胸膜，此移行部在肺根下方，前后两层重叠，连于纵隔外侧面与肺内侧面之间，称肺韧带。

4.胸膜顶cupula of pleura 肋胸膜与纵隔胸膜上延至胸廓上口平面以上，呈穹窿状，称胸膜顶，覆盖于肺尖上方。胸膜顶经胸廓上口伸向颈根部，高出锁骨内1/3段上方2～3cm。

三、胸膜隐窝

壁胸膜相互移行转折之处的胸膜腔称**胸膜隐窝**pleural recesses。在前方，覆盖心包表面的纵隔胸膜与肋胸膜转折之处称肋纵隔隐窝。由于左肺前缘有心切迹存在，故左侧肋纵隔隐窝较大。在下方，肋胸膜与膈胸膜相互转折处的胸膜隐窝称肋膈隐窝。肋膈隐窝的深度一般可达两个肋间隙，即使在深吸气时，肺下缘也不能充满此空间，是胸膜腔的最低部位，胸膜腔积液首先聚积于此，故临床常在此处进行胸腔穿刺，抽出积液或进行胸腔闭式引流。

四、胸膜和肺的体表投影

壁胸膜各部相互转折之处形成胸膜的返折线，胸膜返折线在体表的投影位置，标志着胸膜腔的范围（图6-14）。

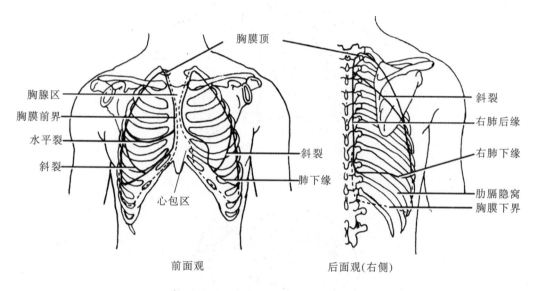

图6-14 胸膜和肺的体表投影

1.胸膜的体表投影

（1）胸膜前返折线 两侧胸膜前返折线在第2～4肋软骨平面相互靠拢。在第2胸肋关节水平以上，两侧胸膜前返折线相互离开，在胸骨柄后方形成一个无胸膜覆盖的区域，称胸腺区。在第4胸肋关节平面以下，两侧胸膜前返折线之间的区域，称心包区，此区在心包前未被胸膜覆盖，故又称心包裸区，其范围位于胸骨体下份的左半和左第4～6肋软骨后方，临床上可在此区进行心包穿刺或心包引流，不致于损伤胸膜。

（2）胸膜返折线下界的体表投影 肋胸膜转折为膈胸膜的返折线为胸膜的下界。下界在右侧起自第6胸肋关节后方，在左侧起自第6肋软骨后方，两侧均行向下外方，在锁骨中线与第8肋相交，在腋中线与第10肋相交并转向后内侧，肩胛线上与第11肋相交，最后在椎体外侧终于第12肋的肋颈下方，平第12胸椎棘突。在右侧由于膈的位置较高，胸膜返折线下界的投影位置也较左侧略高。

2.肺的体表投影 肺尖深入并充满胸膜顶内，投影与胸膜顶同。右肺前缘与胸膜前界一致。左肺前缘在第4肋软骨处向外弯曲至胸骨旁线，转向外下，呈略凸向外的弧形线下行，形成心切迹，至第6肋软骨中点移行为下界。肺下界投影线较胸膜下界高出约2个肋的距离，即在锁骨中线与第6肋相交，在腋中线与第8肋相交，在肩胛线上与第10肋相交，在脊柱旁终于第10胸椎棘突平面（表6-1）。

表6-1 肺下缘与胸膜下界的体表投影

标志线 肺和胸膜	锁骨中线	腋中线	肩胛线	接近脊柱处
肺下缘	第6肋	第8肋	第10肋	平第10胸椎棘突
胸膜下界	第8肋	第10肋	第11肋	平第12胸椎棘突

· 第四节 纵 隔 ·

纵隔mediastinum是左右纵隔胸膜间全部器官与组织结构的总称，前界为胸骨，后界为脊柱胸段，两侧为纵隔胸膜，向上达胸廓上口，向下至膈，成人纵隔位置略偏左侧。当胸部或腹部器官病变时，可引起纵隔的移位或变形。

通常以胸骨角平面（平对第4胸椎椎体下缘）将纵隔分为上纵隔与下纵隔（图6-15）。

一、上纵隔

主要内容为胸腺，左、右头臂静脉和上腔静脉，左、右膈神经，迷走神经，喉返神经，主动脉弓及其3个大分支，食管，气管，胸导管及淋巴结。

二、下纵隔

以心包为界，由前向后又可分为前纵隔、中纵隔和后纵隔。

1. 前纵隔 位于胸骨与心包之间，内含胸腺的下部、部分纵隔前淋巴结及疏松结缔组织。

2. 中纵隔 位于前、后纵隔之间，内含心包、心和出入心的大血管根部、奇静脉弓、膈神经、心包膈血管等。

3. 后纵隔 位于心包与脊柱之间，内含主支气管、食管、胸主动脉、胸导管、奇静脉、半奇静脉、迷走神经、胸交感干和淋巴结。

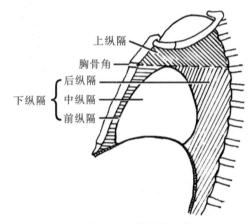

图6-15 纵隔的分部

胸腔穿刺术的解剖学要点

胸腔穿刺术确切的概念应是胸膜腔穿刺术，其目的有诊断和治疗两种。穿刺部位和操作要点因目的不同而有较大差异。

胸壁的层次因部位不同略有差异，由浅入深分为6层。胸部的皮肤各部厚度不同，胸前部较背部薄。浅筋膜内含脂肪组织、血管、皮神经和淋巴管。深筋膜为薄层致密结缔组织，覆盖胸壁肌层。胸前外侧壁的肌有胸大肌和胸小肌；胸侧壁有前锯肌和腹外斜肌；胸后壁有斜方肌、背阔肌及肩部诸肌。肋间结构包括肋间外肌、肋间内肌、肋间血管和肋间神经。在肋间隙后部（即肋角内侧），由于肋沟消失，肋间血管和神经位于肋间隙中间，排列顺序不定。所以，背部作胸腔穿刺时，不宜在肋角与胸椎之间进行。在肋角以前，肋间血管和神经紧贴肋沟前行。排列关系自上而下为静脉、动脉和神经（图6-16）。肋间动脉在近肋角处常分出一小支，沿下位肋骨的上缘前行。根据上述血管神经的走行位置，胸后外侧部胸腔穿刺应选择在肋角以前，于下位肋骨的上缘进针；胸前部穿刺时，应在上、下肋之间进针为妥。胸内筋膜为致密结缔组织膜，衬覆于胸廓内面，与壁胸膜间存有薄层疏松组织。壁胸膜贴于胸内筋膜、膈和纵隔表面。壁胸膜由肋间神经分布，痛觉十分敏感，故麻醉应逐层浸润直达该层。

　　胸腔积液的穿刺部位，应根据患侧呼吸音消失或叩诊实音最明显的部位以及X线检查或超声波检查结果确定。通常在肩胛线第7～9肋间隙或腋中线第5～7肋间隙下位肋骨的上缘进针。胸膜腔积气穿刺点选在患侧呼吸音消失及叩诊鼓音区，通常在锁骨中线第2或第3肋间隙之上、下肋之间进针。

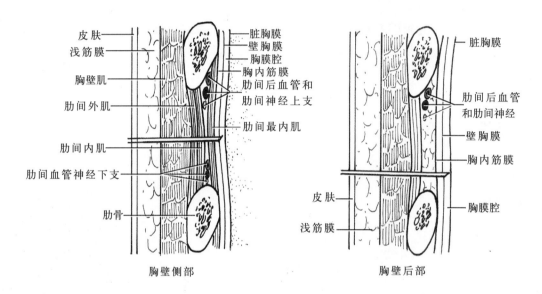

图 6-16　胸腔穿刺的层次

【复习思考题】

1.简述鼻旁窦的位置、开口、特点及临床意义。
2.简述喉软骨的组成、作用和连结。
3.消化道与呼吸道在咽部交叉，是何机制使食物和空气各行其道？
4.何为喉前庭、喉中间腔、喉室和声门下腔？
5.简述肺的形态。
6.简述纵隔的分部，各部的内容。
7.简述胸膜的分部和分布。

（吴开云）

THE RESPIRATORY SYSTEM

[**Summary**] The respiratory system includes the respiratory tract and lungs. The respiratory tract consists of the nose, pharynx, larynx, trachea and principal bronchus. From the clinical point of view, respiratory tract is divided into the upper respiratory tract(the nose, pharynx, larynx) and the lower respiratory tract (the trachea, principal bronchus). The lungs are the essential respiratory organs. The primary function of this system is to supply the blood with oxygen and get rid of excess carbon dioxide resulting from cell metabolism.

The trachea divides into the right and left main bronchi. The right main bronchus is wider and more vertical in position than the left, thus foreign objects from the trachea usually pass to the right bronchus. As entering the lungs, the main bronchi branch to form lobar bronchi which enter the lobes of lungs. Each lung is conical and has an apex, a base, two surfaces and three borders. The left lung is divided into superior and inferior lobe by an oblique fissure. The right lung is divided into superior, middle, and inferior lobes by an oblique fissure and a horizontal fissure. The lobes of lung are subdivided into smaller units called bronchopulmonary segments.

The pleura is divided into parietal pleura and visceral pleura. The former is the serous membrane lining the inner surface of the chest wall, and the latter covers the surface of the lung and extending into the fissures of lung. The parietal and visceral pleurae enclose a potential cavity which is called pleural cavity. In it there is little mucous liquid to reduce the friction between the two layers of the pleura.

第七章　泌尿系统

【学习目标】
掌握肾的形态和结构，泌尿管道的分部和各部的形态。
【重点内容提示】
1.泌尿系统的组成。
2.肾的形态、位置和结构。
3.输尿管的分部与狭窄部位。
4.膀胱的位置、形态和分部，膀胱三角的位置及其黏膜特点。
5.女性尿道的形态特点与开口部位。

　　泌尿系统urinary system由肾、输尿管、膀胱和尿道组成(图7-1)，其主要功能是排出机体新陈代谢中所产生的水溶性废物(如尿素、尿酸、肌酸和肌酐等)及多余的水分和某些无机盐类，以保持机体内环境的相对稳定。肾生成尿液，输尿管输送尿液至膀胱，膀胱为储存尿液的器官，尿道将尿液排出体外。此外，肾还有内分泌功能，能产生红细胞生成素和对血压有重要影响的肾素等物质。

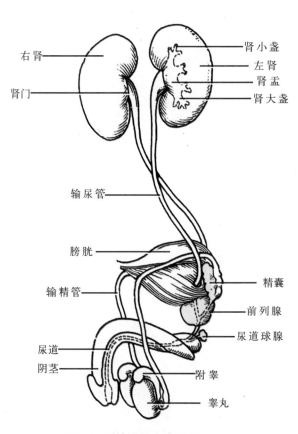

图7-1　男性泌尿生殖系统

·第一节　肾·

一、肾的形态

肾kidney为实质性器官，左、右各一，形似蚕豆，表面光滑，新鲜时呈红褐色，贴附于腹后壁。成年男性肾长约11cm，宽约6cm，厚约3cm，重量为134～150g。男性的肾略大于女性的，左肾略重于右肾。肾可分为前、后两面，上、下两端和内、外侧两缘(图7-2)。肾的前面凸向前外侧，后面较平坦，紧贴腹后壁。上端宽而薄，下端窄而厚。外侧缘隆凸，内侧缘中部凹陷，称**肾门**renal hilum，为肾血管、神经、淋巴管及肾盂出入的门户。出入肾门的诸结构被结缔组织包裹称**肾蒂**renal pedicle，右肾蒂较左肾蒂短。由肾门伸入肾实质的凹陷称**肾窦**renal sinus，由肾血管、肾小盏、肾大盏、肾盂和脂肪等所占据。

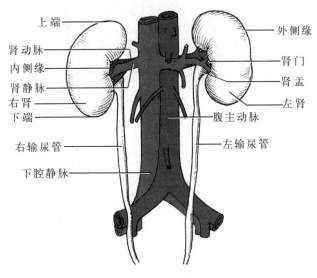

图 7-2 肾的形态

二、肾的位置与毗邻

1.肾的位置　肾位于脊柱两侧，紧贴腹后壁的上部，腹膜后间隙内，属腹膜外位器官(图7-3，图7-4)。因受肝的影响，右肾较左肾低1～2cm。左肾在第12胸椎体上缘至第3腰椎体上缘之间；右肾在第12胸椎体下缘至第3腰椎体下缘之间。两肾上端相距较近，下端相距较远。左、右两侧的第12肋分别斜过左肾后面中部和右肾后面上部(图7-4)。肾门平第1腰椎体，距正中线约5cm。临床上常将竖脊肌外侧缘与第12肋之间的夹角部位称为**肾区** renal region，肾患某些疾病时，此区可有压痛或叩击痛。肾的位置有个体差异，女性的一般低于男性，儿童的低于成人，新生儿肾位置更低(图7-5)。

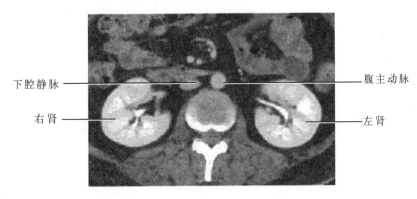

图 7-3　肾的位置(CT 像)

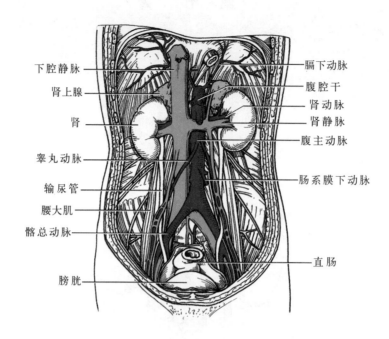

图 7-4　肾和输尿管的位置

左侧标注（从上到下）：下腔静脉、肾上腺、肾、睾丸动脉、输尿管、腰大肌、髂总动脉、膀胱

右侧标注（从上到下）：膈下动脉、腹腔干、肾动脉、肾静脉、腹主动脉、肠系膜下动脉、直肠

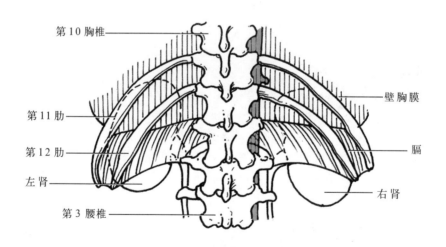

图 7-5　肾的体表投影

左侧标注（从上到下）：第 10 胸椎、第 11 肋、第 12 肋、左肾、第 3 腰椎

右侧标注（从上到下）：壁胸膜、膈、右肾

2.肾的毗邻　肾上腺位于肾的上方，二者共为肾筋膜包绕，其间有疏松结缔组织分隔。左肾前上部与胃底后面相邻，中部与胰尾和脾血管相接触，下部邻接空肠和结肠左曲。右肾前上部与肝相邻，下部与结肠右曲相接触，内侧缘邻接十二指肠降部。两肾后面的上1/3与膈相邻，下部自内向外与腰大肌、腰方肌及腹横肌相毗邻(图7-6)。

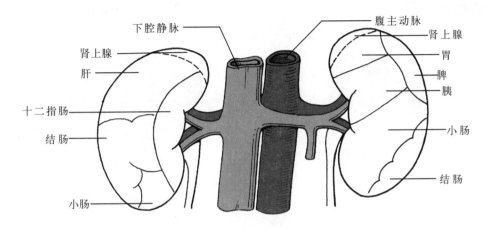

图 7-6　肾的毗邻关系

三、肾的被膜

肾的被膜有3层，由内向外依次为纤维囊、脂肪囊和肾筋膜(图7-7)。

1.**纤维囊**fibrous capsule　包裹于肾实质的表面，由致密结缔组织和弹性纤维构成，薄而坚韧。肾破裂或部分切除时需缝合此膜。纤维囊与肾连结疏松，易于剥离。

2.**脂肪囊**fatty renal capsule　又名肾床，是位于纤维囊外周、包裹肾的脂肪层，并经肾门进入肾窦。临床上作肾囊封闭，就是将药液注入肾脂肪囊内。

3.**肾筋膜**renal fascia　位于脂肪囊的外面，包被肾上腺和肾的周围，由它发出的一些结缔组织小梁穿过脂肪囊与纤维囊相连，有固定肾的作用。位于肾前、后面的肾筋膜在肾上腺的上方和肾外侧缘处均互相愈着。向内侧前层逐渐变薄，覆盖于肾血管、腹主动脉和下腔静脉前面，并与对侧的筋膜相连续；后层与腰大肌和腰方肌的筋膜相融合，并经肾血管和输尿管等结构的后方，附着于腰椎体和椎间盘。在肾的下方，两层互相分离，中间有输尿管通过。

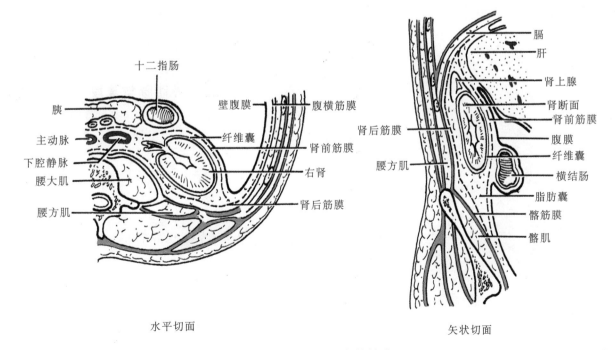

水平切面　　　　　　　　　　矢状切面

图 7-7　肾的被膜

四、肾的构造

在肾的冠状切面上，可见肾实质分为皮质和髓质(图7-8)。**肾皮质**renal cortex主要位于肾实质表层，厚0.5～1.5cm，富有血管，新鲜标本呈红褐色，其内可见有细小的红色点状颗粒，主要由肾小体和肾小管构成。肾皮质深入髓质肾锥体之间的部分称为**肾柱** renal columns。**肾髓质** renal medulla位于肾皮质的深层，约占肾实质的2/3，血管较少，呈淡红色，由15～20个肾锥体构成。**肾锥体** renal pyramids 呈圆锥形，结构致密而有光泽，由许多小管道平行排列而成，故有条纹。肾锥体近皮质的部分宽大，尖端钝圆，突入肾小盏，称为**肾乳头** renal papillae。有的2～3个肾锥体的尖端合成一个肾乳头。每肾有7～12个肾乳头。肾乳头上有10～30个小孔，称乳头孔，为乳头管的开口。肾生成的尿液，经乳头孔流入肾小盏。**肾小盏** minor renal calices 为漏斗状的膜管结构，包绕肾乳头，位于肾窦内，每肾有7～8个。有的一个肾小盏可包绕2～3个肾乳头。相邻的肾小盏汇合成2～3个较大的膜管，称**肾大盏** major renal calices。肾大盏在肾窦内合成一个漏斗状的扁囊，称为**肾盂**renal pelvis。成人肾盂容积为3～10ml。肾盂离开肾门向内下走行，逐渐变细，约在第2腰椎上缘水平与输尿管相移行。

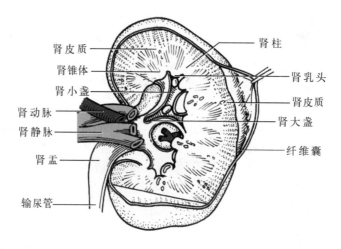

图 7-8　肾的结构(冠状切面)

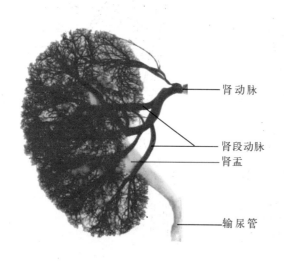

图 7-9 肾动脉(铸型)

五、肾动脉与肾段

肾动脉renal artery在肾门处分为前支和后支。前支较粗，再分出4个2级分支，与后支一起进入肾实质内，这5个分支在肾内呈节段性分布，称肾段动脉(图7-9)。每支肾段动脉分布到一定区域的肾实质，称为**肾段**renal segment。每个肾分为5个肾段，即上段、上前段、下前段、下段和后段。各肾段由其同名动脉供血，各肾段间有少血管的段间组织分隔。肾内静脉无一定节段性，互相间有丰富的吻合支。

肾移植的解剖学基础

肾功能衰竭晚期最理想的治疗方法是肾移植。临床上随着排异反应的逐步解决和外科技术的发展，在肾移植方面已积累了丰富的经验。目前，肾移植的10年生存率已达60％以上。

1.肾移植技术成功的必备条件　①供肾者健康，年龄最好在50岁以下，肾生理功能正常，热缺血时间不超过10分钟；②供肾取出后立即用2～4℃的Collins灌注液持续灌注，然后保存于含有高渗透压的低温营养液中，以降低其新陈代谢，使组织的损伤减少到最小程度；③供肾保留足够长度的动脉、静脉和输尿管，以便能吻合到受体特定部位的血管和膀胱上。

2.供体肾的选择　优先考虑摘取左肾，理由是：①左肾静脉比右肾静脉长；②左侧肾蒂血管显露比较容易；③左肾动、静脉变异较少；④左侧供肾适合移植于受者的右髂窝内，与髂外动、静脉吻合。

3.移植部位的选择　常规首选右髂窝，理由是：①部位表浅，手术操作简便易行；②术后移植肾的变化易于观察，通过扣诊易于估计移植肾体积的变化；③便于术后局部并发症的处理。

4.移植的方法　将肾静脉与受者右髂外静脉端侧吻合。肾动脉与髂内动脉端端吻合或与髂外动脉端侧吻合，血管吻合完毕，先放静脉夹，再开放动脉，观察肾血运，一般在15分钟内即可分泌尿液。之后，供体输尿管与输尿管或膀胱吻合，并将移植肾固定在右髂窝内。如有副肾动脉，必须与肾动脉端侧吻合，以免发生副肾动脉供区局部坏死或供血不良（图7-10）。

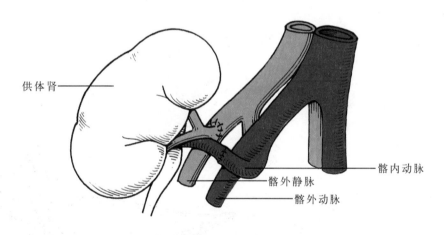

供体肾

髂内动脉

髂外静脉

髂外动脉

图7-10　肾移植(示意图)

·第二节　输尿管·

输尿管ureter为肌性管道，腹膜外位器官。约平第2腰椎上缘起自肾盂，终于膀胱。长20～30cm，管径0.5～1.0cm，最窄处口径只有0.3cm。

一、输尿管的分部

输尿管全长分3部，即腹部、盆部和壁内部(图7-11)。

1.腹部　起自肾盂下端，经腰大肌前面下行至其中点附近，与睾丸血管(男性)或卵巢血管(女性)交叉(通常血管在其前方下行)，达骨盆入口处。在此处，左输尿管越过左髂总动脉末端前方；右输尿管则经过右髂外动脉起始部的前方。

2.盆部　自小骨盆入口处，经盆腔侧壁、髂内血管和骶髂关节前方下行，达坐骨棘水平。男性输尿管走向前、内、下方，经直肠前外侧壁与膀胱后壁之间下行，在输精管后外方与之交叉，从膀胱底外上角向内下穿入膀胱壁。两侧输尿管达膀胱后壁时相距约5cm。女性输尿管经子宫颈外侧约2.5cm处，从子宫动脉后下方绕过，行向下内至膀胱底穿入膀胱壁内。

3.壁内部 斜行于膀胱壁内，长约1.5cm。在膀胱空虚时，膀胱三角区的两输尿管口间距2.5cm；当膀胱充盈时，膀胱内压的升高可引起壁内部的管腔闭合，阻止尿液由膀胱向输尿管返流。

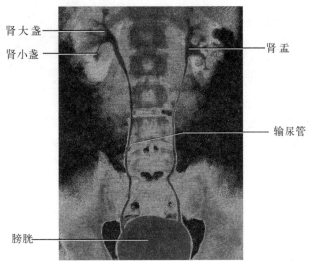

图7-11 输尿管(造影)

二、输尿管狭窄

输尿管全程有3处狭窄：①肾盂与输尿管移行处；②骨盆上口，输尿管跨过髂血管处；③输尿管的壁内部。狭窄处口径仅约0.3 cm，是输尿管结石易滞留、梗阻的部位。

·第三节　膀　胱·

膀胱urinary bladder是储存尿液的肌性囊状器官，其形状、位置随尿液充盈程度、年龄而异。成年人的膀胱容量为350～500ml，最大容量为800ml，超过500ml时，可因膀胱壁张力过大而产生疼痛。新生儿膀胱容量约为成人的1/10，女性膀胱的容量小于男性，老年人因膀胱肌张力低而容量增大。

一、膀胱的形态

空虚的膀胱呈三棱锥体形，分为膀胱尖、膀胱体、膀胱底和膀胱颈(图7-12)。**膀胱尖**apex of bladder朝向前上方，由此沿腹前壁至脐之间有一皱襞，为脐正中韧带。膀胱的后面朝向后下方，呈三角形，为**膀胱底**fundus of bladder。膀胱尖与底之间为**膀胱体** body of bladder。膀胱的最下部称**膀胱颈**neck of bladder，与男性的前列腺底和女性的尿生殖膈相接。

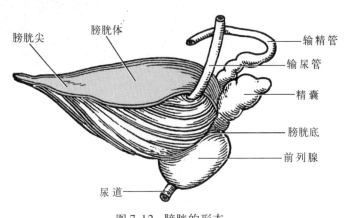

图7-12 膀胱的形态

二、膀胱的位置和毗邻

膀胱的位置随年龄和充盈程度而不同，在成人，空虚的膀胱全部位于骨盆腔内。此时，男性膀胱底的上部覆有腹膜，并向后移行至直肠，形成直肠膀胱陷凹；在腹膜返折以下，膀胱底的外下部与精囊、输精管壶腹和直肠相邻(图7-13)。膀胱颈为膀胱的最下部，位于骨盆下口平面的稍上方，与前列腺底相接触，距耻骨联合下部3～4cm。女性膀胱底没有腹膜覆盖，借富有静脉的疏松结缔组织与阴道前壁和子宫颈相接。膀胱上面则几乎全部被腹膜覆盖，腹膜自此向后上移行至子宫体前面，并形成膀胱子宫陷凹。膀胱颈直接与尿生殖膈相接。膀胱随尿液的充盈程度逐渐向上伸展，腹膜也随之上移。当膀胱充盈时，膀胱与腹前外侧壁之间的腹膜返折线可上移到耻骨联合上方。

新生儿的膀胱位置比成年人高，随年龄的增长，膀胱位置逐渐下降，至6岁降入盆腔，约至青春期才达成人位置。老年人因盆底肌收缩力减弱，膀胱位置可降低。

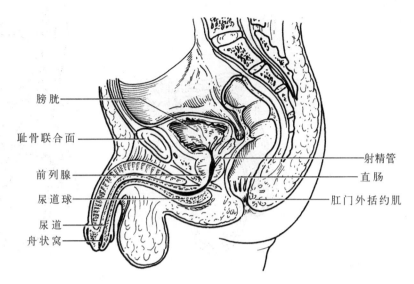

图7-13 膀胱的位置（男性盆腔正中矢状切面观）

三、膀胱内面的结构

膀胱内面被覆黏膜，当膀胱壁收缩时，黏膜形成皱襞，称膀胱襞(图7-14)。而在膀胱底内面，位于左、右输尿管口和尿道内口之间的三角形区域，膀胱黏膜与肌层紧密连接，缺少黏膜下层组织，无论膀胱扩张或收缩，始终保持光滑，无黏膜皱襞，称**膀胱三角** triangle of bladder，是肿瘤、结核和炎症的好发部位，膀胱镜检查时应特别注意。两个输尿管口之间的皱襞称输尿管间襞，膀胱镜下所见为一苍白带，是临床寻找输尿管口的标志。

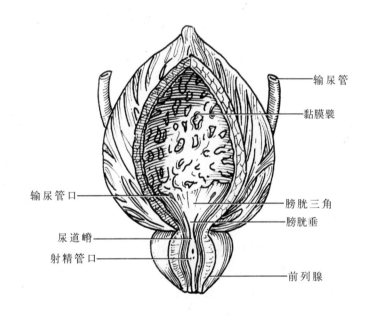

图7-14 膀胱内面

膀胱穿刺术的解剖学要点

膀胱穿刺术是用穿刺针在耻骨联合上缘经皮刺入膀胱，以解除尿道梗阻所致的尿潴留或抽取尿液进行细菌培养的技术（图7-15）。由于膀胱充盈，腹膜上移，穿刺针可不通过腹膜腔。在耻骨联合上缘1～2 cm处垂直进针2～3cm，针尖依次穿经皮肤、浅筋膜、腹白线、腹横筋膜、膀胱前壁达膀胱腔。穿刺前应首先确定膀胱内有一定量的尿液，针尖勿向后下穿刺，以免刺伤耻骨联合后方的静脉丛，也勿向上后穿刺，以免进入腹膜腔。待有尿液抽出后再缓慢进针1～2cm。对过分膨胀的膀胱，宜缓慢抽取尿液，以免膀胱内压力骤减导致膀胱内出血，甚至诱发休克。

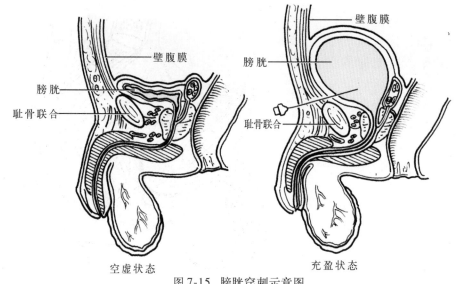

空虚状态　　　　　　　　充盈状态

图7-15　膀胱穿刺示意图

·第四节　尿　道·

男性尿道与女性尿道在形态、结构和功能上不完全相同。男性尿道除有排尿功能外，兼有排精作用，故将在男性生殖系统中叙述。

女性尿道female urethra起于尿道内口，开口于阴道前庭的尿道外口，长3～5cm，直径约6mm，较男性尿道短、宽而直，只有排尿功能。**尿道内口**internal orifice of urethra约平耻骨联合后面中央或稍下部，周围被平滑肌构成的膀胱括约肌环绕。尿道走行向前下方，穿过尿生殖膈，此处有尿道阴道括约肌(为骨骼肌)环绕，可控制排尿。**尿道外口**external orifice of urethra位于阴道口的前方，阴蒂后方2～2.5cm处(图7-16)。在尿道下端有一些腺体，称为尿道旁腺，其导管开口于尿道周围，发生感染时可形成囊肿。由于女性尿道较短而直，故易通过尿道发生逆行感染。

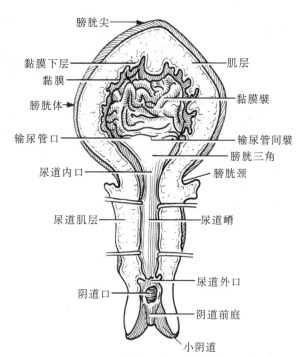

图7-16　女性膀胱与尿道冠状切面(前面观)

女性导尿术的解剖学要点

女性导尿术是将导尿管经尿道插入膀胱，导出尿液以协助诊断或治疗的方法。应仔细观察尿道外口，将导尿管自尿道外口插入尿道约4cm，见有尿液流出，再插入少许。女性尿道外口较小，经产妇和老年女性因会阴部肌松弛，尿道回缩，使术者辨认不清尿道外口而误将导尿管插入阴道。

【复习思考题】

1.简述泌尿系统的组成及其基本功能。

2.试述肾的位置及其与第12肋的关系。

3.在肾的冠状切面上可观察到哪些结构?

4.输尿管有哪些生理性狭窄?它们分别位于何处?

5.简述膀胱在不同充盈度和不同年龄时的形态和位置变化。

6.为何女性尿路感染多于男性?

7.简述下列结构:①肾门;②肾小盏;③肾盂;④膀胱三角;⑤输尿管间襞

(秦 毅)

THE URINARY SYSTEM

[**Summary**] The urinary system consists of the kidneys which produce urine, the ureter, the urinary bladder and the urethra. The kidneys are situated in posterior part of the abdomen, one on either side of the vertebral column, behind the peritoneum, and surrounded by a mass of fat and loose areolar tissue. The kidney is composed of an internal medullary substance and an external cortical substance. The ureter measures from 25 to 30 cm in length, it carry urine to the urinary bladder. The urinary bladder is a musculomembranous sac which acts as a reservoir for the urine. The urethra which transports urine to the outside of the body. The male urethra length varies from 16 to 22 cm, present two curve, and it is divided into three portions, the proststic, membranous, and cavernous. The female urethra is a narrow membranous canal, about 4 cm long. As the main excretory organs, the urinary system are critically important in maintain the balance of substances required for internal constancy by eliminating from the body a variety of metabolic products such as urea, uric acid, and creatinine.

第八章　男性生殖系统

男性生殖系统male genital system分为内生殖器和外生殖器。**内生殖器**male internal genital organs包括生殖腺(睾丸)、输精管道(附睾、输精管、射精管、男性尿道)和附属腺(精囊、前列腺、尿道球腺)。**外生殖器**male external organs包括阴囊和阴茎。

·第一节　内生殖器·

一、睾丸

1. **睾丸的形态**　睾丸testis位于阴囊内，左右各一，能产生精子，以繁衍后代，延续种族；产生的雄性激素可促进生殖器官的发育和维持第二性征。睾丸呈椭圆形，表面光滑(图8-1)。在性成熟前睾丸发育缓慢，至性成熟期发育速度加快，老年时逐渐萎缩变小。

2. **睾丸的结构**　睾丸表面有白膜包裹。白膜在睾丸后缘上部增厚，并伸入睾丸内形成睾丸纵隔。从睾丸纵隔发出许多呈放射状的睾丸小隔，将睾丸实质分成100～200个**睾丸小叶**lobules of testis。每个睾丸小叶内含2～4条盘曲的**精曲小管**contorted seminiferous tubules。精曲小管内的生殖细胞产生精子，间质细胞产生雄性激素。精曲小管汇合成精直小管。精直小管吻合形成睾丸网。睾丸网发出睾丸输出小管，在附睾头内汇合成附睾管(图8-2)。

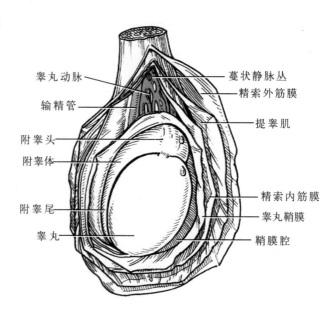

睾丸动脉　　　　　蔓状静脉丛
输精管　　　　　　精索外筋膜
附睾头　　　　　　提睾肌
附睾体
　　　　　　　　　精索内筋膜
附睾尾　　　　　　睾丸鞘膜
睾丸　　　　　　　鞘膜腔

图 8-1　睾丸和附睾的形态

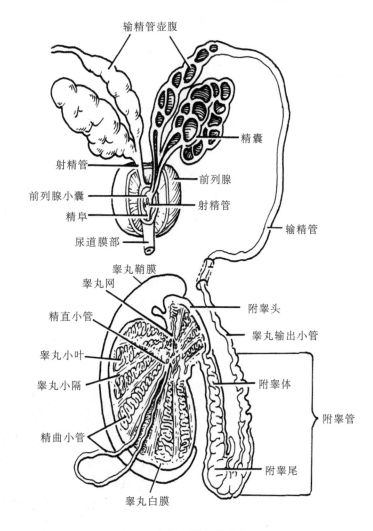

图8-2 睾丸和附睾的结构

二、输精管道

1.**附睾**epididymis 呈新月形，贴附于睾丸的上端和后缘（图8-1，图8-2）。附睾上端膨大圆钝，称**附睾头**head of epididymis，中部窄细称**附睾体**body of epididymis，下端尖细称**附睾尾**tail of epididymis。附睾有暂时贮存精子，分泌附睾液促进其进一步成熟并维持活力的作用。附睾为结核的好发部位。

2.**输精管**ductus deferens和**射精管** ejaculatory duct 输精管是附睾管的直接延续，长约40cm，直径0.3cm，管壁厚，触之呈硬圆索状（图8-2）。输精管末端呈梭形膨大，称输精管壶腹。壶腹末端变细，在前列腺底的后上方与精囊排泄管汇合成射精管。射精管穿前列腺实质，开口于尿道的前列腺部。

精索spermatic cord 是由精索外筋膜、提睾肌和精索内筋膜包裹输精管、睾丸动脉、蔓状静脉丛、神经丛、淋巴管和腹膜鞘突的残余等形成的一对柔软的圆索状结构，由睾丸上端延伸至腹股沟管深环处，全长11～15cm。

三、附属腺

1.**精囊**seminal vesicle 为上宽下窄，前后略扁的一对长椭圆形的囊状器官，位于膀胱底后方，输精管壶腹的外侧。精囊的排泄管与输精管壶腹末端合成射精管。

2.**前列腺**prostate 前列腺位于盆腔内,为单一的实质性器官,重约10g,呈前后略扁的栗子形,质坚实,淡红略带灰白色(图8-3)。由腺组织和肌组织构成。其分泌物是精液的主要成分,由16~32条排泄管排泄到尿道前列腺部。

前列腺上端宽大,称**前列腺底**base of prostate;下端尖细,称**前列腺尖**apex of prostate,朝向前下方,与尿生殖膈上面邻接。尿道从前列腺底的前部穿入,贯通腺实质后由尖部穿出。前列腺底与尖之间的部分称**前列腺体**prostatic body;体的后面朝向后下方,与直肠下部相邻。在体后面的正中线上有一纵行浅沟,称前列腺沟。

前列腺表面包有结缔组织和平滑肌形成的前列腺囊。腺实质可分为前、中、后和左、右侧叶(图8-4)。中老年人常发生前列腺肥大,严重肥大时可压迫尿道引起排尿困难。

3.**尿道球腺**bulbourethral gland 为豌豆大的圆形腺体,左右各一,包埋在尿生殖膈的会阴深横肌内,开口于尿道球部。

精液

精液由精子和各附属腺以及输精管道各部分泌的液体混合而成,呈乳白色,弱碱性,以适应精子的生存和活动。正常成年人一次射精量为2~5mL,含精子3亿~5亿个。睾丸和各附属腺、输精管道的病变可改变精液的性质和精子数量,精子过少为精子稀少症,为不育症的主要原因之一。

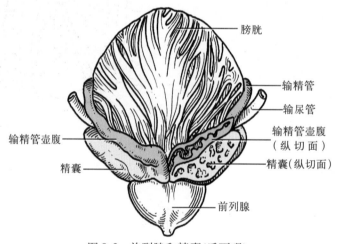

图8-3 前列腺和精囊(后面观)

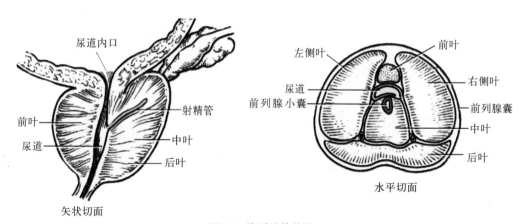

图8-4 前列腺的结构

·第二节　外生殖器·

一、阴囊

阴囊scrotum为囊袋状结构，内容纳睾丸、附睾和精索下部，由皮肤、肉膜、精索外筋膜、提睾肌、精索内筋膜和睾丸鞘膜组成(图8-5)。皮肤薄且柔软。肉膜为浅筋膜，与腹壁的浅筋膜相延续，含平滑肌纤维，可随外界温度的变化而舒张或收缩，以调节阴囊内的温度(保持35℃)，以利于精子的发育。精索外筋膜为腹外斜肌腱膜的延续。提睾肌为来自腹内斜肌和腹横肌下部的肌纤维，收缩时可上提睾丸。精索内筋膜是腹横筋膜的延续。睾丸鞘膜是腹膜的延续，分壁层和脏层，二者在睾丸后缘相移行，形成的腔隙称鞘膜腔，内有少量浆液，适于睾丸的活动。

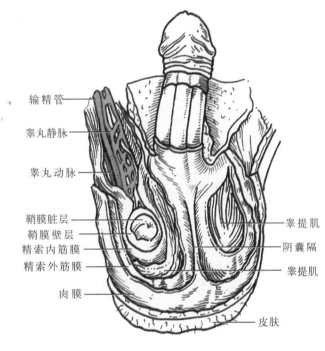

输精管
睾丸静脉
睾丸动脉
鞘膜脏层
鞘膜壁层
精索内筋膜
精索外筋膜
肉膜
睾提肌
阴囊隔
睾提肌
皮肤

图 8-5　阴囊的层次

二、阴茎

1.阴茎的形态　**阴茎**penis分为阴茎根、阴茎体和阴茎头三部分，长约7cm,勃起时长12cm。阴茎根附于耻骨弓和尿生殖膈下面。阴茎体呈圆柱状，借阴茎悬韧带悬于耻骨联合的前下方。阴茎头为阴茎末端的膨大部分，头的尖端有尿道外口。阴茎头底部的游离缘称阴茎头冠，冠的后部较细的部分称阴茎颈，是阴茎头和阴茎体的移行部位。

2.阴茎的构造　阴茎由两个阴茎海绵体和一个尿道海绵体构成，外面有筋膜和皮肤包裹(图8-6)。**阴茎海绵体**cavernous body of penis呈圆柱体，位于阴茎的背面。**尿道海绵体**cavernous body of urethra 呈圆柱形，位于阴茎海绵体的腹侧。其前端膨大为阴茎头；后端膨大为尿道球。尿道贯穿尿道海绵体全长。

阴茎海绵体和尿道海绵体的外面都包有纤维组织膜，分别称阴茎海绵体白膜和尿道海绵体白膜。海绵体由许多海绵体小梁和腔隙组成，腔隙与血管相通，内充满血液。三个海绵体的外面被阴茎筋膜和皮肤包裹。皮肤在阴茎颈处折叠，形成包绕阴茎头的皱襞，称阴茎包皮。在阴茎头腹侧中线与阴茎包皮之间呈矢状位的皮肤皱襞称包皮系带。

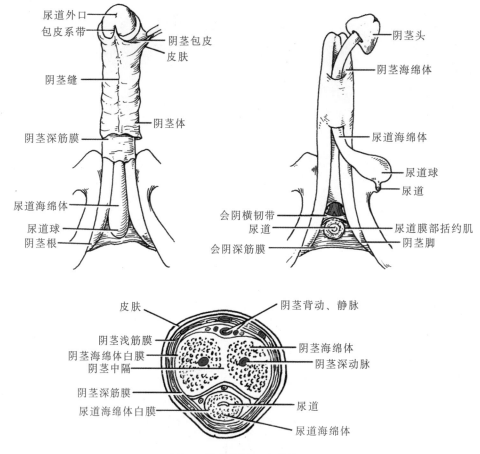

图8-6 阴茎的外形和结构

·第三节 男性尿道·

男性尿道 male urethra起自膀胱的尿道内口，终于阴茎头的尿道外口（图8-7）。长16～22cm，管径0.5～0.7cm。可分为前列腺部、膜部和海绵体部。在临床上通常将海绵体部称为前尿道，前列腺部和膜部称为后尿道。

1. **前列腺部** prostatic part 为尿道穿过前列腺的部分，管径最粗，长约2.5cm。其后壁中线上，有一窄的纵行隆起，称尿道嵴。嵴的中部有呈纺锤形的隆起，称精阜。在精阜上有射精管的开口。精阜及其附近有许多前列腺排泄管的开口。

2. **膜部** membranous part 为尿道穿过尿生殖膈的部分，长约1.5cm，管径细，但扩张性强。其周围有尿道膜部括约肌和会阴深横肌环绕，此肌收缩时可括约尿道，控制排尿。

3. **海绵体部** cavernous part 为尿道贯穿尿道海绵体的部分，长约15cm。此部的起始处位于尿道球内，略扩大，称**尿道球** bulbous part of urethra。在发生骑跨伤时，尿道球易发生破裂而致尿液外渗。海绵体部在阴茎头内管径也扩大，称尿道舟状窝。

男性尿道的形态特征

尿道全长粗细不一，有3处狭窄、3处扩大和2个弯曲。3处狭窄由内向外分别位于尿道内口、尿道膜部和尿道外口。3处扩大位于尿道前列腺部、尿道球和尿道舟状窝。两个弯曲为耻骨下弯和耻骨前弯，耻骨下弯位于耻骨联合下方2cm处，凹向前上方，位置固定，故又称固定部。耻骨前弯位于耻骨联合的前下方，凹向下后方，导尿时应注意这些形态特征。

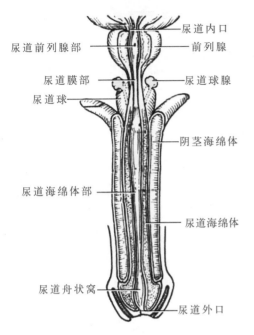

尿道前列腺部
尿道内口
前列腺
尿道膜部
尿道球腺
尿道球
阴茎海绵体
尿道海绵体部
尿道海绵体
尿道舟状窝
尿道外口

图8-7 男性尿道(冠状切面)

男性导尿术的解剖学要点

　导尿术是临床护理常用的操作技术，用于尿潴留、盆腔器官术前准备、留尿做细菌培养、准确记录尿量、注入造影剂及膀胱冲洗等。其方法为：以左手拇指和示指夹持阴茎并将阴茎抬起与腹壁成60°角，以消除耻骨前弯，使尿道形成凹向上的一个大弯曲。右手用止血钳将导尿管慢慢插入尿道。若插入时有阻挡感，提示到达尿道的耻骨下弯，此时不应用力，可更换方向，缓慢进入，使其顺利通过耻骨下弯、尿道膜部和内口，进入16～20cm，有尿液流出时再深入2cm，切忌插入过深和反复抽动导管。导致插管困难的因素有：老年患者前列腺肥大压迫尿道、先天性后尿道瓣膜、尿道裂、尿道憩室、副尿道、尿道狭窄等。

【复习思考题】

1. 简述睾丸的位置、形态、构造及功能。
2. 简述输精管的分部和输精管结扎的部位。
3. 从解剖学角度考虑，在男性导尿时应注意哪些问题，为什么？
4. 简述精子的产生部位和排泄途径。

(徐　飞)

THE MALE REPRODUCTIVE SYSTEM

[**Summary**] The male reproductive system is divided into the internal genital organs and external genital organs. Internal genital organs include testis, epididymis, ductus deferens, ejaculatory ducts, seminal vesicles, bulbourethral glands and prostate. The testis are the organs in which the production of spermatozoa occurs. Secretion of testosterone is another important function of the testis. The epididymis is the first portion of the duct system in which sperm mature are transported from the testis to the exterior of the body. The ductus deferens is a continuation of the duct of the epididymis, after uniting with the duct of the seminal vesicle to form the ejaculatory duct, opens into the prostatic portion of the urethra. The seminal vesicles placed between the fundus of bladder and rectum. The prostate situated in the pelvic cavity, between the neck of bladder and the superior fascia of the urogenital diaphragm. The prostate secretes a thin, milky fluid. The bulbourethral glands located on either side of the membranous portion of the urethra. External genital organs involve penis and scrotum. The scrotum is a cutaneous pouch which contains the testis, epididymis and parts of the spermatic cords. The penis is composed of two cavernous body of penis and one cavernous body of urethra by covered fibrous tissue and skin. It consists of the root , body and glans.

第九章　女性生殖系统

【学习目标】
掌握女性生殖系统各器官的名称、位置、形态和主要结构。
【重点内容提示】
1．卵巢的形态、位置和韧带。
2．输卵管的位置、形态特点和分部。
3．子宫的形态、位置和固定装置。
4．女性乳房的位置、形态和结构特点。
5．会阴的概念和分区。
6．阴道的形态、位置及阴道穹的组成与毗邻。

女性生殖系统female genital system分为内生殖器和外生殖器。内生殖器由生殖腺(卵巢)、生殖管道(输卵管、子宫和阴道)组成。外生殖器又称女阴(图9-1)。

·第一节　内生殖器·

一、卵巢

卵巢ovary为女性生殖腺，产生卵子和分泌雌激素及孕酮。

1.卵巢位置和形态　位于小骨盆侧壁，髂内、外动脉之间的卵巢窝内(图9-1)。卵巢是左、右成对的实质性器官，呈扁卵圆形。卵巢的大小和形态随年龄而变化。幼儿卵巢较小，表面光滑；性成熟期卵巢最大，此后由于多次排卵，其表面形成瘢痕，凹凸不平；40岁开始缩小，50岁左右逐渐萎缩，月经随之停止。

2.卵巢的固定装置　卵巢的正常位置主要靠韧带维持。**卵巢悬韧带**suspensory ligament of ovary为腹膜形成的皱襞，上起于小骨盆上口，向下连于卵巢的上端．内有卵巢的血管、神经和淋巴管等。**卵巢固有韧带**proper ligament of ovary 又称卵巢子宫索，由结缔组织和平滑肌纤维组成，表面被腹膜覆盖，自卵巢下端连于子宫与输卵管结合处的后下方(图9-2)。

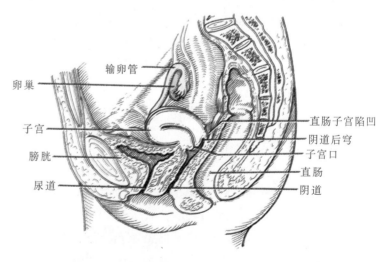

图 9-1 女性盆腔(正中矢状切面)

二、输卵管

输卵管uterine tube为一对肌性管道，长10～12cm，位于子宫阔韧带上缘内。内侧端连于子宫底的外侧端；外侧端游离，呈漏斗状，借输卵管腹腔口开口于腹膜腔。输卵管由内向外分为4部（图9-2，图9-3）。

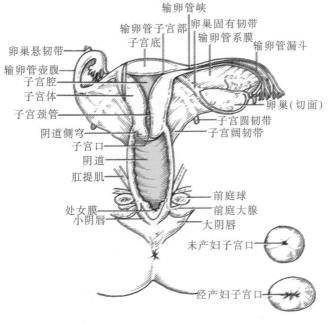

图9-2 女性内生殖器

1.**输卵管子宫部**uterine part 为贯穿子宫壁的部分，以输卵管子宫口开口于子宫腔。

2.**输卵管峡**isthmus of uterine tube 为输卵管内侧的一段，接近子宫角，细而直。输卵管结扎术常在此部进行。

3.**输卵管壶腹**ampulla of uterine 为输卵管峡向外移行的膨大部分，约占输卵管全长2/3，卵子通常在此部受精，而后受精卵向内进入子宫腔着床生长发育成胎儿。如果受精卵未能进入子宫腔而在输卵管内或腹膜腔内发育，称为宫外孕。

4.**输卵管漏斗**infundibulum of uterine tube 是输卵管外端膨大部分，呈漏斗状。其游离缘有许多指状突起，称输卵管伞，遮盖于卵巢的表面。漏斗底有输卵管腹腔口。

临床上常将卵巢和输卵管称为子宫附件，附件炎即指输卵管炎和卵巢炎。

三、子宫

子宫uterus是孕育胎儿的肌性器官，壁厚腔小，大部分为腹膜所覆盖。子宫的形态、大小、位置及结构随年龄的不同而异，并受月经周期和妊娠的影响而发生改变，也往往易受周围脏器的影响。

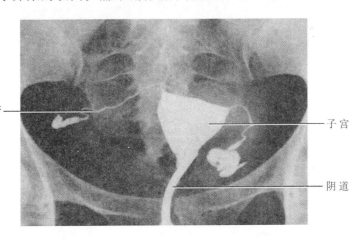

图9-3 子宫、输卵管造影

1.子宫的形态 成年未产妇的子宫前后稍扁，呈倒置梨形，从上而下分为3部(图9-3)。上端宽而圆凸的部分称**子宫底**fundus of uterus,在两侧输卵管子宫口连线水平以上。底向下移行为**子宫体**body of uterus,下端较窄而呈圆柱状的部分是**子宫颈**neck of uterus。子宫颈的下端突入阴道内的部分，称子宫颈阴道部，在阴道以上的部分，称子宫颈阴道上部。子宫与输卵管

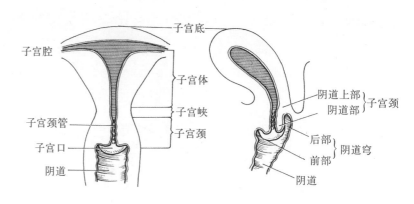

图9-4 子宫的分布

相接的部位称**子宫角**horn of uterus。体与颈之间的狭细部分称**子宫峡**isthmus of uterus,长约1cm。在妊娠期，子宫峡逐渐伸展变长，妊娠末期可达7~11cm,峡壁逐渐变薄，产科常在此处进行剖宫术(图9-5)。

子宫的内腔狭窄，可分上、下两部。上部在子宫体内，称**子宫腔**cavity of uterus,呈前后略扁的倒置三角形腔隙，底的两端通输卵管，尖向下通子宫颈管。下部在子宫颈内，称**子宫颈管**canal of cervix uterus,呈梭形，其上口通子宫腔，下口通阴道，称**子宫口**orifice of uterus。未产妇的子宫口为圆形，边缘光滑整齐，分娩以后呈横裂状(图9-2)。子宫口的前、后缘分别称前唇和后唇。

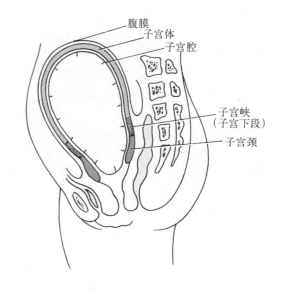

图9-5 妊娠子宫的形态

2.子宫的位置 子宫位于小骨盆腔的中央，膀胱与直肠之间，下端接阴道，两侧连有卵巢、输卵管和子宫阔韧带。未妊娠时，子宫底位于小骨盆入口平面以下。子宫活动性较大，其位置可随膀胱和直肠的充盈程度而发生改变。当膀胱空虚时，成年人子宫的正常姿势呈轻度的前倾前屈位。前倾指整个子宫向前倾斜，子宫的长轴与阴道的长轴之间呈向前开放的钝角；前屈为子宫体与子宫颈之间凹向前的弯曲，呈钝角。子宫位置异常(如后倾)，是不孕的原因之一。可通过双合诊检查子宫位置是否正常。

除上述诸韧带外，盆底肌、尿生殖膈和阴道的承托以及子宫周围的结缔组织，也都是保持子宫正常位置的重要因素。如果子宫的固定装置受损伤，可导致子宫位置、形态的异常或不同程度的脱垂。

3.子宫的结构 子宫壁由外膜、肌层和内膜构成。肌层甚厚，由成束或成片的平滑肌组成。妊娠时肌纤维显著增长、增多。子宫底部和体部的内膜可分为功能层和基底层，前者自青春期起在卵巢激素的作用下发生周期性剥脱、出血、修复和增生(月经周期)；后者有修复内膜的功能。

4.子宫的固定装置　保持子宫正常位置的韧带主要有：

（1）**子宫阔韧带**broad ligament of uterus　位于子宫两侧，由覆盖子宫前后面的腹膜自子宫侧缘向两侧延伸而形成的双层腹膜皱襞，向外伸至骨盆侧壁和盆底，上缘游离，包裹输卵管。两层之间有血管、淋巴管和神经等。子宫阔韧带可限制子宫向两侧移动。

（2）**子宫圆韧带**round ligament of uterus　是一对由平滑肌和结缔组织构成的圆索状结构。自子宫角的下方发出，在阔韧带前层的覆盖下伸向前外侧，穿经腹股沟管，止于阴阜和大阴唇的皮下（图9-2）。此韧带主要是维持子宫的前倾位。

（3）**子宫主韧带**cardinal ligament of uterus　位于子宫阔韧带下部的两层之间，从子宫颈阴道上部两侧缘连至骨盆侧壁，由结缔组织和平滑肌纤维构成（图9-6）。此韧带强大、坚韧，是维持子宫颈正常位置，防止子宫下垂的主要结构。

（4）**骶子宫韧带**sacrouterine ligament　由平滑肌和结缔组织组成，起自子宫颈阴道上部后面，向后绕过直肠的两侧，止于骶椎前面的筋膜（图9-6）。此韧带可向后上牵引子宫颈，与子宫圆韧带协同维持子宫的前倾前屈位。

四、阴道

阴道vagina为连接子宫和外生殖器的肌性管道，是女性的交接器官，也是排出月经物和娩出胎儿的通道。阴道的前壁较短，后壁较长，前、后壁相贴，下部较窄，下端以**阴道口**vaginal orifice开口于阴道前庭（图9-5）。阴道上部较宽阔，包绕子宫颈阴道部，在二者之间形成环行的凹陷，称**阴道穹**fornix of vagina，以阴道穹后部最深。阴道后穹与后上方的直肠子宫陷凹之间仅隔以阴道后壁和腹膜，当该陷凹积液时，可经此部进行穿刺或引流。

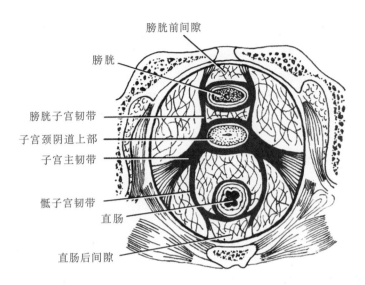

膀胱前间隙

膀胱

膀胱子宫韧带

子宫颈阴道上部

子宫主韧带

骶子宫韧带

直肠

直肠后间隙

图9-6 子宫的固定装置

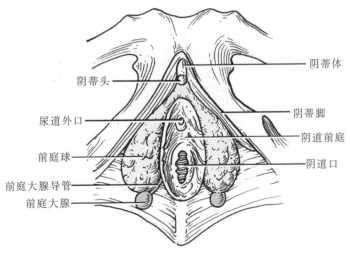

阴蒂头

阴蒂体

尿道外口

阴蒂脚

阴道前庭

前庭球

阴道口

前庭大腺导管

前庭大腺

图9-7 阴道口及毗邻结构

·第二节　外生殖器·

女性外生殖器又称**女阴**pudendum(图9-7,图9-8)，包括以下结构。

1.**阴阜**mons pubis　为耻骨联合前面的皮肤隆起，皮下富有脂肪。性成熟期以后，皮肤生有阴毛。

2.**大阴唇**greater lip of pudendum　为左右纵行隆起的皮肤皱襞，其前、后端左右互相连合，形成唇前连合和唇后连合。

3.**小阴唇**lesser lip of pudendum　位于大阴唇内侧，为一对薄的皮肤皱襞，表面光滑。小阴唇的前端形成内、外两个小皱襞，外侧者在阴蒂上方与对侧相连形成阴蒂包皮，内侧者在阴蒂后下方左右结合成阴蒂系带，向上连于阴蒂。两侧小阴唇后端相连合形成阴唇系带。

4.阴道前庭　是位于两侧小阴唇之间的裂缝，其前上部有尿道外口，后下部为阴道口。阴道口的周缘有黏膜皱襞，称**处女膜**hymen，该膜破裂后留有处女膜痕。

5.阴蒂　位于唇前连合的后方，由一对阴蒂海绵体构成，后端以阴蒂脚附着耻骨下支和坐骨支，前部与对侧阴蒂海绵体结合成阴蒂体，表面覆以阴蒂包皮。

6.前庭球　相当于男性的尿道海绵体，可分为中间部和两个侧部。侧部较大，位于大阴唇皮下；中间部较小，位于尿道外口与阴蒂体之间的皮下。

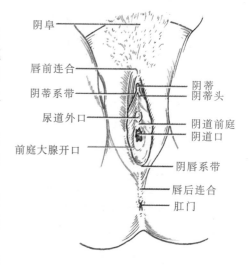

图9-8　女性外生殖器

7.前庭大腺　位于阴道口两侧，与前庭球的后内侧相接，形如豌豆，其导管开口于阴道前庭(图9-7)，分泌物有润滑阴道口的作用。常因炎症而阻塞导管，形成前庭大腺囊肿。

【附一】会阴

一、会阴的定义和分区

会阴perineum有广义和狭义之分。广义的会阴是指封闭骨盆下口的全部软组织，呈菱形(图9-9)。其前界为耻骨联合下缘，后方为尾骨尖，两侧界为耻骨下支、坐骨支、坐骨结节和骶结节韧带。以左、右坐骨结节的连线为界，分为前、后两个三角形的区域，前区称**尿生殖区**urogenital region或**尿生殖三角**urogenital triangle，在男性有尿道穿过，女性有尿道和阴道穿过。后区称**肛区**anal region或**肛门三角**anal triangle，其中央有肛管穿过。狭义的会阴是指临床上所说的会阴，在男性通常是指阴茎根与肛门之间的区域；在女性是指阴道口的后端与肛门之间的区域，又称产科会阴。

二、会阴的结构

会阴的结构除外生殖器外，其深部主要是会阴肌(图9-10)和筋膜。

(一)肛区肌

1.肛提肌　是位于骨盆底的成对扁肌。两侧肛提肌向下会合成漏斗状，封闭骨盆下口的大部分。其作用是托起盆底，承托盆腔器官，并协助括约肛管和阴道。

2.尾骨肌　位于肛提肌的后方，贴附于骶棘韧带的上面。参与封闭小骨盆下口和承托盆腔器官。

3.肛门外括约肌　环绕肛门周围的骨骼肌，按其位置可分为皮下部、浅部和深部。浅、深部是控制排便的重要肌束。

（二）尿生殖区肌

尿生殖区肌分为浅、深两层。

1.浅层肌 ①会阴浅横肌：起于坐骨结节，止于会阴中心腱，有固定会阴中心腱的作用。②球海绵体肌：在女性覆盖前庭球，收缩时缩小阴道口，故又称阴道括约肌。③坐骨海绵体肌：覆盖于阴蒂脚的表面，收缩时压迫阴蒂海绵体根部，参与阴蒂勃起。

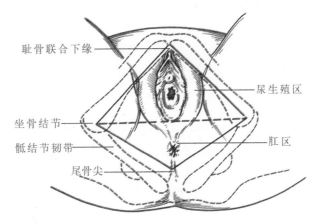

图9-9 会阴的范围和分部

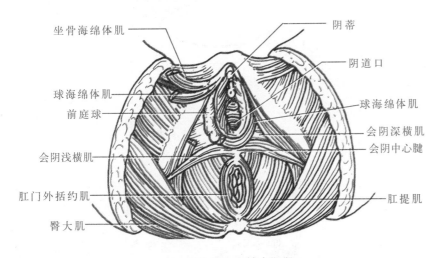

图9-10 女性会阴肌

2.深层肌 ①会阴深横肌：位于尿生殖膈上、下筋膜之间，收缩时可加强会阴中心腱的稳固性。②尿道括约肌：在会阴深横肌的前方，环绕尿道和阴道，故又称尿道阴道括约肌，收缩时可紧缩尿道和阴道。

产科会阴

产科会阴为一狭窄区域，皮肤和浅筋膜较薄，深层为会阴中心腱。会阴中心腱有诸多会阴肌附着，有加固盆底的作用。此腱具有韧性和弹性，在分娩时有重要意义。分娩时由于此区承受的压力较大，易发生撕裂（会阴撕裂），助产时要注意保护。如会阴撕裂，应予以缝合，以免畸形愈合。

（三）会阴筋膜

1.浅筋膜 肛区的浅筋膜富含脂肪，充填于坐骨直肠窝内。尿生殖区的浅筋膜分为两层：浅层为脂肪层；深层呈膜状，称会阴浅筋膜，又称Colles筋膜，向前上与腹壁浅筋膜层相续，向后附于尿生殖膈后缘，向两侧附于耻骨下支和坐骨支。

2.深筋膜 在肛区，深筋膜覆盖于坐骨直肠窝的各壁，并覆盖于肛提肌和尾骨肌的上、下面，分别称为盆膈上、下筋膜。盆膈上筋膜、下筋膜和其间的肛提肌、尾骨肌共同构成**盆膈pelvic diaphragm**，封闭小骨盆下口的大部，中央有直肠穿过。在尿生殖区，深筋膜分为两层，覆盖于会阴深横肌和尿道括约肌的上、下面，分别称为尿生殖膈上、下筋膜。会阴深横肌和尿道括约肌及覆盖于它们上、下面的尿生殖膈上、下筋膜共同构成**尿生殖膈urogenital diaphragm**，封闭尿生殖区，男性有尿道穿过，女性有尿道和阴道穿过。

【附二】 乳房

女性的**乳房**mamma,breast至青春期开始生长发育,妊娠和哺乳期有分泌活动。

1.乳房的位置 乳房位于胸前部,在胸大肌和胸肌筋膜的表面,上起第2～3肋,下至第6～7肋,内侧至胸骨旁线,外侧可达腋中线。

2.乳房的形态 成年女性未经哺乳,乳房呈半球形,紧张而有弹性。乳房中央的突起部位称为**乳头**manmmary papilla,其顶端有许多输乳管的开口。乳头周围颜色较深的环状皮肤区称乳晕,表面有许多小隆起,其深面为乳晕腺,可分泌脂性物质滑润乳头(图9-11)。乳头和乳晕的皮肤较薄弱,易受损伤,故哺乳期应注意,以防感染。妊娠和哺乳期乳腺增生,乳房明显增大。停止哺乳后,乳腺萎缩,乳房变小,弹性减弱。老年时,乳房萎缩而下垂。

3.乳房的结构 乳房主要由皮肤、纤维组织、脂肪组织和乳腺构成。纤维组织包绕乳腺,并向深面发出许多小隔,将乳腺分割成为15～20个**乳腺叶**lobes of mammary gland。每个乳腺叶内有1条排泄管,称**输乳管**lactiferous ducts,行向乳头,在近乳头处膨大为输乳管窦,其末端变细,以输乳孔开口于乳头。各乳腺叶和输乳管均以乳头为中心呈放射状排列,故乳房手术宜作放射状切口,以减少对输乳管和乳腺的损伤。乳腺周围的纤维组织向浅面和深面发出许多小的纤维束连于皮肤和胸肌筋膜上,称乳房悬韧带或Cooper韧带,对乳房起支持和固定作用(图9-12)。乳腺癌时,由于乳腺真皮内淋巴管阻塞导致皮肤水肿和Cooper韧带受浸润而皱缩,使乳房表面皮肤呈现许多小凹,类似橘皮,临床上称为橘皮样变,是乳腺癌诊断的体征。

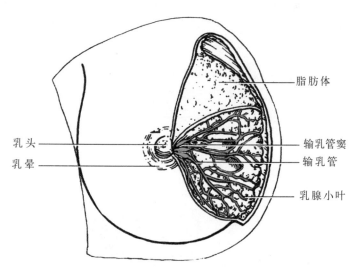

图9-11 女性乳房的形态和结构

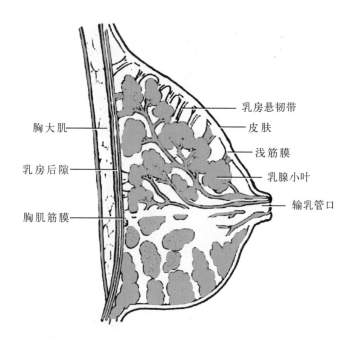

图9-12 女性乳房的结构(矢状切面)

【复习思考题】

1.简述女性生殖系统的组成。

2.输卵管的位置、分部及各部的形态结构。

3.子宫的位置、形态及其固定装置。

4.阴道穹的组成、毗邻与临床意义。

5.会阴的概念及分区。

6.乳房的形态和结构。

(杨 杰)

THE FEMALE REPRODUCTIVE SYSTEM

[Summary] The female reproductive system includes the internal genital organs and external genital organs. The internal genital organs lie in the pelvic cavity, and consist of the ovaries, the uterine tubes, the uterus and the vagina. The ovaries produce the ovum and secrete the female hormones. The ovum that is released at ovulation is carried to the uterus by a uterine tube which extends from the vicinity of the ovary to the superior lateral angle of the uterus, lies between the layers of the broads ligament. The uterus is a muscular organ situated in the pelvic cavity between the bladder and rectum. The vagina is situated behind the bladder and in front of the rectum. The external genital organs include the mons pubis, the greater lip of pudendum, the lesser lip of pudendum, the vaginal vestibule, the clitoris, the hymen, the bulb of vestibule and the greater vestibular gland.

The perineum is the diamond-shaped region of the outlet of the pelvis, It includes all of the soft tissue between the symphysis pubis and the coccyx. It is surrounded anteriorly by the inferior border of the symphysis pubis, laterally by the inferior rami of pubis, rami of the ischium, ischial tuberosities, sacrotuberous ligaments, posteriorly by the apex of coccyx. A transverse line drawn between the ischial tuberosities divides the perineum into as anterior urogenital triangle that contains the external genital organs and a posterior anal triangle that contains the anus.

第十章　腹　膜

腹膜peritoneum为覆盖于腹、盆腔壁内面和腹、盆腔脏器表面的一层薄而光滑的浆膜，由间皮和少量结缔组织构成，呈半透明状。按其被覆部位分为两部：凡衬于腹、盆腔壁内的腹膜称为**壁腹膜**parietal peritoneum，由壁腹膜返折并覆盖于腹、盆腔脏器表面的腹膜称为**脏腹膜** visceral peritoneum。壁腹膜和脏腹膜互相延续、移行，共同围成不规则的巨大的潜在性腔隙，称为**腹膜腔**peritoneal cavity，腔内有少量浆液。男性的腹膜腔完全封闭；在女性则借输卵管腹腔口，经输卵管、子宫、阴道与外界相通。壁腹膜较厚，与腹、盆腔内壁之间有腹膜外组织。脏腹膜紧贴于脏器表面，从组织结构和功能方面都可视为脏器的一部分。

腹膜分泌少量浆液，可润滑腹膜，减少摩擦，有利于胃、肠等器官的活动。腹膜尚有吸收功能，使腹膜腔内的浆液在不断更新。一般

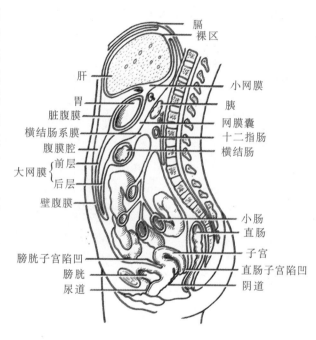

图10-1　腹膜腔矢状切面示意图(女)

认为，上腹部，特别是膈下区的腹膜吸收能力较强，这是因为该部的腹膜面积较大，腹膜外组织较少，微血管较丰富，以及受呼吸运动的影响较明显。所以腹腔炎症或手术后的患者多采取半卧位，使有害液体流至下腹部，以减缓腹膜对有害物质的吸收。腹膜和腹膜腔内浆液中含有大量的巨噬细胞，可吞噬细菌和有害物质，有防御功能。腹膜还有较强的修复和再生能力(图10-1)。

腹膜腔和腹腔

在解剖学上腹膜腔和腹腔是两个不同而又相关的概念。腹腔是指膈以下、盆膈以上，腹前、侧壁和腹后壁之间的腔，而腹膜腔则指腹腔内脏腹膜与壁腹膜之间的潜在性腔隙。腹、盆腔脏器均位于腹腔之内，腹膜腔之外。临床上，有的手术(如肾和膀胱的手术)常在腹膜外进行，并不需要通过腹膜腔，可避免腹膜腔的感染和术后粘连，因此手术者应对两腔有明确的区分。

· 第一节　腹膜与脏器的关系 ·

根据脏器被腹膜覆盖的范围不同，可将腹、盆腔脏器分为腹膜内位、间位和外位器官(图10-1,图10-2)。

1. 腹膜内位器官　表面几乎完全被腹膜覆盖的器官，包括胃、十二指肠上部、空肠、回肠、盲肠、阑尾、横结肠、乙状结肠、脾、卵巢和输卵管等。

2. 腹膜间位器官　表面大部分被腹膜覆盖的器官，包括肝、胆囊、升结肠、降结肠、子宫、膀胱和直肠上段等。

3. 腹膜外位器官　仅一面被腹膜覆盖的器官，包括肾、肾上腺、输尿管、胰、十二指肠降部和下部、直肠下段等。这些器官大多位于腹膜后间隙，临床上又称腹膜后位器官。

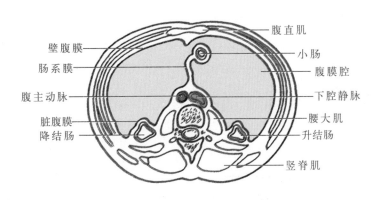

壁腹膜　肠系膜　腹主动脉　脏腹膜　降结肠　腹直肌　小肠　腹膜腔　下腔静脉　腰大肌　升结肠　竖脊肌

图 10-2　腹膜与脏器的关系(横切面)

· 第二节　腹膜形成的结构 ·

腹膜从腹盆壁移行于脏器或在脏器之间，形成各种不同的腹膜结构，如网膜、系膜和韧带等。这些结构不仅对器官起着连接和固定作用，也是血管、神经等进入脏器的途径。

一、网膜

网膜omentum是指与胃相连的双层腹膜结构，包括小网膜和大网膜(图10-3)。外观呈疏网状，其间有血管、神经、淋巴管和结缔组织等。

1. 小网膜lesser omentum　是由肝门向下移行于胃小弯和十二指肠上部的双层腹膜结构。其左侧从肝门连于胃小弯的部分称**肝胃韧带**hepatogastric ligament；右侧从肝门连于十二指肠上部的部分称**肝十二指肠韧带**hepatoduodenal ligament，其内有进出肝门的胆总管、肝固有动脉和肝门静脉。小网膜的右缘游离，其后方为网膜孔，经此孔可进入网膜囊。

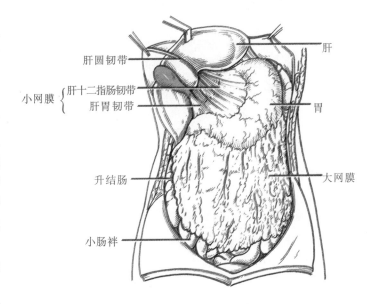

肝圆韧带　肝十二指肠韧带　肝胃韧带　小网膜　升结肠　小肠袢　肝　胃　大网膜

图 10-3　网膜

2.**大网膜**greater omentum 是连于胃大弯与横结肠之间的4层腹膜结构。形似围裙覆盖于空、回肠和横结肠的前方。构成小网膜的两层腹膜分别经胃和十二指肠上部的前、后两面向下延伸，至胃大弯处互相愈合，形成大网膜的前叶(双层腹膜)，前叶降至脐平面稍下方，然后向后上返折，形成大网膜的后叶(双层腹膜)，连于横结肠并延续为横结肠系膜，贴于腹后壁。连于胃大弯和横结肠之间的大网膜前两层则形成**胃结肠韧带**gastrocolic ligament。大网膜中含有丰富的脂肪和巨噬细胞。

3.网膜囊和网膜孔 **网膜囊**omental bursa是小网膜和胃后壁与腹后壁腹膜之间的一个扁窄间隙，又称小腹膜腔。**网膜孔**omental foramen的高度在第12胸椎至第2腰椎体的前方，成人可容1~2指通过(图10-1)。

二、系膜

由于壁、脏腹膜相互延续移行，形成一些将空腔器官固定于腹、盆壁的双层腹膜结构,称为系膜，包括肠系膜、阑尾系膜、横结肠系膜和乙状结肠系膜等(图10-4)。

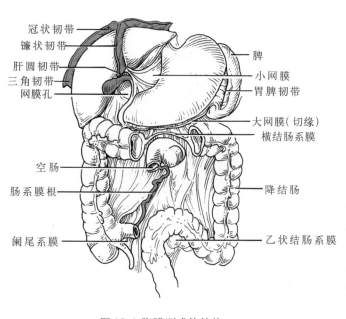

图10-4 腹膜形成的结构

标注：冠状韧带、镰状韧带、肝圆韧带、三角韧带、网膜孔、空肠、肠系膜根、阑尾系膜、脾、小网膜、胃脾韧带、大网膜(切缘)、横结肠系膜、降结肠、乙状结肠系膜

1.**肠系膜**mesentery 将空肠和回肠固定于腹后壁，整体呈折扇形，其附着于腹后壁的部分称为肠系膜根，自第2腰椎左侧起，斜向右下跨过脊柱及其前方结构，止于右骶髂关节前方。肠系膜连于空、回肠的肠缘处，长达5~7m,由于肠系膜根和肠缘的长度相差悬殊，故肠系膜形成许多皱襞，这有利于空、回肠的活动，对消化和吸收有促进作用。

2.**阑尾系膜**mesoappendix 呈三角形，将阑尾连于肠系膜下方。阑尾的血管、淋巴管和神经走行于系膜的游离缘内。

3.**横结肠系膜**transverse mesocolon 将横结肠系连于腹后壁，其根部自结肠右曲起，向左直至结肠左曲。横结肠系膜内含有中结肠血管及其分支、淋巴管、淋巴结和神经丛等。

4.**乙状结肠系膜**sigmoid mesocolon 将乙状结肠固定于左下腹，其根部附着于左髂窝和骨盆左后壁。该系膜较长，故乙状结肠活动度较大，可降入盆腔，也可移至右下腹。过度活动可能发生肠扭转。

三、韧带

指连接腹、盆壁与脏器(多为实质性器官)之间或连接相邻脏器之间的腹膜结构，对脏器有固定作用。主要韧带有：

1.肝的韧带 位于肝下方的有肝胃韧带和肝十二指肠韧带(已述)；肝上方的韧带有：①**镰状韧带**falciform ligament of liver，呈矢状位，位于上腹前壁和膈下面与肝上面之间。镰状韧带下缘游离并增厚，内含**肝圆韧带**ligamentum teres hepatis。②**冠状韧带**coronary ligament，呈冠状位，由膈下面的壁腹膜返折至肝上面所形成。前层向前与镰状韧带相延续，前、后两层之间无腹膜被覆的肝表面称为肝裸区。冠状韧带左、右两端处，前、后两层彼此黏合增厚形成左、右三角韧带。

2.脾的韧带　包括胃脾韧带、脾肾韧带、膈脾韧带等。胃脾韧带连于胃底和胃大弯上部与脾门之间，向下与大网膜左侧部相延续。脾肾韧带连于脾门至左肾前面。膈脾韧带为脾肾韧带的上部连至膈下面的腹膜结构。

3.胃的韧带　包括肝胃韧带、胃脾韧带、胃结肠韧带和胃膈韧带，前已述及。胃膈韧带连于胃贲门左侧、食管腹段与膈下面。

4.子宫阔韧带　位于子宫两侧与骨盆侧壁之间。

· 第三节　腹膜的皱襞、隐窝和陷凹 ·

腹膜皱襞是腹、盆壁与脏器之间或脏器与脏器之间腹膜形成的隆起。在腹膜皱襞之间或皱襞与腹、盆壁之间的凹陷称隐窝，较大的隐窝则称陷凹。

1.腹后壁的隐窝　最大的隐窝是**肝肾隐窝**hepatorenal recess，位于肝右叶下方与右肾之间，在仰卧时，肝肾隐窝是腹膜腔的最低部位，腹膜腔内的液体易积存于此。

2.腹前壁的皱襞和隐窝　腹前壁内面有5条腹膜皱襞（图10-5）。正中为脐正中襞，位于脐与膀胱尖之间，内含脐尿管闭锁后形成的脐正中韧带。一对脐内侧襞位于脐正中襞的两侧，内含脐动脉闭锁后形成的脐内侧韧带。一对脐外侧襞分别位于脐内侧襞的外侧，内含腹壁下动、静脉。上述5条皱襞之间形成3对浅凹，由中线向外侧依次为膀胱上窝、腹股沟内侧窝和腹股沟外侧窝。

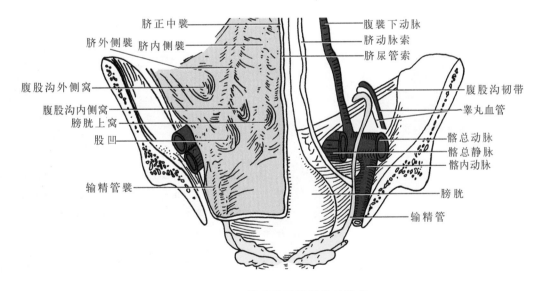

图10-5　腹前壁腹膜皱襞及隐窝

3.腹膜陷凹　为腹膜在盆腔脏器之间移行返折形成。男性在膀胱与直肠之间有**直肠膀胱陷凹**rectovesical pouch。女性在膀胱与子宫之间有**膀胱子宫陷凹**vesicouterine pouch，在直肠与子宫之间有**直肠子宫陷凹**rectouterine pouch，又称Douglas腔，较深，与阴道后穹之间仅隔以薄的阴道后壁和腹膜（图10-1）。站立或半卧位时，男性的直肠膀胱陷凹和女性的直肠子宫陷凹是腹膜腔的最低部位，故坐位或半卧位时腹膜腔内的积液多聚积于此。临床上可进行直肠穿刺和阴道后穹穿刺以进行诊断和治疗。

腹腔穿刺术的解剖学要点

腹腔穿刺术是抽出腹水或向腹膜腔内注入药物的一项诊疗技术。

腹前外侧壁由浅入深可分为6层。皮肤薄而富有弹性和延展性，移动性大。浅筋膜由脂肪及疏松结缔组织构成，厚1～2cm。浅筋膜在脐平面以下分两层，浅层为脂肪层，又称康伯(camper)筋膜，由脂肪组织构成；深层为膜性层，又称斯卡帕(Scarpa)筋膜，由富有弹性纤维的膜样组织构成。深筋膜较薄。腹直肌位于中线的两侧，被腹直肌鞘包裹，腹壁下动脉及其伴行静脉行于腹直肌内面。3层阔肌由浅入深分别为腹外斜肌、腹内斜肌和腹横肌。腹横筋膜衬附于腹横肌和腹直肌鞘后层深面。腹膜外筋膜为填充于腹横筋膜与壁腹膜之间的疏松结缔组织。壁腹膜为腹前外侧壁的最内层。

腹前壁由第7～11肋间神经、肋下神经、髂腹下神经及髂腹股沟神经支配，它们由上而下呈节段性分布，管理腹前外侧壁的皮肤、肌和壁腹膜。

穿刺点可选择以下两处：①下腹部正中旁穿刺点：脐与耻骨联合上缘间连线的中点上方1cm偏左或右1～2cm，此处穿刺较安全。穿经层次为皮肤、浅筋膜、腹白线或腹直肌内缘、腹横筋膜、腹膜外脂肪、壁腹膜，进入腹膜腔。②左下腹部穿刺点：脐与左髂前上棘连线的中、外1/3交界处，此处可避免损伤腹壁下动脉。穿经层次为皮肤、浅筋膜、腹外斜肌、腹内斜肌、腹横肌、腹横筋膜、腹膜外脂肪、壁腹膜，进入腹膜腔。

腹腔体位引流的解剖学要点

通过采用半卧位将腹膜腔内渗出物或脓液引流入盆腔陷凹内，称腹腔体位引流。用于腹腔、盆腔某些疾病的治疗或预防术后并发症的发生。腹膜腔借横结肠及其系膜为界，分为结肠上区和结肠下区。结肠上区又称膈下间隙，位于膈与横结肠及其系膜之间，内有肝、胆囊、脾、胃和十二指肠上部等器官。结肠上区以肝为界分为肝上间隙和肝下间隙。结肠下区为横结肠及其系膜与盆底之间的区域，内有空肠、回肠、盲肠、阑尾、结肠以及盆腔内器官。以肠系膜根和升、降结肠为界可分为左、右结肠旁沟和左、右肠系膜窦。结肠旁沟位于升、降结肠外侧。右结肠旁沟向上直通右肝下间隙(肝肾隐窝)，向下经右髂窝通盆腔。由于膈结肠韧带的限制，左结肠旁沟向上不直接与膈下间隙相通，向下可通盆腔。肠系膜窦位于肠系膜根与升、降结肠之间。右肠系膜窦为肠系膜根与升结肠之间的三角形间隙，下方有回肠末端相隔，故间隙内的炎性渗出物常积存于局部。左肠系膜窦为肠系膜根与降结肠之间的间隙，向下通盆腔，如有积液可向下流入盆腔。

腹膜炎症及腹腔、盆腔术后，应取半卧位体位。渗出物沿右结肠旁沟，左结肠旁沟及左肠系膜窦下口引流至盆腔的直肠膀胱陷凹或直肠子宫陷凹内。此处腹膜吸收缓慢，又邻近直肠、阴道，便于穿刺或切开引流治疗。

阴道后穹穿刺术的解剖学要点

阴道后穹穿刺术是通过阴道后穹穿刺抽取直肠子宫陷凹内的炎性渗出液、血液或脓液等而进行的一项诊疗技术。阴道位于盆腔中央，子宫的下方，大部分在尿生殖膈以上，小部分在尿生殖区内。阴道上端包绕子宫颈阴道部的部分与子宫颈形成阴道穹，以后穹最深。后穹后上方即为直肠子宫陷凹，两者间仅间隔以阴道后壁和一层腹膜。在半卧位时，直肠子宫陷凹是腹膜腔的最低处，腹膜腔内的炎性渗出液、血液、脓液等常积存于其内。穿刺点选择在阴道后穹中央部。患者取膀胱截石位或半卧位。穿刺针穿经阴道后壁、盆膈筋膜、腹膜进入直肠子宫陷凹(图10-6)。穿刺时，针应与子宫颈平行，边进针边抽吸，刺入1cm有落空感时即表明进入直肠子宫陷凹，可抽取积液。穿刺不宜过深，以免伤及直肠。

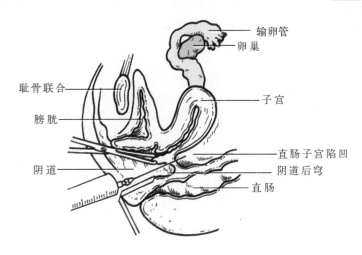

输卵管
卵巢
耻骨联合
膀胱
子宫
直肠子宫陷凹
阴道后穹
阴道
直肠

图 10-6　阴道后穹穿刺术

【复习思考题】

1.小网膜分几部分？内有何重要结构？

2.试述与肝、胃有关的腹膜结构。

3.腹膜形成的结构有哪些？

4.试述腹膜腔的分区。

（魏建宏）

THE PERITONEUM

[**Summary**]The peritoneum consists of a single layer of flattened mesothelial cells which covers a layer of loose connective tissue. Its free surface is extremely smooth and slippery. The peritoneum is situated in the abdominal cavity and the pelvic cavity, a part of which lines the wall and is known as the parietal peritoneum, while the remainder is reflected over the contained viscera and is termed the visceral peritoneum. The parietal and visceral layers of the peritoneum are in actual contact, the potential space between them is the peritoneal cavity which contains nothing but a little lubricating fluid. In the male, the peritoneal cavity is a closed sac, in the female, it communicates with the exterior indirectly through the uterine tubes, uterus, and vagina.

According to the variable extent of peritoneal investment, the abdominopelvic viscera may be categorized into the intraperitoneal viscera, the interperitoneal viscera and the retroperitoneal viscera. Some of the peritoneal structure are formed by the peritoneal reflection that connects the intestine and body wall: mesenteries, mesocolons, ligaments, the lesser and the greater omentum. In certain parts of the abdomen, peritoneal folds may bound recesses or fossae of the peritoneal cavity. In the lesser pelvis, the peritoneum dips downwards forming a larger fossa, named pouch. In the male, the rectovesical pouch lies between rectum and urinary bladder. In the female, the uterus and its broad ligaments divide the rectovesical pouch into two pouches, the rectouterine pouch and the vesicouterine pouch. The rectouterine pouch or the rectovesical pouch is the lowest part of the peritoneal cavity in anatomical position. Peritoneal cavity is subdivided by the greater omentum, transverse colon and transverse mesocolon into the supramesocolic and the inframesocolic compartment. These compartment form channels or recesses that determine how or where peritoneal fluid gravitates or spreads.

脉管系统

脉管系统是人体内一套封闭的管道系统，包括心血管系统和淋巴系统。心血管系统由心、动脉、毛细血管和静脉组成，其内有血液流动。淋巴系统包括淋巴管道、淋巴器官和淋巴组织，淋巴（液）沿淋巴管道向心流动，最后汇入静脉。

脉管系统的主要功能是运输物质。一方面，将消化器官吸收的营养物质和肺吸入的 O_2 输送到身体各组织和细胞，供其进行新陈代谢；另一方面，又将各器官的组织和细胞代谢产物，如 CO_2 及尿素等运送至肺、肾和皮肤等器官排出体外，以保证人体新陈代谢的正常进行。此外，内分泌腺（或组织）所分泌的激素也借脉管系统输送至相应的靶器官，以调节其生理功能。淋巴系统的淋巴器官和淋巴组织产生淋巴细胞和抗体，参与机体的免疫反应。

第十一章　　心血管系统

【学习目标】
明确心血管系统的组成及血液循环的途径，心的位置、外形和结构。主动脉及其分支的分布。上、下腔静脉的组成及主要属支。主要浅静脉的走行。

【重点内容提示】
1.心血管系统的组成。
2.心的位置、外形，心腔的结构。
3.主动脉的起止、走行和分部。
4.颈总动脉和颈外动脉的起始和走行。
5.锁骨下动脉、腋动脉、肱动脉、桡动脉和尺动脉的起止和走行。
6.髂外动脉、股动脉、腘动脉、胫前动脉和胫后动脉的起止和走行。
7.上、下腔静脉的组成、起止和走行。
8.颈内静脉、锁骨下静脉、股静脉的位置。
9.颈外静脉、头静脉、贵要静脉、肘正中静脉、大隐静脉的起止、走行。
10.肝门静脉的组成、属支，门腔静脉间的吻合。

·第一节　概　述·

一、心血管系统的组成

心血管系统包括心、动脉、毛细血管和静脉。

1.**心** heart　主要由心肌构成，是血液循环的动力器官。心借房间隔、室间隔和左、右房室口分为四个腔：即左、右心房和左、右心室。心房接受静脉，心室发出动脉。同侧的心房与心室借房室口相通，在房室口和动脉口周缘附有瓣膜，它们如同阀门，当血液顺流时开放，逆流时关闭，保证血液定向流动。

2.**动脉** artery　是运送血液离开心的血管。从心室发出后，多次分支，越分越细，最后移行为毛细血管。动脉管壁较厚，能承受较大的压力。大动脉管壁有较大的弹性，心室射血时管壁扩张，舒张时管壁回缩，促使血液继续向前流动。

3.**毛细血管**capillary 是连于动、静脉末梢之间的细小血管，管径8～10μm，相互吻合成网，除角膜、晶状体、毛发、被覆上皮、软骨和牙釉质等结构外，几乎遍布全身各处，在代谢旺盛的器官（如脑、心、肝、肾等），毛细血管网稠密，而代谢较低的器官（如肌腱、平滑肌等）则较为稀疏。毛细血管壁很薄，通透性较大，有利于血液与组织、细胞之间进行物质交换。

4.**静脉**vein 是运送血液回心的血管。起自毛细血管，在向心汇集的过程中，不断接受属支，逐渐变粗。最后注入心房。与相应的动脉相比，静脉管壁较薄，管腔较大，弹性较小，收缩力微弱，血容量较大。

二、血液循环的途径

心有节律地收缩，将血液射入动脉，最后经毛细血管到达全身各组织、细胞，进行物质交换后，再经静脉返回心，如此周而复始的循环流动，称为血液循环（图11-1）。根据血液在心血管系统内循环的具体途径，可将血液循环分为体循环（大循环）和肺循环（小循环）。胎儿血液循环的途径与出生后血液循环的途径有很大不同（图11-2）。

1.**体循环** 当左心室收缩时，含丰富O_2和营养物质的鲜红色动脉血，自左心室射入主动脉，经主动脉的各级分支到达全身各部的毛细血管网，与组织、细胞进行物质交换，血液变成含有较多CO_2等代谢产物的暗红色的静脉血，再经各级静脉，最后经上、下腔静脉和冠状窦流回右心房。血液沿上述途径的流动过程称为体循环。

2.**肺循环** 当右心室收缩时，血液流入肺动脉干，经各级分支最后至肺泡壁的毛细血管网，在此与肺泡进行气体交换，排出CO_2，吸进O_2，使静脉血变成动脉血，再经肺静脉的各级属支及肺静脉返回左心房。血液沿上述途径的流动过程称为肺循环。

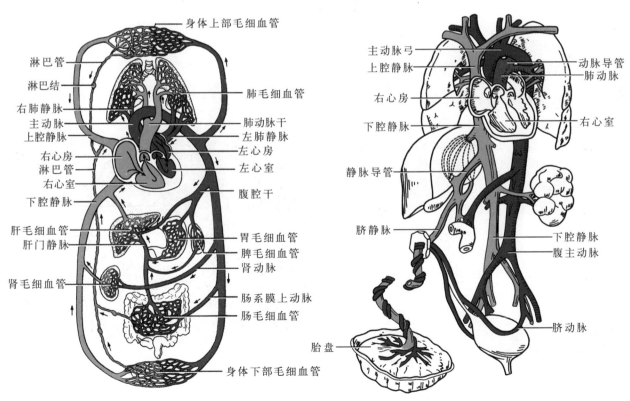

图11-1 出生后血液循环示意图　　　　　　　图11-2 胎儿血液循环途径

三、血管吻合

在动脉与动脉之间，静脉与静脉之间，动脉与静脉之间，借吻合支或交通支彼此广泛相连，形成复杂的**血管吻合**vascular anastomosis(图11-3)。静脉间吻合比动脉间吻合丰富，在浅静脉间常吻合成静脉弓，深静脉间常吻合成静脉丛(如子宫静脉丛，膀胱静脉丛)，保证在器官受压或扩大时血流通畅。在指尖等处，动、静脉间有血管相连，以调节局部血流量和温度。

较大的动脉干在行程中，发出与其平行的侧副支，它与同一主干远侧发出的侧副支吻合，形成侧支吻合，当主干阻塞时，侧副支逐渐增粗，血流经扩大的侧支吻合到达远侧的血管主干，使远侧的血供得到不同程度的恢复，这种经侧支建立的循环称侧支循环。侧支循环的建立，对于保证器官在病理情况下的血供具有重要意义(图11-3)。

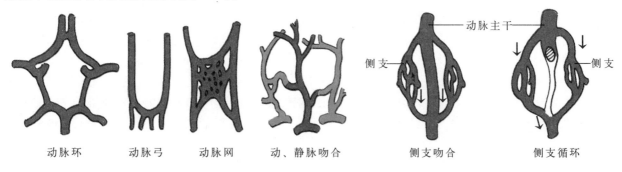

| 动脉环 | 动脉弓 | 动脉网 | 动、静脉吻合 | 侧支吻合 | 侧支循环 |

图11-3　血管吻合及侧支循环

·第二节　心·

心是中空的肌性器官，为血液循环的动力泵，外面裹以心包。在活体，心有节律地搏动，故心的位置、形状和大小是不恒定的。

一、心的位置和外形

心位于胸腔的中纵隔内。前方对胸骨体和第2～6肋软骨，大部分被肺和胸膜遮盖，仅下部一个小区域借心包与胸骨体下半和左侧第4～5肋软骨相邻，此区称为心包裸区；心两侧与纵隔胸膜、胸膜腔和肺相邻；后方对第5～8胸椎，邻近食管、迷走神经和胸主动脉等；下方贴膈；上方与出入心的大血管相连。心的2/3居正中矢状面的左侧，1/3居正中矢状面的右侧(图11-4)。心长轴的走向是从右后上向左前下，与身体的正中矢状面约成45°角。右半心在左半心的右前方。

心似倒置的圆锥体，可分为1尖、1底、2面、3缘。

心尖朝向左前下方，由左心室构成，其

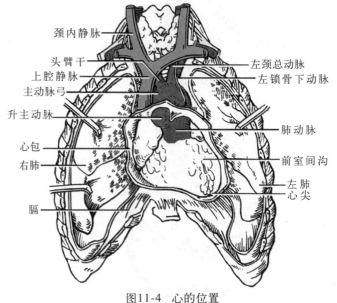

图11-4　心的位置

体表投影在左侧第5肋间隙、锁骨中线内侧1～2cm处，活体于此处可看到或摸到心尖搏动。心底朝向右后上方，由左、右心房构成，是上腔静脉、下腔静脉、肺动脉、主动脉和4条肺静脉出入的部位。

胸肋面(前面)大部分由右心房和右心室构成，小部分由左心耳和左心室构成。膈面(下面)平坦，贴于膈上面，由左心室和部分右心室构成。右缘垂直向下，由右心房构成。左缘钝圆，斜向左下，主要由左心室构成。下缘近乎水平，由右心室和心尖构成。

近心底处，有一条近冠状位的环形沟，称为**冠状沟**coronary sulcus，分隔后上方的心房和前下方的心室，此沟前部被肺动脉干中断。在心的胸肋面和膈面上各有一条纵沟，分别称**前室间沟**anterior interventricular groove和**后室间沟**posterior interventricular groove；前、后室间沟在心尖右侧会合，会合处稍凹陷称为心尖切迹。前、后室间沟是左、右心室在心表面的分界标志。冠状沟和前、后室间沟内有血管和脂肪组织填充(图11-5)。

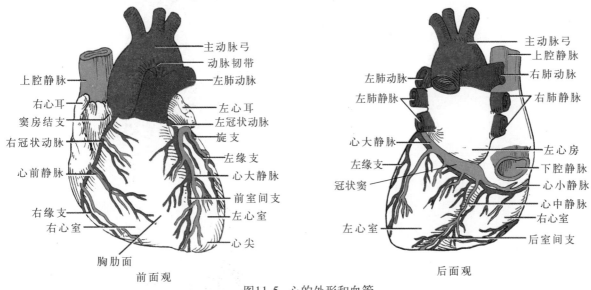

图11-5　心的外形和血管

二、心的各腔

心内腔被房、室间隔分为互不相通的左、右两半，习惯上称为左半心和右半心。每半心各有一个房室口，将心腔分为心房和心室。因此，心内腔被分为右心房、右心室、左心房和左心室4个腔。

1.右心房right atrium　位于心的右上部，壁较薄。可分为前、后两部(图11-6)。前部称固有心房，后部称腔静脉窦，两部之间以界沟为界。固有心房的前壁向前内侧的锥形突出部分称右心耳。右心房内，可见纵行肌隆起，称界嵴。从界嵴向前发出至固有心房内面的许多平行肌隆起，称为梳状肌。腔静脉窦内面光滑，其上方有**上腔静脉口**orifice of superior vena cava，下方有**下腔静脉口**orifice

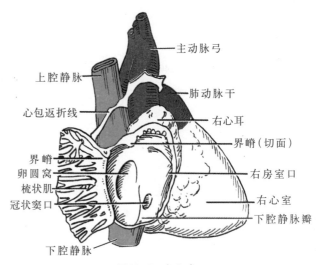

图11-6　右心房

of inferior vena cava。下腔静脉口与右房室口之间有一小的圆形开口，称为**冠状窦口**orifice of coronary sinus。下腔静脉口的左前方有**右房室口**right atrioventricular orifice，通右心室。右心房的后内侧壁，主要由房间隔组成，其下部有一浅凹，称为**卵圆窝**fossa ovalis，是胚胎时期卵圆孔闭合后的遗迹。

2.**右心室**right ventricle 位于右心房的左前下方，室壁厚3～4mm。室腔分为流入道和流出道，二者以室上嵴为界。室上嵴位于右房室口与肺动脉口之间(图11-7)。

流入道是右心室的主要部分，入口为**右房室口** right atrioventricular orifice，口周缘有三尖瓣环，其上附有3片呈三角形的瓣膜，称为**三尖瓣**tricuspid valve(右房室瓣)。乳头肌是从室壁突入室腔的锥体形肌隆起，有前、后、隔侧3个。各乳头肌的尖端借腱索连于三尖瓣上。当心室收缩时，血液推顶尖瓣，使三尖瓣合拢封闭房室口；同时，乳头肌收缩，腱索牵拉，使各尖瓣相互紧密闭合而不致翻向心房，以防止血液向心房逆流。流入道的室壁有肌束隆起形成的肉柱，其中有一条从室间隔连至乳头肌基底部的肌束，称隔缘肉柱(节制带)。流出道是流入道向左上方延伸的部分，向上逐渐变细，形似倒置的漏斗，壁光滑，称为**动脉圆锥**conus arteriosus。动脉圆锥的上端为右心室通向肺动脉干的开口，称**肺动脉口**orifice of pulmonary，口周围附有3片半月形瓣膜，称**肺动脉瓣**pulmonary valve。当心室收缩时，血流冲开

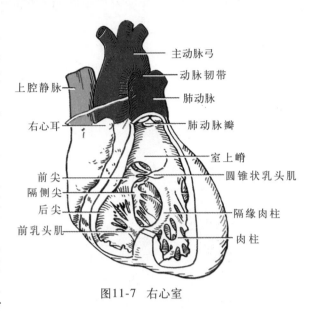

图11-7 右心室

肺动脉瓣流入肺动脉干；心室舒张时瓣膜关闭，以阻止血液逆流入心室。3.**左心房**left atrium 位于右心房的左后方，壁光滑，向左前方的突起称为左心耳，位于肺动脉干的左侧(图11-8)。壁内面有发达的梳状肌。左心房后部两侧各有两个肺静脉口。左心房的前下部有**左房室口**left atrioventricular orifice，通左心室。

4.**左心室**left ventricle 位于右心室的左后方，室腔近似圆锥形(图11-8)。左心室壁远较右心室壁厚，约为右心室壁的3倍，达9～12mm。室腔也分为流入道(窦部)和流出道(主动脉前庭)，两者以二尖瓣的前尖(瓣)为界。

流入道是左心室的主要部分，入口为左房室口，呈卵圆形，口周缘附有两片近似三角形的瓣膜，称为**二尖瓣**mitral valve(左房室瓣)，瓣的边缘有腱索连于乳头肌。左心室的乳头肌较右心室的乳头

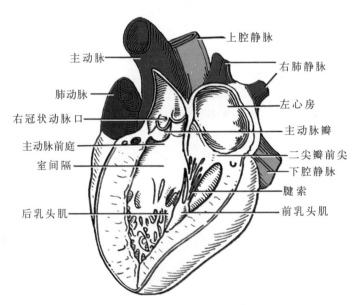

图11-8 左心房和左心室

肌肥大，有前、后两个(或两组)。二尖瓣的作用与三尖瓣相同。心腔面也密布肉柱。

流出道是左心室的前内侧部分，在主动脉口下方，壁光滑无肉柱。流出道的出口为**主动脉口**aortic orifice，口周缘附有3片半月形的瓣膜，称**主动脉瓣**aortic valve。每片瓣膜相对的主动脉壁向外膨出，瓣膜和动脉壁之间形成的空间，称为主动脉窦，可分为左、右、后3个窦，在左、右窦的动脉壁上分别有左、右冠状动脉的开口。

三、心的构造

心壁由心内膜、心肌和心外膜构成。**心内膜**endocardium是覆盖在心腔内表面的一层光滑的膜，与血管内膜相延续。心瓣膜是心内膜向心腔内折叠的双层膜，中间夹有薄层致密结缔组织。**心肌**myocardium由心肌纤维构成（图11-9），包括普通心肌和特殊分化的心肌。普通心肌为心房肌和心室肌，心房肌和心室肌彼此不延续，分别附着于结缔组织构成的支架上，因此，心房肌和心室肌可分别收缩。特殊分化的心肌构成心的传导系统。**心外膜**epicardium是覆盖在心表面的一层光滑的薄膜，为浆膜心包的脏层。

房间隔interatrial septum较薄，由心内膜、结缔组织和少量心肌构成，卵圆窝处最薄。**室间隔**interventricular septum较厚，大部分由心内膜和心肌构成，称为肌部（图11-10）。室间隔上部靠近主动脉口下方，有一卵圆形的较薄部分，缺乏肌质，称为膜部，是室间隔缺损的好发部位。

心的结缔组织支架主要包括位于左、右房室口及主动脉口、肺动脉口周围的纤维环（即二尖瓣环、三尖瓣环、主动脉瓣环和肺动脉瓣环）和位于主动脉口和左、右房室口之间的左、右纤维三角。纤维环是心房肌和心室肌以及瓣膜的附着处，又称心脏骨骼（图11-11）。

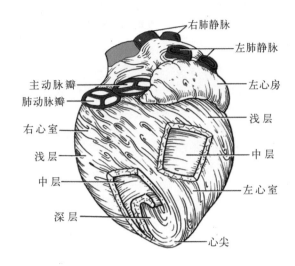

图11-9　心壁肌层

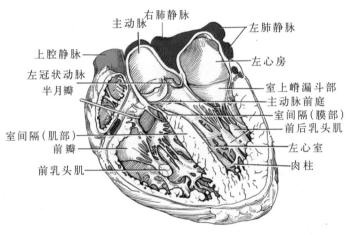

图11-10　房间隔和室间隔

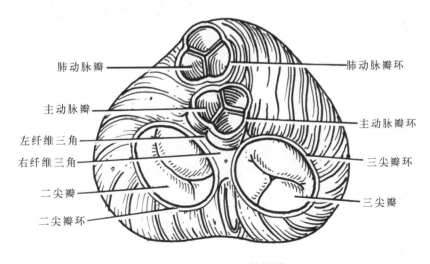

图11-11　心的瓣膜

常见先天性心脏病的解剖学基础

*房间隔缺损　出生前，在卵圆孔的左侧部分继发隔形成卵圆孔瓣。由于卵圆孔瓣的存在，只允许右心房的血液流入左心房，反之则不能。出生后，肺循环开始，左心房压力增大，卵圆孔瓣与卵圆孔逐渐贴紧，出生后1年左右完全愈合，达到解剖关闭，左、右心房分隔。约25%的人卵圆孔未达到解剖关闭，即为房间隔缺损。

*室间隔缺损　胚胎早期，室间隔肌部不断向心内膜垫方向伸展，在接近其之前留有一孔，称室间孔，使左右心室相通。胚胎第7周末，此孔关闭，形成室间隔膜部。室间隔缺损常见于室间隔膜部，是由于室间隔肌部没能与心内膜垫融合所致。

*动脉导管未闭　胚胎期，在左肺动脉与主动脉之间连有一段血管，即动脉导管。肺动脉90%以上的血液经过动脉导管注入降主动脉。出生后动脉导管逐渐闭锁成为动脉韧带，3个月左右达到解剖关闭。如未关闭，即为动脉导管未闭。

四、心的传导系

心的传导系由特殊分化的心肌细胞构成，其功能是产生并传导冲动，以维持心的节律性舒缩。心的传导系包括窦房结、房室结、房室束及其分支(图11-12)。

1.窦房结sinuatrial node　呈长椭圆形，位于上腔静脉口附近右心房壁的心外膜下。窦房结发出冲动，传至心房肌，使心房肌收缩，同时向下传至房室结。窦房结是心正常节律活动的起搏点。

2.房室结atrioventricular node　位于房间隔下部右心房侧的心内膜下，冠状窦口的前上方，呈扁椭圆形，前下端续为房室束，其功能是将窦房结传来的冲动传至心室，而且冲动在结内作短暂的延搁，使心房肌和心室肌不在同一时间收缩，有人认为窦房结与房室结之间存在结间传导通路，即结间束。

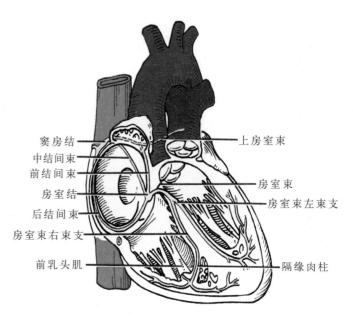

　窦房结
　中结间束
　前结间束
　房室结
　后结间束
　房室束右束支
　前乳头肌

　上房室束
　房室束
　房室束左束支
　隔缘肉柱

图11-12　心的传导系

3.房室束ateroventricular bundle　又称His束，起自房室结，沿室间隔膜部后下缘前行，于室间隔肌部上缘处分为左束支和右束支，分别沿室间隔左、右侧心内膜的深面向下走行。

(1)**右束支**right bundle branchles　为单一的索状纤维束，沿室间隔右侧面的心内膜深面下行，经隔缘肉柱至右室前乳头肌根部，分支分布于室壁心肌。

(2)**左束支**left bundle branchles　呈扁带状，沿室间隔左侧心内膜深面走行，通常在室间隔上、中1/3交界处分为两组分支，分布于左心室前上部的前乳头肌、室间隔前部、左心室壁和乳头肌。

(3)Purkinje纤维网　左、右束支的分支在心内膜深面交织成心内膜下Purkinje纤维网，由该网发出的纤维进入室壁心肌，形成肌内Purkinje纤维网。

五、心的血管

1.动脉 营养心的动脉是左、右冠状动脉(图11-5,图11-13,图11-14)。

(1)**左冠状动脉**left coronary artery 起于主动脉左窦,经左心耳与肺动脉干之间走向左前方,随即分为前室间支和旋支。①前室间支:是左冠状动脉主干的延续,沿前室间沟下行,绕过心切迹达后室间沟下部,与右冠状动脉的后室间支吻合。前室间支沿途分支分布于左、右心室前壁的一部分和室间隔的前上2/3部。②旋支:分出后沿冠状沟向左走行,绕过心左缘达膈面,沿途分布于左心房和左心室壁。

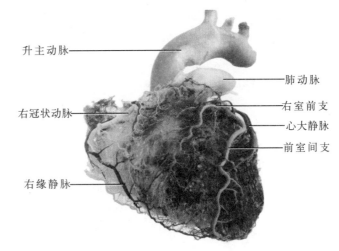

图11-13 心的动、静脉(铸型)

(2)**右冠状动脉**right coronary artery 起于主动脉右窦,经右心耳与肺动脉干之间入冠状沟。向右下方走行,绕过心右缘至膈面,继续沿冠状沟向左行,沿途分支分布于右心房、右心室,右冠状动脉达后室间沟与冠状沟相交处分为后室间支和左室后支:①后室间支:沿后室间沟下行,终于沟的下部,分布于膈面的左、右心室壁和室间隔的后下1/3部。②左室后支:较小,分布于左心室膈面心壁。

> **冠状动脉搭桥**
>
> 冠状动脉可因粥样硬化出现狭窄,使狭窄远端的心肌缺血,导致心肌梗死。可通过冠状动脉造影来诊断病变部位和狭窄程度。治疗的方法有多种。可通过动脉导管行球囊血管成形术或放入支架以扩张血管来保证冠状动脉的通畅。在严重狭窄时,可采用冠状动脉搭桥术,用替代血管在动脉阻塞部位的近端与远端之间架一血管桥,形成侧支通路,保证心肌的血液供应。

2.静脉 心的静脉血由冠状窦、心前静脉和心最小静脉3个途径回心(图11-5,图11-15)。**冠状窦**coronary sinus位于冠状沟后部,左心房与左心室之间,借冠状窦口开口于右心房。其主要属支有:①心大静脉:起于心尖,沿前室间沟上行至冠状沟,再沿冠状沟向左行至膈面转向右行,续为冠状窦。②心中静脉:起于心尖,沿后室间沟上行,注入冠状窦右端附近。③心小静脉:行于冠状沟右侧半,向左注入冠状窦的右端。心前静脉起于右心室前壁,有2~3条,越过冠状沟直接开口于右心房。心最小静脉是心壁内的小静脉,直接开口于心的各腔。

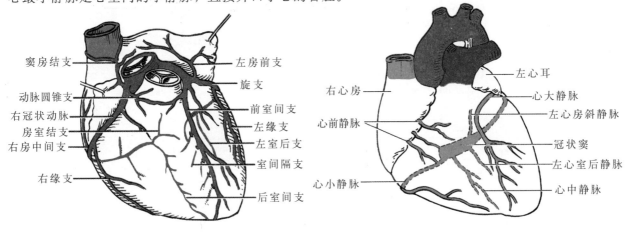

图11-14 心的冠状动脉   图11-15 心的静脉

六、心包

心包pericardium 为包裹心和大血管根部的锥形囊,可分为纤维心包和浆膜心包(图11-16)。

1.**纤维心包**fibrous pericardium 是一个坚韧的结缔组织囊,向上与出入心的大血管的外膜相移行,下面与膈中心腱愈着。

2.**浆膜心包**serous pericardium 分壁层和脏层。壁层紧贴于纤维心包的内面,脏层覆于心肌的表面,又称心外膜。两层在出入心的大血管根部相移行,两层围成的间隙称**心包腔**pericardial cavity,腔内含少量浆液,起润滑作用,减少心搏动时的摩擦。

七、心的体表投影

心在胸前壁的体表投影可用下列四点的连线来表示:①左上点,在左侧第2肋软骨下缘,距胸骨左缘约1.2cm;②右上点,在右侧第3肋软骨上缘,距胸骨右缘约1cm;③右下点,在右侧第6胸肋关节处;④左下点,在左侧第5肋间隙,距前正中线7～9cm(或在左锁骨中线内侧1～2cm处),此点相当于心尖部。左、右上点连线为心上界,左、右下点连线为心下界,右上、下点间微凸向右侧的连线为心右界,左上、下点间微凸向左侧的连线为心左界。了解心的正常体表投影,对判断心的大小和位置有实用意义。

心各瓣膜的体表投影见图11-17,表11-1。临床听诊的部位与瓣膜的投影部位

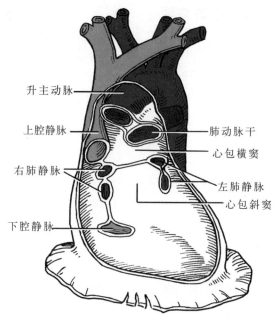

图11-16 心包(前部已切除)

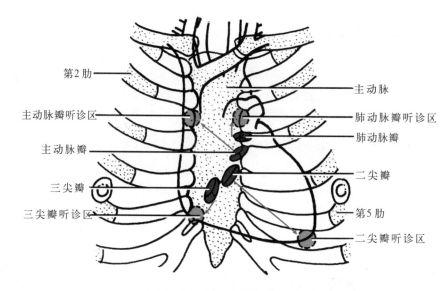

图11-17 心及心瓣膜的体表投影

并不一致,这是由于血流方向、瓣膜位置的深浅以及组织传音的性质不同所致。

表11-1 心各瓣膜的体表投影和听诊部位

名　称	投影部位	听诊部位
二尖瓣	左侧第4胸肋关节处	心尖处
三尖瓣	胸骨中线平第4肋间隙	胸骨下端偏右侧处
肺动脉瓣	左侧第3胸肋关节处	胸骨左缘第2肋间隙
主动脉瓣	胸骨左缘平第3肋间隙	胸骨右缘第2肋间隙

胸外心按压术的解剖学要点

胸外心按压术是抢救心跳骤停患者的一项基本技术，其原理是通过有节律地胸外按压将心挤压于胸骨与脊柱之间，使血液从左、右心室排出，放松时血液向心回流，以此推动血液循环，并借机械刺激恢复心的自动节律。

按压部位在胸骨的中、下1/3交界处，每次按压使胸骨下陷3～4cm（成人），随即放松。压力通过胸骨使肋软骨下陷，将心压向脊柱，间接挤压左、右心室，使血液分别流入主动脉和肺动脉。放松按压时，则胸骨和肋软骨复位，此时心舒张，使静脉中的血液回流入心。每做一次按压，心被动排空、充盈一次，如此反复，使心腔内产生正、负压的交替改变，导致心射血和充血，维持有效的大、小循环。按压与放松时间大致相等。每分钟按压60～80次，儿童100次，婴儿120次。按压的力量要均匀、适度，既保证效果，又防止并发症的发生。尤其是老年人因骨有机质减少，弹性下降，易出现骨折；在儿童，用单手按压，以免压力过大而骨折；行儿童或婴儿胸外按压时，胸骨下陷的距离应为胸廓前后径的1/5。

心内注射术的解剖学要点

心内注射术是在抢救心跳骤停的患者时，将药物通过胸壁直接注入心室内的一种复苏术。进行心内注射时多在左侧第5肋间隙、距胸骨左缘2cm垂直刺入，穿刺层次为皮肤、浅筋膜、深筋膜、胸大肌、肋间外膜、肋间内肌、胸内筋膜、心包、右心室前壁至右心室腔。其穿刺方法为：垂直进针3～4cm，回抽见血方可注药，以免将药物注入心肌而引起心律失常或心肌坏死。穿刺点不可偏外，以免穿破胸膜，造成气胸。也要避免进针太靠内而刺伤胸廓内血管。

心包穿刺术的解剖学要点

心包穿刺术的诊疗作用主要包括：①引流心包腔内过多积液，降低心包腔内压，是急性心包填塞症的急救措施。②抽取心包积液，做细菌培养或寻找细菌和病理细胞。③注射抗生素等药物进行治疗。常用穿刺方法有胸骨下穿刺和心前区穿刺。

1.胸骨下穿刺　以左侧剑肋角作穿刺点，针刺向上、后、内进入心包腔的底部，穿刺方向与腹壁角度为30°～45°。穿刺层次为皮肤、浅筋膜、深筋膜、腹直肌、膈的胸肋部、膈筋膜、纤维性心包及浆膜心包壁层，进入心包腔。进针深度成人为3～5cm。

2.心前区穿刺　于左侧第5或第6肋间隙，心浊音界左缘内侧向后上方指向脊柱进针。穿刺针经心包裸区入心包腔。此部位操作技术较胸骨下穿刺点的难度小，但可能伤及胸膜。穿刺层次为皮肤、浅筋膜、深筋膜、胸大肌、肋间外膜、肋间内肌、胸内筋膜、纤维心包及浆膜心包壁层，进入心包腔。进针深度成人为2～3cm。

（吴洪海）

·第三节　动　脉·

　　动脉可分为器官外动脉和器官内动脉。

　　器官外动脉的分布遵循一些基本规律：①与人体构造相适应。左、右对称的结构，有对称的动脉供应，如四肢、头颈、肺、肾等；不对称的器官则由单支动脉供应，如肝、脾、胃、肠等。②每一局部有主要动脉干，如供应下肢的股动脉等。③分布于躯干的动脉分支有壁支和脏支。壁支供应体壁，成对，如肋间后动脉等；脏支供应体腔内的内脏，根据脏器对称与否，分成对和不成对两种。④动脉管径不仅取决于它供应器官的大小，而且与器官的功能有关。⑤动脉的分布形式与器官的形态和活动状态有关，容积常发生变化的中空性脏器如胃、肠等，其供应动脉在器官外吻合成动脉弓，由弓再分支进入器官；在经常活动、容易受压迫的部位，其营养动脉相互吻合成动脉网或动脉弓；而位置相对固定的器官，动脉从器官的"门"进入。⑥动脉多与静脉、神经伴行，形成血管神经束，走行于身体的屈侧、深部或隐蔽的部位。⑦供应各器官的动脉分支一般在器官附近发出，以最短距离到达器官。只有在发生过程中迁徙到远处的器官，如男、女生殖腺，其营养动脉走行较远。

　　器官内动脉的分布形式与器官的结构特点有关，有放射型、纵行型、横行型、集中型等。分叶的器官如肾、肝、肺等，动脉自"门"进入后常为放射型分布；管状或柱状器官动脉常以纵行型、横行型或放射状分布（图11-18）。

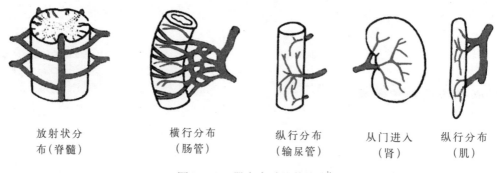

| 放射状分布（脊髓） | 横行分布（肠管） | 纵行分布（输尿管） | 从门进入（肾） | 纵行分布（肌） |

图11-18　器官内动脉的分布形式

一、肺循环的动脉

　　肺动脉干 pulmonary trunk 为肺循环的动脉主干，粗而短，起于右心室，越过升主动脉的前方斜行向左后上方，至主动脉弓下方分为左、右肺动脉。**左肺动脉** left pulmonary artery 较短，横跨左主支气管的前方至左肺门，分为2支进入左肺上、下叶。**右肺动脉** right pulmonary artery 较长，向右经升主动脉和上腔静脉的后方到达右肺门，分为3支进入右肺上、中、下叶。在肺动脉干分权处稍左侧与主动脉弓下壁之间，有一结缔组织索相连，称**动脉韧带** arterial ligament（图11-5），是胎儿时期动脉导管闭锁的遗迹。

二、体循环的动脉

　　主动脉 aorta 为体循环的动脉主干（图11-19）。按走行部位分为**升主动脉** ascending aorta、**主动脉弓** aortic arch 和**降主动脉** descending aorta。升主动脉于胸骨左缘后方平对第3肋间隙起于左心室，起始后斜向右前上方至右第2胸肋关节后方延续为主动脉弓；主动脉弓斜越左肺根上方至第4胸椎体下缘左侧延续为降主动脉；降主动脉沿脊柱左侧下降，途中逐渐移至脊柱前方，至第12胸椎前方穿过膈的主动脉裂孔进入腹腔，向下直行至第4腰椎体下缘分为左、右髂总动脉。降主动脉以膈的主动脉裂孔为界分为胸主动脉和腹主动脉。

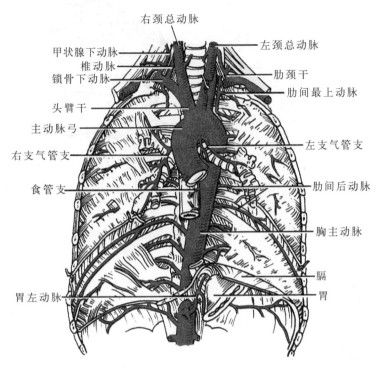

图11-19 主动脉弓、胸主动脉及其分支

右颈总动脉
甲状腺下动脉
椎动脉
锁骨下动脉
头臂干
主动脉弓
右支气管支
食管支
胃左动脉
左颈总动脉
肋颈干
肋间最上动脉
左支气管支
肋间后动脉
胸主动脉
膈
胃

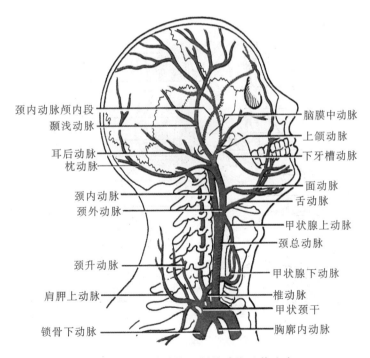

图11-20 颈总动脉、颈外动脉及其分支

颈内动脉颅内段
颞浅动脉
耳后动脉
枕动脉
颈内动脉
颈外动脉
颈升动脉
肩胛上动脉
锁骨下动脉
脑膜中动脉
上颌动脉
下牙槽动脉
面动脉
舌动脉
甲状腺上动脉
颈总动脉
甲状腺下动脉
椎动脉
甲状颈干
胸廓内动脉

升主动脉起自左心室主动脉口，根部膨大，发出左、右冠状动脉营养心(图11-5)。主动脉弓的凸侧发出3条动脉干，自右前向左后分别为头臂干、左颈总动脉和左锁骨下动脉(图11-5)。**头臂干brachiocephalic trunk**在右胸锁关节后方分为右颈总动脉和右锁骨下动脉。

(一)头颈部的动脉

颈总动脉common carotid artery是头颈部的动脉干(图11-20)，左侧的起于主动脉弓，右侧的起于头臂干。颈总动脉经胸锁关节后方，在胸锁乳突肌的深面，沿气管、食管和喉的两侧上升，至甲状软骨上缘平面分为颈内动脉和颈外动脉。颈总动脉与颈内静脉、迷走神经共同包被于颈动脉鞘内。

在颈总动脉分杈处有两个重要结构，即颈动脉窦和颈动脉小球。**颈动脉窦carotid sinus**为颈总动脉末端和颈内动脉起始处的膨大部分，壁上有游离感觉神经末梢，为压力感受器。**颈动脉小球carotid glomus**是位于颈内、外动脉分杈处后方的一扁椭圆形小体，约麦粒大小，借结缔组织连于动脉壁上，属化学感受器。血压升高时，可使颈动脉窦扩张，刺激动脉壁上的压力感受器，通过神经反射使心跳减慢、血压下降。血液中CO_2浓度升高时，可刺激颈动脉小球，通过神经反射使呼吸加深加快。极少数人颈动脉压力感受器比较敏感，受刺激后可出现因血压下降和心动过缓导致的头晕、心悸等不适感，甚至可因心跳骤停而危及生命。

1.颈外动脉external carotid artery 发出后，自内侧向外侧斜行向上绕过颈内动脉前方，于下颌支深面穿过腮腺，沿途自下而上发出甲状腺上动脉、舌动脉、面动脉等分支，至下颌颈处分为颞浅动脉和上颌动脉2个终支(图11-20)。

(1)**甲状腺上动脉**superior thyroid artery 在颈外动脉起始处稍上方发出，向前下方行于颈总动脉和喉之间，达甲状腺侧叶上端，分支分布于甲状腺和喉。

(2)**舌动脉**lingual artery 平舌骨大角处起始，向前内进入口底，分支营养舌、舌下腺和腭扁桃体等。

(3)**面动脉**facial artery 在舌动脉稍上方起始，经下颌下腺深面，至下颌骨咬肌止点的前缘绕过下颌体下缘进入面部，经鼻唇沟附近向上内方行至内眦，移行为内眦动脉。面动脉的分支主要分布于咽、腭扁桃体、下颌下腺和面部软组织。在咬肌止点前缘与下颌体下缘相交处(距下颌角约3cm)，面动脉位置表浅，可触及其搏动，面部出血时可在此处紧急压迫止血。

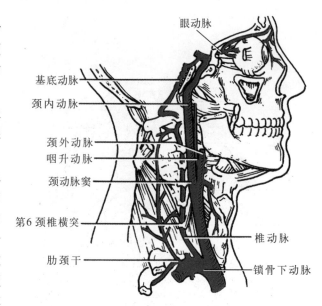

图11-21 颈内动脉和椎动脉

(4)**颞浅动脉**superficial temporal artery 发出后在腮腺内经下颌颈的后方上升达耳屏前方，越过颧弓根部表面到达颞区，分支分布于腮腺及颞区软组织。在耳屏前方颧弓根部，颞浅动脉位置表浅，可在该处触及动脉搏动。

(5)**上颌动脉**maxillary artery 在下颌颈内面向前入颞下窝，于翼内肌和翼外肌之间向内，最后进入翼腭窝。该动脉发出**脑膜中动脉**middle meningeal artery，向上穿棘孔入颅腔，在颅中窝的外侧分为前、后支，其中前支走行在翼点内面的骨沟或骨管内，当翼点区骨折时，此动脉易受损伤形成硬膜外血肿。上颌动脉的分支主要营养硬脑膜、鼻腔、腭、颞下颌关节和咀嚼肌等。

颈外动脉尚有枕动脉、耳后动脉等分支，分布于枕部和耳后等部位。

2.颈内动脉internal carotid artery 起始后垂直向后上方达颅底，穿颈动脉管入颅。该动脉在颅外无分支，在颅内分支分布于脑等器官(图11-21)。

（二）上肢的动脉

1.锁骨下动脉subclavian artery 是供应上肢、肩胛区、胸前区等的动脉干(图11-22)，左侧的起于主动脉弓，右侧的起于头臂干。起始后经胸锁关节后方，呈弓形越过胸膜顶前面，穿斜角肌间隙后跨过第1肋，延续为腋动脉。锁骨下动脉的分支主要有椎动脉、胸廓内动脉和甲状颈干。

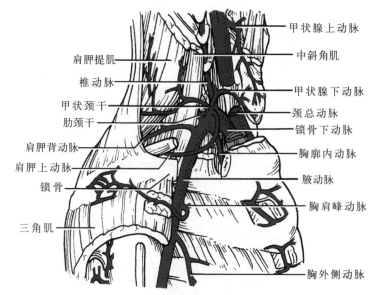

图11-22 锁骨下动脉及其分支

（1）**椎动脉**vertibral artery　在前斜角肌内侧起自锁骨下动脉上壁，向上穿过第6～1颈椎横突孔，再穿枕骨大孔入颅腔，分布于脑和脊髓颈段(图11-21，图11-22)。颈椎骨质增生等引起横突孔狭窄时，可压迫椎动脉，发生椎动脉型颈椎病。

（2）**胸廓内动脉**internal thoracic artery　起自锁骨下动脉的下壁，与椎动脉起点相对。在距胸骨外侧缘1cm的范围内，紧贴第1～6肋软骨后面下行，沿途分支分布于胸前壁、心包、膈及乳房等。至第6肋软骨后面附近，分为腹壁上动脉和肌膈动脉2个终支。腹壁上动脉穿过膈后分布于腹前壁的上部，肌膈动脉分布于下位肋间隙和膈。

（3）**甲状颈干**thyrocervical trunk为一短干，在椎动脉起点外侧起于锁骨下动脉上壁，其主要分支为：①甲状腺下动脉：发出后由内向外横过颈动脉鞘后方，分布于甲状腺、喉、咽以及食管等。②肩胛上动脉：向外下穿肩胛骨上缘的冈上切迹入冈上窝和冈下窝，分支营养冈上肌和冈下肌。③颈横动脉：向后走行，分布于肩胛区。

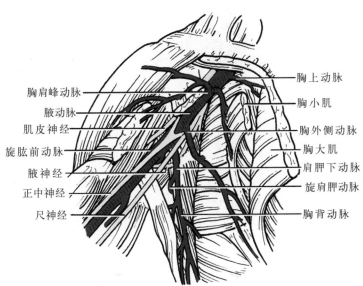

图11-23　腋动脉及其分支

2.**腋动脉**axillary artery　为锁骨下动脉的直接延续(图11-23)。腋动脉与臂丛一起被包裹于腋鞘内，自内上向外下穿过腋窝深部，至大圆肌下缘移行于肱动脉。腋动脉的主要分支有：①胸肩峰动脉：分布于胸大肌、胸小肌和三角肌等。②胸外侧动脉：沿胸小肌下缘走行，分布于胸肌、前锯肌和乳房外侧。③肩胛下动脉：沿肩胛骨腋缘向后下行，分为胸背动脉和旋肩胛动脉，前者分布于前锯肌和背阔肌，后者分布于冈下窝附近肌。④旋肱前动脉和旋肱后动脉：两者分别在前面和后面旋绕肱骨外科颈，分布于肩关节和三角肌。

3.**肱动脉**brachial artery　从大圆肌下缘向下，沿肱二头肌内侧紧贴肱骨下行至肘窝，在桡骨颈平面分为桡动脉和尺动脉(图11-24)。在肘窝稍上方，于肱二头肌腱内侧可摸到肱动脉的搏动，为测量血压的常用部位。前臂或手大出血时，可在臂的中部自内侧向外侧将肱动脉压向肱骨以紧急止血。肱动脉的主要分支有肱深动脉等，分布于臂部肌和肱骨，并参与

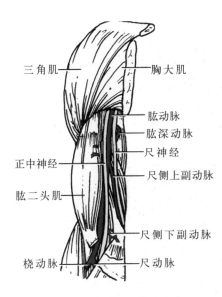

图11-24　肱动脉及其分支

构成肘关节动脉网。

4.**桡动脉**radial artery　自肱动脉发出后，经肱桡肌深面下行(图11-25)，至腕上方行走在肱桡肌腱和桡侧腕屈肌腱之间，再向下外经桡骨茎突下方绕到手背，穿第1掌骨间隙入手掌深部。桡动脉下段的位置表浅，在桡骨茎突稍内侧，肱桡肌肌腱与桡侧腕屈肌肌腱之间可触及其搏动，为临床切脉的常用部位。桡动脉的主要分支有掌浅支和拇主要动脉。掌浅支越大鱼际向下，参与构成掌浅弓。拇主要动脉供应拇指。桡动脉末端进入手掌深部与尺动脉的掌深支吻合形成掌深弓。

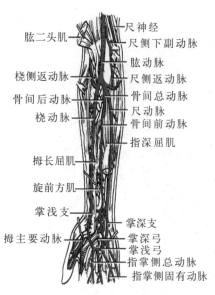

图11-25　桡动脉和尺动脉

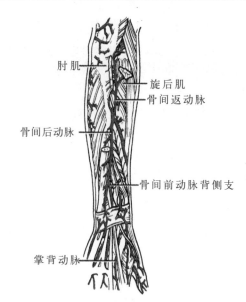

图11-26　骨间后动脉

　　5.尺动脉ulnar artery　自肱动脉发出后，于尺侧腕屈肌和指浅屈肌腱之间下行，在腕部绕经豌豆骨桡侧进入手掌(图11-25)，其末端行于掌腱膜深面，与桡动脉掌浅支吻合构成掌浅弓。尺动脉在起始处附近发出骨间总动脉，该动脉在前臂骨间膜上缘再分为骨间前动脉和骨间后动脉，分别于骨间膜前面和后面下降，分支营养前臂前群肌和后群肌(图11-26)。尺动脉在豌豆骨的远侧发出掌深支，穿小鱼际至掌深部，与桡动脉末端吻合构成掌深弓。

　　掌浅弓superficial palmar arch较粗大，由尺动脉的末端和桡动脉的掌浅支吻合而成(图11-27)，由弓的凸缘发出1支小指尺掌侧动脉和3支指掌侧总动脉。各指掌侧总动脉下行至掌指关节附近分为2支指掌侧固有动脉，分别供应第2~5指。**掌深弓**deep palmar arch较细小，由桡动脉末端和尺动脉的掌深支组成，由凸缘发出3支掌心动脉，沿第2~4掌侧骨间肌表面下行，至掌指关节附近与指掌侧总动脉连接(图11-28,图11-29)。由于掌动脉弓的存在，沟通了自掌侧进入的尺动脉和从手背进入的桡动脉之间的联系，掌浅弓与掌深弓之间也借掌心动脉连接，形成了多方位的手动脉吻合，保证手在握持物体时，仍然能得到充足的血液供应。

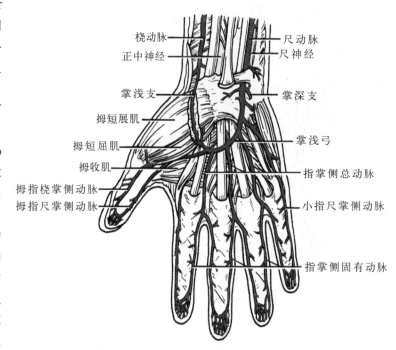

图11-27　掌浅弓及其分支

　　各指掌侧固有动脉是手指的主要供血动脉，行走于手指的两侧。手指出血时，在手指根部两侧同时压迫可达到止血的目的。

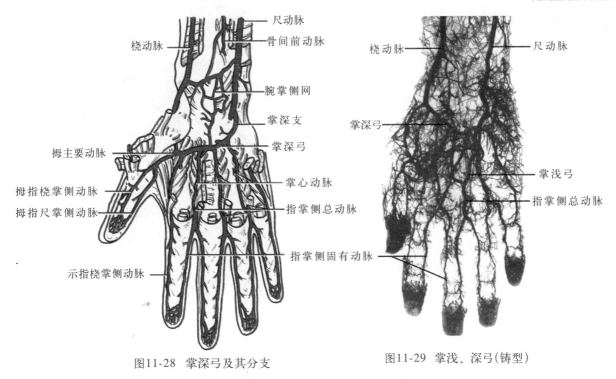

图11-28 掌深弓及其分支 　　　　图11-29 掌浅、深弓（铸型）

（三）胸部的动脉

　　胸主动脉thoracic aorta
是胸部的动脉主干，平第4胸
椎体下缘的左侧接续主动脉
弓，沿脊柱下降至第12胸椎高
度穿膈的主动脉裂孔移行为腹
主动脉（图11-19）。胸主动脉
的分支有壁支和脏支。

　　1.壁支　有9对肋间后动
脉和1对肋下动脉。肋间后动
脉走行于肋间隙内，与肋间后
静脉、肋间神经伴行，向前与
胸廓内动脉发出的肋间前动脉
吻合，沿途分支分布于脊髓、
背深肌、胸壁和腹壁。肋下动
脉走行于第12肋下缘，与肋下
神经伴行，分布于腹前壁下部
（图11-30）。

　　2.脏支　细小，主要有支
气管动脉、食管动脉、心包
支，分布于同名器官。

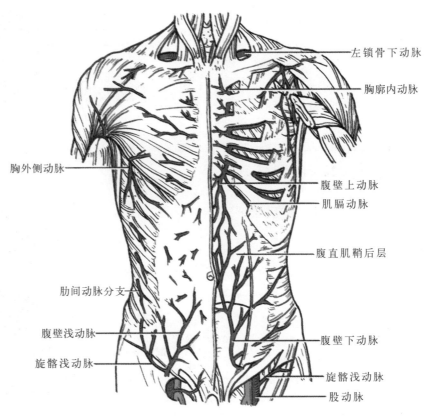

图11-30 胸、腹前壁的动脉

（四）腹部的动脉

腹主动脉abdominal aorta是腹部的动脉主干，在第4腰椎下缘分为左、右髂总动脉(图11-31)。腹主动脉的分支有壁支和脏支。

1.壁支　主要有1对膈下动脉和4对腰动脉。膈下动脉起于腹主动脉始端附近，分布于膈和肾上腺。**腰动脉**lumbar arteries在肾动脉起点下方的不同高度起于腹主动脉后壁，分布于腰部和腹前外侧壁肌、脊柱、脊髓及被膜等。

2.脏支　又分为成对和不成对两种。

（1）成对的脏支　有3对。肾上腺中动脉约在第1腰椎平面起始于腹主动脉侧壁，分布于肾上腺。**肾动脉**renal artery约在第2腰椎平面起于腹主动脉侧壁，横行向外，在肾门附近分为前干和后干，经肾门进入肾实质(图11-31)。肾动脉还发出肾上腺下动脉，分布于肾上腺。**睾丸动脉**testicular artery在肾动脉稍下方起于腹主动脉前壁，细而长，沿腰大肌前面斜向下外走行，穿腹股沟管到阴囊，也称精索内动脉，分布于睾丸和附睾。**卵巢动脉**ovarian artery发出后越小骨盆上口进入卵巢悬韧带内下行，经子宫阔韧带分布于卵巢。

（2）不成对脏支　有腹腔干、肠系膜上动脉和肠系膜下动脉。

腹腔干coeliac trunk为一粗短的动脉干，长约1cm,平第12胸椎发出后即分为胃左动脉、肝总动脉和脾动脉(图11-32,图11-33)。

胃左动脉left gastric artery发出后斜向左上达胃贲门，再急转向右，沿胃小弯在小网膜两层之间与胃右动脉吻合，沿途发出食管支和胃支，分布于食管腹部、贲门和胃小弯附近的胃壁。

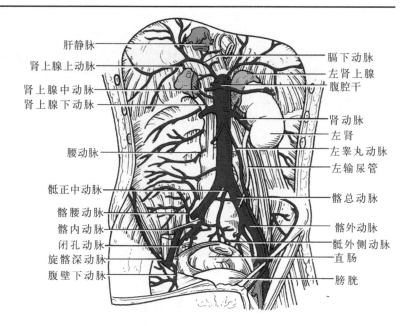

图11-31 腹主动脉及其分支

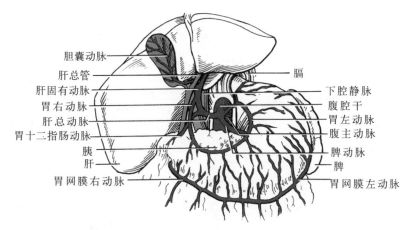

图11-32 腹腔干及其分支(胃前面观)

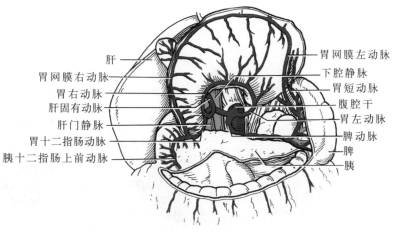

图11-33 腹腔干及其分支(胃后面观)

肝总动脉common hepatic artery沿胰头上缘行向右，至十二指肠上部的上方分为胃十二指肠动脉和肝固有动脉：①**胃十二指肠动脉**gastroduodenal artery在十二指肠上部后方下降，分为**胃网膜右动脉**right gastroepiploic artery和胰十二指肠上动脉。前者沿胃大弯向左行走，末端与胃网膜左动脉吻合，沿途分支分布于大网膜和胃大弯侧胃壁；后者发出分支分布于胰头和十二指肠。②**肝固有动脉**proper hepatic artery在肝十二指肠韧带内向右上行，至肝门下方分为左、右支，经肝门分别进入肝的左、右叶。右支在进入肝门之前发出**胆囊动脉**cystic artery，分布于胆囊。肝固有动脉发出**胃右动脉**right gastric artery，分支分布于十二指肠上部和胃小弯。

脾动脉splenic artery较粗大，沿胰上缘左行达脾门。在脾门附近，脾动脉的分支有：①脾支，数支，进入脾门。②**胃短动脉**short gastric arteries，2~3支，分布于胃底。③**胃网膜左动脉**left gastroepiploic arteries，沿胃大弯右行，与胃网膜右动脉吻合，分支分布于胃大弯处胃壁。④胰支，分布于胰体和胰尾。

肠系膜上动脉superior mesenteric artery约平第1腰椎高度起自腹主动脉前壁，在胰头和十二指肠水平部之间穿出，越过十二指肠水平部的前面进入小肠系膜根，斜向右下至右髂窝(图11-34)。主要分支有：①胰十二指肠下动脉：分布于胰头和十二指肠。②**空肠动脉**jejunal arteries与**回肠动脉**ileal arteries：有12~18支，分布于空、回肠。③**中结肠动脉**middle colic artery：在胰的下缘由肠系膜上动脉右壁发出，分布于横结肠，并与左、右结肠动脉的分支吻合。④**右结肠动脉**right colic artery：自肠系膜上动脉右壁发出，横行向右分支营养升结肠。⑤**回结肠动脉**ileocolic artery：为肠系膜上动脉右壁最低分支，分布到回肠末端、盲肠、阑尾和升结肠的下部。分布到阑尾的分支称**阑尾动脉**appendicular artery，经回肠末端的后方进入阑尾系膜，分布于阑尾(图11-35)。

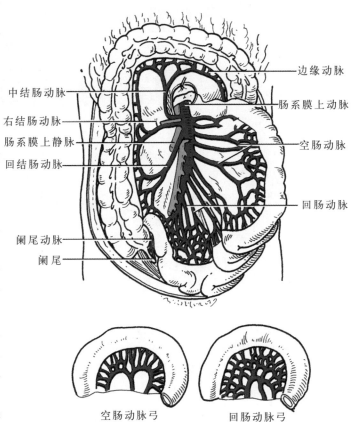

图11-34 肠系膜上动脉及其分支

空肠动脉弓　回肠动脉弓

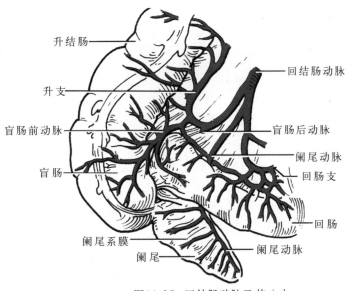

图11-35 回结肠动脉及其分支

肠系膜下动脉inferior mesenteric artery约平第3腰椎高度起于腹主动脉前壁,行向左髂窝(图11-36)。分支有:①**左结肠动脉**left colic artery:沿腹后壁横行向左,分布于降结肠和结肠左曲,并与中结肠动脉及乙状结肠动脉的分支吻合。②**乙状结肠动脉**sigmoid arteries:2~3条,分布于乙状结肠。③**直肠上动脉**superior rectal artery:为肠系膜下动脉的终末支,经小骨盆上口进入盆腔,分布于直肠上部,并与乙状结肠动脉及直肠下动脉吻合。

(五)盆部的动脉

髂总动脉common iliac artery左、右各一,平第4腰椎下缘自腹主动脉分出,沿腰大肌内侧斜向下外侧,至骶髂关节处分为髂内动脉和髂外动脉。

1.**髂内动脉**internal iliac artery 为一粗短动脉干,斜向下进入盆腔,发出脏支和壁支,分布于盆部和会阴(图11-37,图11-38)。

(1)壁支 主要有3条:①**闭孔动脉**obturator artery:沿盆腔侧壁与闭孔神经伴行,穿闭膜管至股内侧,分支分布于髋关节和股内收肌群。②**臀上动脉**superior gluteal artery:从梨状肌上孔出盆腔,主要分布于臀中肌和臀小肌。③**臀下动脉**inferior gluteal artery:穿梨状肌下孔出盆腔,主要分布于臀大肌。

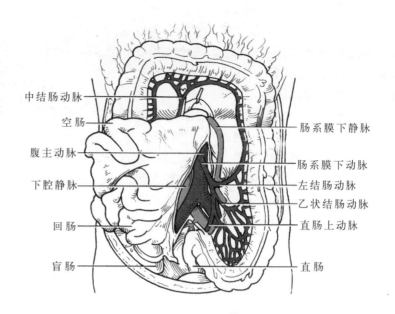

中结肠动脉
空肠
腹主动脉
下腔静脉
回肠
盲肠

肠系膜下静脉
肠系膜下动脉
左结肠动脉
乙状结肠动脉
直肠上动脉
直肠

图11-36 肠系膜下动脉

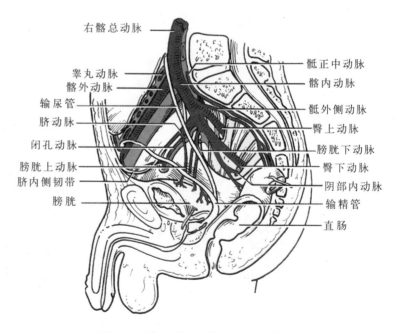

右髂总动脉
睾丸动脉
髂外动脉
输尿管
脐动脉
闭孔动脉
膀胱上动脉
脐内侧韧带
膀胱

骶正中动脉
髂内动脉
骶外侧动脉
臀上动脉
膀胱下动脉
臀下动脉
阴部内动脉
输精管
直肠

图11-37 髂内动脉及其分支(男性)

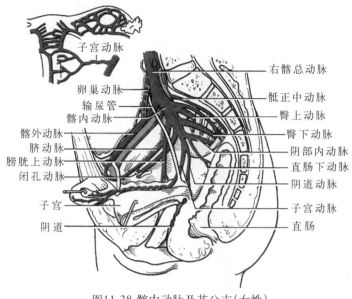

图11-38 髂内动脉及其分支(女性)

2.髂外动脉external iliac artery 是供应下肢的动脉干。起始后沿腰大肌内侧缘下行,经腹股沟韧带中点的深面进入股前部,移行为股动脉。穿过腹股沟韧带深面之前,髂外动脉发出腹壁下动脉和旋髂深动脉。前者斜向内上,进入腹直肌鞘,在腹直肌后面上行,营养腹直肌并与腹壁上动脉吻合;后者行向外上至髂前上棘附近,供应髂骨前部和髂肌等。

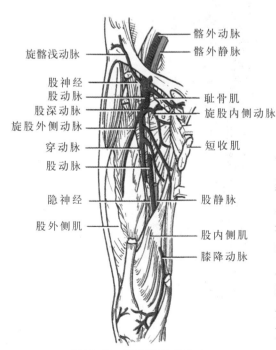

图11-40 股动脉及其分支

(2)脏支 主要分支为:①脐动脉:是胎儿时期输送胎儿血到胎盘的动脉干,出生后远段闭锁形成脐内侧韧带,近段管腔未闭锁,发出2～3支膀胱上动脉,分布于膀胱。②**子宫动脉**uterine artery:沿盆腔侧壁斜向前内至子宫阔韧带内,在子宫颈外侧约2cm处从输尿管的前上方跨过,经子宫颈侧面上行,沿子宫体侧缘弯曲上升至子宫底等,营养子宫、输卵管和阴道。③阴部内动脉:自梨状肌下缘出盆腔,绕过坐骨棘,穿坐骨小孔进入坐骨直肠窝,分布于肛管、外生殖器等(图11-39)。还有膀胱下动脉、直肠下动脉,分布于膀胱和直肠。

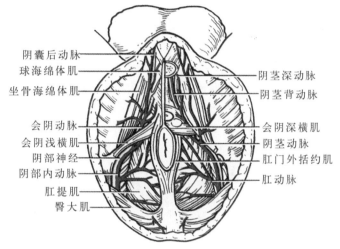

图11-39 阴部内动脉及其分支

(六)下肢的动脉

1.股动脉femoral artery 在腹股沟韧带中点处的深面续于髂外动脉,在股三角内与股静脉、股管被股鞘包裹,动脉在外侧,静脉居中,股管在内侧(图11-40)。股动脉向下进入腘窝,续为腘动脉。在股三角内,股动脉位置表浅,于腹股沟韧带中点稍下方容易被触及,下肢大出血时,可在此处将股动脉向后压向髋骨的髂耻隆起进行紧急止血。由于股动脉与内侧的股静脉紧密伴行,股动脉穿刺时务必定位准确,否则容易误刺入股静脉。股动脉的主要分支为**股深动脉**deep femoral artery,该动脉行向后内下方,先后发出旋股外侧动脉、旋股内侧动脉及3～4条穿动脉,营养股部组织和髋关节等。

2.**腘动脉**popliteal artery 续于股动脉，在腘窝中线深部向下直行，至腘窝下角处分为胫前动脉和胫后动脉(图11-41)。在腘窝内发出数条分支，吻合形成膝关节动脉网，营养膝关节和附近组织。腘动脉在腘窝内与股骨下段靠近，骨折时易受损伤。

3.**胫前动脉**anterior tibial artery 自腘动脉发出后，穿小腿骨间膜至小腿前群肌深面下行，至踝关节前方进入足背，移行为足背动脉(图11-42)。**足背动脉**dorsal artery of foot在踝关节前方接续胫前动脉，行走于踇长伸肌腱与趾长伸肌腱之间，至第1跖骨间隙近侧分出足底深支和跖背动脉两终支。足底深支穿第1跖骨间隙至足底参与足底动脉弓的形成；跖背动脉分布于足背(图11-43)。足背动脉位置表浅，在踝关节前方，内、外踝连线的中点可触及该动脉。

4.**胫后动脉**posterior tibial artery 自腘动脉分出后，在小腿后群肌浅、深层之间下行，经内踝后下方至足底，分为足底内侧动脉和足底外侧动脉两终支(图11-44)。足底内侧动脉分布于足底内侧，足底外侧动脉至第1跖骨间隙与足背动脉的足底深支吻合成足底弓。胫后动脉在小腿上部发出**腓动脉**peroneal artery,行于胫骨后肌和踇长屈肌之间，营养腓骨及小腿外侧群肌。

足底弓由足底外侧动脉和足背动脉的足底深支构成(图11-44)，位于跖骨底附近。弓的凸缘发出第1～4跖底动脉，行至跖趾关节附近，各跖底动脉分为两条趾底固有动脉，分布于各趾的相对缘。

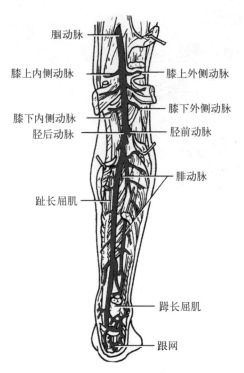

图11-41 腘动脉和胫后动脉

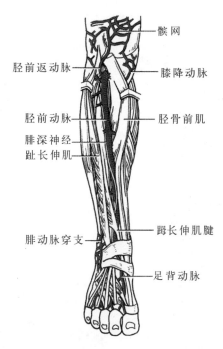

图11-42 胫前动脉及其分支

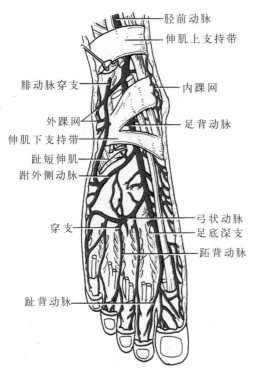

图11-43　足背动脉

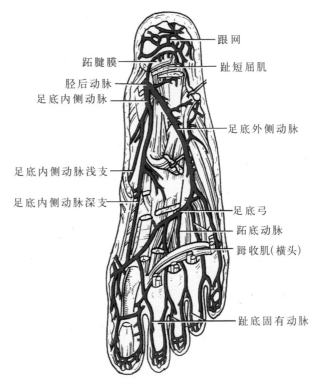

图11-44　足底内、外侧动脉

动脉穿刺术的解剖学基础

动脉穿刺术是通过穿刺采血、注射药物或将导管插入动脉，借助X线透视定位，导管到达不同器官，注入造影剂，使器官内动脉显影。临床上常用的穿刺动脉是颈总动脉和股动脉。颈总动脉的穿刺点在胸锁乳突肌前缘中点，穿经层次为皮肤、浅筋膜及颈阔肌、颈深筋膜浅层、颈动脉鞘至颈总动脉壁。股动脉的穿刺点在腹股沟韧带中点下2～3cm处，穿经层次为皮肤、浅筋膜、阔筋膜、股鞘至股动脉壁。

动脉血压测量的解剖学基础

血压是临床上监测患者病情变化的重要指标之一。测量血压是指测量动脉血压。普通血压测量的基本原理是将被测动脉压向骨面，阻断血流，以听诊器或仪器置于阻断点远端的动脉表面，然后逐步松开动脉恢复通血，读取被阻动脉通血后血流冲击管壁产生声音以及声音变化时仪器上的数值，分别得到收缩压和舒张压。临床上通常用距离心脏较近、坐位时容易使动脉、心脏以及血压计保持在同一水平的肱动脉进行血压测量。肘窝段肱动脉的内侧有肱静脉、正中神经和尺神经，外侧有肱二头肌腱、桡神经。肱动脉在肘窝稍上方，肱二头肌腱的内侧，位置表浅，是测量血压时听诊的理想部位。如果因特殊原因无法利用肱动脉进行测量时，也可选取腘动脉，在此部位测得的血压值与在臂部测得的会有所差别，应予以注明，腘动脉的收缩压比肱动脉的收缩压高20～40mmHg，而舒张压则相同。测量下肢血压时应采取卧位测量。

（洪乐鹏）

·第四节　静　脉·

　　静脉为运送血液向心流动的血管，其起始端连于毛细血管，末端终止于心房。静脉的构造、走行及其血液流变学与相似动脉比较都有其特点：①静脉在向心汇集的过程中，不断接受属支，管径逐渐变粗；②静脉血流缓慢，压力较低，管腔相应较粗，管壁较薄，收缩力微弱；③静脉数量多，总容积超过动脉的一倍以上，安静时60%～70%的循环血容量在静脉内，故有"容量血管"之称。④静脉内膜折叠形成的**静脉瓣**venous valve，呈半月形，通常成对排列(图11-45，图11-46)，具有指示血流方向和防止血液逆流的作用。凡是受重力影响较大、血液回流阻力较大的部位，静脉瓣就较多，下肢的静脉瓣最多。

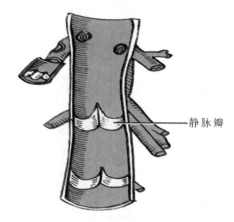

图11-45　静脉瓣模式图

　　⑤静脉的吻合丰富。浅静脉常吻合成网，深静脉常在一些脏器周围吻合成静脉丛，如膀胱静脉丛、直肠静脉丛。在器官扩大张或受压的情况下，由于静脉丛的存在，可保让血液回流畅通无阻。

　　体循环的静脉可分为浅静脉和深静脉。**浅静脉**superficial vein行于皮下组织内，又称皮下静脉，数目较多，不与动脉伴行；由于位置表浅，是进行注射、输液和采血的适宜部位。熟悉浅静脉的走行，对安全有效地实施输液、采血、输血等治疗措施，具有极为重要的临床意义。**深静脉**deep vein行于深筋膜的深面或体腔内。在四肢，一条动脉常有两条静脉伴行。少数大的静脉干(如上、下腔静脉)及颅内的静脉，不与动脉伴行。浅静脉与深静脉之间有丰富的交通支，浅静脉最终都汇入深静脉。某些静脉的结构特殊，如**硬脑膜窦**sinuses of dura mater，窦壁由硬脑膜构成，壁内无平滑肌，无瓣膜。**板障静脉**diploic veins位于颅盖骨松质内，借导静脉与头皮静脉和硬脑膜窦交通(图11-47)。

　　全身的静脉分为肺循环的静脉和体循环的静脉。

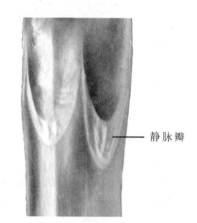

图11-46　静脉瓣(纵切面)

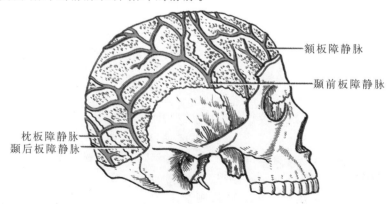

图11-47　板障静脉

一、肺循环的静脉

肺静脉pulmonary vein的属支起自肺泡壁上的毛细血管网，由细小的静脉汇合成较大的静脉，每个肺叶的静脉集合成1支肺静脉，右肺有3支，左肺有2支。出肺门后，右肺上、中叶的肺静脉合成1支，所以进入左心房的肺静脉左、右肺各有2支，均向内行，注入左心房后部的两侧。

二、体循环的静脉

体循环的静脉包括上腔静脉系、下腔静脉系(含肝门静脉系)和心静脉系(见心的血管)。

（一）上腔静脉系

由上腔静脉及其属支组成，收集头颈部、上肢、胸部(心除外)和部分上腹壁的静脉血，最后通过上腔静脉注入右心房。

上腔静脉superior vena cava 是一条粗短的静脉干，长5～7cm，在右侧第1肋软骨与胸骨结合处的后方由左、右头臂静脉汇合而成，垂直下降，于右侧第3胸肋关节下缘处的后方注入右心房。上腔静脉注入右心房之前接纳奇静脉(图11-48)。

头臂静脉brachiocephalic vein 又称无名静脉，左右各一，分别由同侧的颈内静脉和锁骨下静脉在胸锁关节的后方汇合而成。汇合处所形成的夹角称**静脉角**venous angle，有淋巴导管注入。由于上腔静脉位于正中线的右侧，所以左头臂静脉比右头臂静脉长，横过主动脉弓3大分支的前方。头臂静脉的主要属支为颈内静脉和锁骨下静脉。

1.头颈部的静脉 主要有颈内静脉和颈外静脉。

（1）**颈内静脉**internal jugular vein 上端在颈静脉孔处与乙状窦相续，在颈动脉鞘内，沿颈内动脉和颈总动脉外侧下行，至胸锁关节后方与锁骨下静脉汇合成头臂静脉(图11-49)。颈内静脉管径约1.3cm，静脉壁薄，与颈动脉鞘相连，致使管腔经常处于开放状态，这有利于头颈部静脉血的回流。但当颈内静脉破裂时，由于管腔不易闭锁及胸腔内负压对静脉回流的吸力，有导致静脉空气栓塞的可能。

颈内静脉属支繁多，按其部位可分为颅内属支和颅外属支。颅内属支收集脑膜、脑、视器等器官的静脉血。颅外属支收集上述器官以外的头颈部的静脉血，其主要属支有：

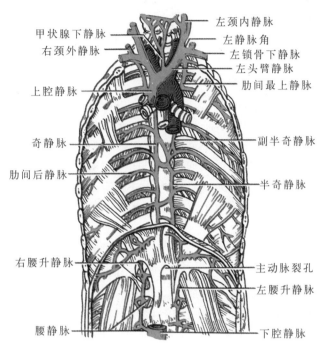

图11-48 上腔静脉及其属支

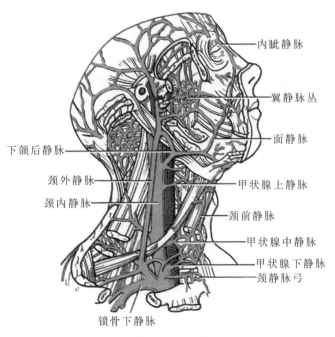

图11-49 颈内静脉及其属支

面静脉facial vein自眼内眦处起于内眦静脉，在面动脉的后外方向下外行，至下颌角下方与下颌后静脉前支汇合，形成面总静脉，至舌骨大角外注入颈内静脉(图11-50)。

下颌后静脉由颞浅静脉与上颌静脉汇合而成，于下颌角后缘处分为前、后两支；前支向前与面静脉汇合成面总静脉，后支与枕静脉汇合成颈外静脉。颞浅静脉与颞浅动脉伴行。上颌静脉起于翼静脉丛。翼静脉丛向内通过导血管与颅内的海绵窦相通，向前通过面深静脉与面静脉交通。颈内静脉的颅外属支还有舌静脉、甲状腺上静脉和甲状腺中静脉。

（2）**颈外静脉**external jugular vein 是颈部最粗大的浅静脉，由下颌后静脉的后支和耳后静脉、枕静脉汇合而成，沿胸锁乳突肌浅面斜行向下，至该肌后缘处穿深筋膜注入锁骨下静脉(图11-49)。

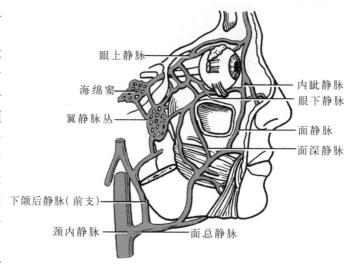

图11-50　面静脉

面部危险三角

面静脉在口角以上的一段缺少静脉瓣，其内的血液可通过内眦静脉和眼上静脉与颅内海绵窦交通。因此，当口角以上面部感染处理不当时(如用力挤压)，致病因子沿上述交通途径至海绵窦，可能导致海绵窦血栓性静脉炎或其他颅内感染，故通常将两侧口角至鼻根间的三角区称作"面部危险三角"，处理该部位感染时不可掉以轻心。

头皮静脉穿刺术的解剖学要点

头皮静脉分布于颅外软组织内，数目多，在额部及颞区相互交通呈网状分布，表浅易见。静脉管壁被头皮内纤维隔固定，故不易滑动。头皮静脉没有瓣膜，正逆方向都能穿刺，只要操作方便即可，故特别适用于小儿静脉穿刺，也可用于成人。穿经的层次为皮肤、皮下组织和静脉壁。由于头皮静脉被固定在皮下组织的纤维隔内，管壁回缩力差，故穿刺完毕后要局部压迫片刻，以免出血形成皮下血肿。

颈内静脉穿刺置管术的解剖学要点

颈内静脉穿刺置管术是在穿刺的基础上插管进行全胃外高能营养疗法、中心静脉压测定或建立体外循环的重要方法之一，已广泛运用于临床。以乳突尖和下颌角连线中点至胸锁关节中点的连线作为颈内静脉的体表投影。颈内静脉是上腔静脉系的主要属支之一，离心较近，当右心房舒张时管腔压力较低，故穿刺插管时要防止空气进入形成气栓。穿刺时穿刺针进入方向不可过于偏外，因静脉角处有淋巴导管(右侧)或胸导管(左侧)进入，以免损伤。穿刺针不可向后过深，以免损伤静脉后外侧的胸膜顶造成气胸。选右侧颈内静脉比左侧安全幅度大，且易于成功，因右侧颈内静脉与右头臂静脉、上腔静脉几乎呈垂直位，插管插入颈内静脉后可继续向下垂直推进也无失误的可能。

2.上肢的静脉

(1)上肢的深静脉　手部、前臂和臂部的深静脉均为2条，沿同名动脉两侧上行，最后汇合成一条腋静脉。**腋静脉**axillary vein至第1肋外缘处延续为锁骨下静脉。**锁骨下静脉**subclavian vein自第1肋外缘处向内行至胸锁关节后方，与颈内静脉汇合成头臂静脉。锁骨下静脉位置较固定，管腔大，常作为深静脉穿刺置管输液的理想静脉。

(2)上肢的浅静脉　指背静脉沿指背两侧向近侧上行，至掌指关节附近，相邻指的指背静脉彼此汇合形成掌背静脉。掌背静脉在手背中部互相连接组成手背静脉网。手背浅静脉是临床输液常采用的部位。前臂和臂部浅静脉主要有头静脉、贵要静脉和肘正中静脉(图11-51)。

头静脉cephalic vein　自手背静脉网桡侧起始，向上绕过前臂桡侧缘至前臂掌侧面上行。在臂部沿肱二头肌外侧缘继续上升至三角肌胸大肌沟内，然后穿过深筋膜注入腋静脉或锁骨下静脉。头静脉收集手部、前臂桡侧浅层的静脉血。

贵要静脉 basilic vein　自手背静脉网的尺侧部起始，在前臂的尺侧上升，在肘窝下方转向前面，与肘正中静脉汇合后，沿肱二头肌内侧缘上升，约至臂部中点穿深筋膜至臂深部，注入肱静脉，或伴随肱静脉向上注入腋静脉。

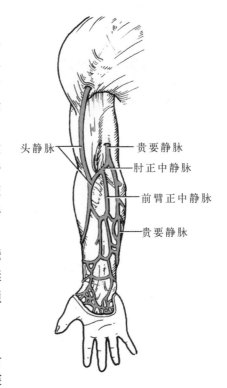

图11-51　上肢的浅静脉

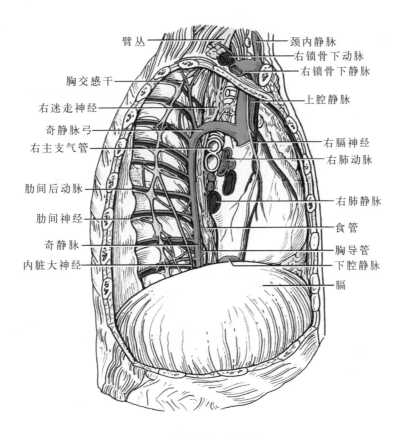

图11-52　奇静脉

肘正中静脉 median cubital vein 在肘窝的稍下方，连于头静脉与贵要静脉之间，常接受前臂正中静脉及来自深静脉的交通支。此静脉变异较多，但较固定，临床上常选择此静脉穿刺进行采血或输液。

3.胸部的静脉　上腔静脉和头臂静脉已述，主要介绍奇静脉。

奇静脉azygos vein起自右腰升静脉，沿胸椎体右侧上升，至第4胸椎高度，向前跨过右肺根上方，注入上腔静脉。奇静脉沿途收集右侧肋间后静脉、食管静脉、副半奇静脉和半奇静脉的血液(图11-52)。

半奇静脉hemiazygos vein起自左腰升静脉，沿胸椎体左侧上行，至第8胸椎高度，向右横过脊柱前面，注入奇静脉。半奇静脉收集左侧下部各肋间后静脉、副半奇静脉和食管静脉的血液。

上腔静脉系静脉回流途径如表11-2。

表11-2　上腔静脉系静脉回流途径

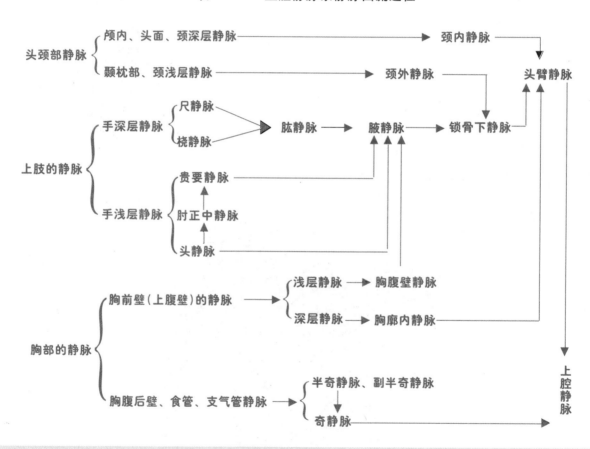

锁骨下静脉穿刺置管术的解剖学要点

锁骨下静脉穿刺置管术是在穿刺基础上插管，适用于需持续补液的患者，必要时也可作采血化验、插管加压输液或中心静脉压测定。该静脉口径大，位置恒定表浅，为深静脉穿刺之首选静脉。锁骨下静脉的前上方有锁骨与锁骨下肌，后方则为锁骨下动脉，动、静脉之间由厚约5mm的前斜角肌隔开，下方为第1肋，内后方为胸膜顶。锁骨下静脉下后壁与胸膜仅相距5mm，该静脉的管壁与颈固有筋膜、第1肋骨膜、前斜角肌筋膜及锁骨下筋膜鞘等结构相愈着，因而位置恒定，不易发生移位，有利于穿刺，但管壁不易回缩。穿刺方向始终朝向胸锁关节，不可指向后下方，以免损伤胸膜及肺。与颈内静脉相同，锁骨下静脉离心较近，当右心房舒张时，其压力较低，操作与输液时要严防空气进入发生气栓。

（二）下腔静脉系

由下腔静脉及其属支组成，收集盆部、腹部和下肢的静脉血，最后通过下腔静脉注入右心房(表11-3)。

下腔静脉inferior vena cava 是人体最大的静脉干，在第5腰椎体的右前方由左、右髂总静脉汇合而成，沿腹主动脉的右侧上行，通过肝的腔静脉沟后，穿膈的腔静脉孔到达胸腔，注入右心房(图11-53)。下腔静脉主要收集下肢、腹部、盆部及会阴部的静脉血。

髂总静脉 common iliac vein由髂内静脉和髂外静脉汇合而成(图11-53)。左、右髂总静脉各向内上方斜行，至第5腰椎体的右前方汇合成下腔静脉。髂总静脉收集同名动脉分布区域的静脉血。

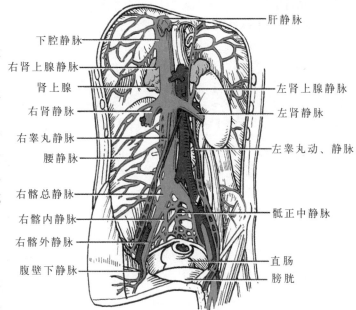

图11-53 下腔静脉及其属支

1.腹部的静脉 属支分壁支和脏支。

(1)壁支 主要有膈下静脉和腰静脉，均与同名动脉伴行，注入下腔静脉。在各腰静脉之间有纵支相连，称为腰升静脉。左、右腰升静脉向上分别延续为半奇静脉和奇静脉，向下分别注入左、右髂总静脉。

(2)脏支 主要有以下4支。

睾丸静脉testicular vein又称精索内静脉，起自睾丸和附睾，有多条，呈蔓状缠绕睾丸动脉，向上逐渐汇合成一条睾丸静脉，右侧的以锐角注入下腔静脉，左侧的以直角注入左肾静脉，且行程较长，故血液回流较右侧困难。**卵巢静脉**ovarian vein起自卵巢静脉丛，向上逐渐汇合成一条，伴随卵巢动脉上行。其后的行程和注入部位与男性的睾丸静脉相同。

肾静脉renal vein在肾门处由3～5条肾内静脉合成，经肾动脉前方向内横行，注入下腔静脉。

肾上腺静脉与肾上腺中动脉伴行，左侧者注入左肾静脉，右侧者注入下腔静脉。

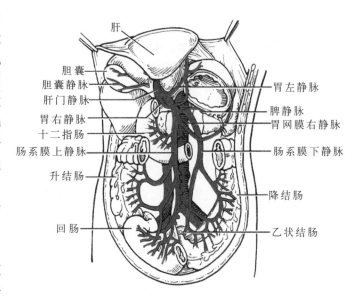

图11-54 肝门静脉及其属支

肝静脉hepatic veins有肝右、中、左静脉3支，均包埋于肝实质内，在腔静脉沟处分别注入下腔静脉。肝静脉收集肝门静脉和肝固有动脉运至肝内的血液。

肝门静脉hepatic portal vein及其属支组成肝门静脉系。肝门静脉不是下腔静脉的直接属支。主要机能是将消化道吸收的物质运输至肝，在肝内进行合成、分解、解毒或贮存，故将其看作是肝的功能性血管。

肝门静脉由肠系膜上静脉和脾静脉在胰头后方汇合而成，长6～8cm（图11-54），收集食管腹部、胃、小肠、大肠（到直肠上部）、胰、胆囊和脾的静脉血。肝门静脉经十二指肠上部后方上行至肝门，分为左、右支，分别进入肝的左、右叶，在肝内反复分支汇入肝血窦。各级属支最后汇合成肝静脉。由此可见，肝门静脉与一般静脉不同，它是介于两种毛细血管系统之间的静脉干。肝门静脉及其属支没有静脉瓣，故当肝门静脉内压力升高时，血液可发生逆流。肝门静脉的主要属支有：

肠系膜上静脉superior mesenteric vein沿同名动脉的右侧上行，至胰头后面与脾静脉汇合成肝门静脉。肠系膜上静脉除收集同名动脉分布区域的静脉血外，还收集胃十二指肠动脉分布区域的静脉血。

脾静脉splenic vein在脾动脉的下方，经胰体的后面横行向右，与肠系膜上静脉汇合成肝门静脉。脾静脉收集同名动脉分布区域的静脉血，多数还有肠系膜下静脉注入。

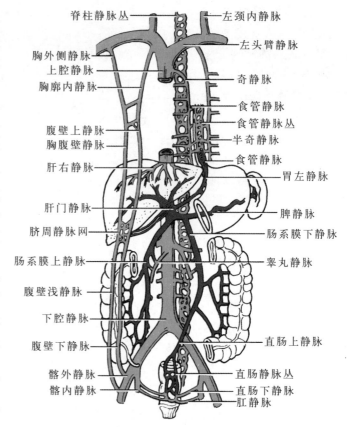

图11-55 肝门静脉与上、下腔静脉间的吻合

肠系膜下静脉inferior mesenteric vein先与同名动脉伴行，之后经胰头后方注入脾静脉或肠系膜上静脉，或是直接注入二者的汇合处。

其他属支有胃左静脉、胃右静脉、胆囊静脉和附脐静脉。

肝门静脉系统与上、下腔静脉系统之间有丰富的吻合，主要有下列3处（图11-55）：

*食管静脉丛：通过食管静脉丛形成肝门静脉系与上腔静脉系间的吻合，即：

肝门静脉←胃左静脉←食管静脉丛→食管静脉→奇静脉→上腔静脉。

*直肠静脉丛：通过直肠静脉丛形成肝门静脉系与下腔静脉系间的吻合，即：

肝门静脉←脾静脉←肠系膜下静脉←直肠上静脉←直肠静脉丛→直肠下静脉和肛静脉→髂内静脉→髂总静脉→下腔静脉。

*脐周静脉网：通过脐周静脉网形成肝门静脉系与上、下腔静脉系间的吻合（表11-3），即：

表11-3 静脉系间的吻合

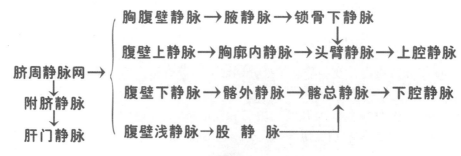

门-腔静脉间的侧支循环

在正常情况下，肝门静脉系与上、下腔静脉系的吻合支细小，血流量较少，按正常方向分别回流到所属静脉；但当肝门静脉循环发生障碍（如肝硬化出现肝门静脉高压），血液向肝内回流不畅时，肝门静脉系的血液可经上述的吻合途径形成侧支循环，经上、下腔静脉系回流入心。由于吻合部位血流量剧增，使小静脉变得粗大弯曲，于是在食管、直肠和脐周围等处出现静脉曲张现象。曲张静脉一旦破裂，常引起大出血。如胃底和食管下端的静脉丛破裂，可引起呕血；如直肠静脉丛破裂，常引起便血；当脐周静脉网曲张时，在腹壁上可见到怒张的静脉。由于肝门静脉循环障碍，血流受阻，还可引起脾肿大和腹水等。

此外还有腹后壁静脉和脊柱静脉丛（图11-56）。

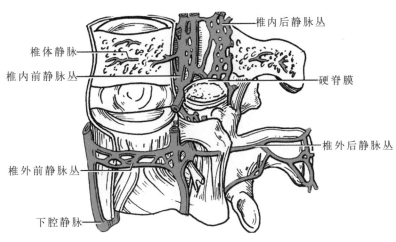

图11-56 脊柱静脉丛

2.盆部的静脉　盆部静脉的主干为髂内静脉。**髂内静脉**internal iliac vein由盆部壁支和脏支静脉汇合而成，收集盆部、臀部和会阴部的静脉血。

壁支主要有臀上静脉、臀下静脉和闭孔静脉等，收集同名动脉分布区域的静脉血。脏支包括直肠下静脉、阴部内静脉和子宫静脉等，收集相应部位的静脉血。

髂外静脉external iliac vein为股静脉的延续，收集下肢所有浅、深静脉以及一部分腹壁静脉的静脉血，其属支主要有腹壁下静脉。

3.下肢的静脉

（1）下肢的深静脉　**股静脉**femoral vein在腹股沟韧带下方位于股动脉内侧，位置恒定而且可借股动脉搏动而定位，因此，当其他部位静脉穿刺困难时，可在股静脉进行穿刺或作导管插管。股静脉收集下肢、腹前壁下部、外阴部等处的静脉血。在腘窝内，**腘静脉**popliteal vein由胫前、后静脉汇合而成，上行穿收肌腱裂孔延续为股静脉。

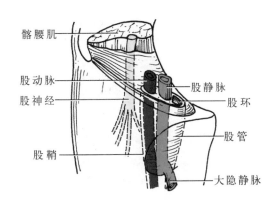

图11-57 股静脉的毗邻

股静脉穿刺术的解剖学要点

股静脉穿刺术适用于外周浅静脉穿刺困难，但需采血标本或需静脉输液用药的患者，也适用于心导管检查术。临床上最常用于婴幼儿静脉采血。股静脉是下肢的静脉干，其上段位于股三角内。股三角内的血管、神经排列关系是：股动脉居中，外侧为股神经，内侧为股静脉（图11-57）。寻找股静脉时应以搏动的股动脉为标志。穿刺点选在髂前上棘与耻骨结节连线的中、内段交界点下方2～3cm处，或股动脉搏动处的内侧0.5～1.0cm。穿经层次为皮肤、浅筋膜、阔筋膜、股鞘达股静脉。

注意：在腹股沟韧带中点稍下方摸到搏动的股动脉，其内侧即为股静脉，要注意刺入的方向和深度，以免穿入股动脉或穿透股静脉。

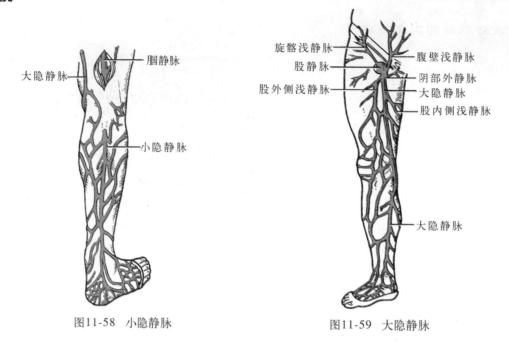

图11-58 小隐静脉　　　　　　　　图11-59 大隐静脉

(2)下肢的浅静脉　趾背静脉汇合形成足背静脉弓，弓两侧分别汇合形成小隐静脉和大隐静脉。

小隐静脉small saphenous vein在足的外侧缘起于足背静脉弓，经外踝后方，沿小腿后面上行至腘窝，穿深筋膜注入腘静脉(图11-58)。小隐静脉收集足外侧部和小腿后部浅层结构的静脉血。

大隐静脉great saphenous vein为全身最长的浅静脉，在足的内侧缘起于足背静脉弓，经内踝前方，沿小腿内侧上行，与隐神经伴行，经股骨内侧髁后方，至股部内侧，而后逐渐转向前面。于耻骨结节下外方3～4cm处，经隐静脉裂孔注入股静脉(图11-59)。大隐静脉经过内踝前方时，位置表浅而恒定，是静脉穿刺或切开插管的常用部位。大隐静脉在注入股静脉之前，接纳股外侧浅静脉、股内侧浅静脉、阴部外静脉、腹壁浅静脉和旋髂浅静脉。

下腔静脉系静脉回流途径如表11-4。

表11-4　下腔静脉系静脉回流途径

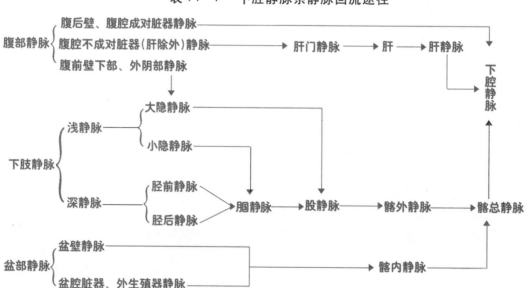

新生儿脐静脉穿刺术的解剖学要点

脐静脉穿刺是产房内新生儿复苏时常用的操作之一。脐带含2条动脉和1条静脉，外裹华通氏胶。新生儿出生断脐后可见2条脐动脉位于切面的4~8点处，脐静脉位于切面的11~1点处。脐静脉穿刺针直接从脐带断面插入静脉，避免了针尖斜面刺透血管壁，临床使用成功率达100%，能为抢救赢得宝贵时间，且操作简便。

【复习思考题】

1.心血管系统、淋巴系统的组成及两者之间的联系。

2.试述心的位置、外形和心腔的结构。

3.血液如何在心内正常流动？哪些结构保证血液在心内的正常流动方向？

4.简述心包的组成。

5.从解剖学角度试述胸外心按压术、心内注射术、心包穿刺术的操作要点。

6.主动脉的分部，各部的起止和主要分支。

7.上腔静脉的组成、起止和主要属支。

8.下腔静脉的组成、起止和主要属支。

9.常用深静脉穿刺插管的静脉有哪些？各有何结构特点？

10.颈外静脉、头静脉、贵要静脉、肘正中静脉、大隐静脉及小隐静脉的起始和走行。

（霍志斐）

THE CARDIOVASCULAR SYSTEM

[**Summary**] The vascular system can be separated into two divisions: the cardiovascular system and the lymphatic system. The cardiovascular system is a continuous closed system, which includes the heart and the blood vessels. The lymphatic system consists of lymphatic vessels, organ and tissues.

The heart is the pump which provide the force necessary to keep the blood flowing through the system of vessels. The heart is a hollow muscular organ, lies between the lungs in the middle mediastinum and is enclosed in the pericardium. The heart is subdivided by septa into right and left halves, and a construction subdivides each half of the organ into two cavities: the atrium and the ventricle. The vessels transport the blood to all parts of the body, permit the exchange of nutrients metabolic end products, hormones, and other substances between the blood and the interstitial fluid, and ultimately return the blood to the heart. Large vessels called arteries carry the blood away from the heart. The major arteries divide into smaller arteries, then into still smaller arteries and finally into tiny capillaries. The capillaries converge into very small vessels called venules, which in turn join to form larger vessel called veins. The major veins return blood to the atria of the heart. The lymphatic vessels collect tissue fluid from the spaces between the cells of the body and transport it to veins, then back to the heart.

The vessels of cardiovascular system can be divided into two separate units: the systemic circulation which furnishes oxygen and nutrients to the entire body and carries wastes away; the pulmonary circulation which carries blood from the right side of the heart to the lungs and back to the left side of the heart.

第十二章　淋巴系统

【学习目标】
明确淋巴系统的组成，淋巴管道的分类。淋巴结和脾的形态。主要淋巴结群的位置。
【重点内容提示】
1. 淋巴导管的组成、走行、注入部位和引流范围。
2. 淋巴结形态和结构。
3. 腋淋巴结、腹股沟淋巴结的位置、分群和引流范围。
4. 脾的位置和形态。

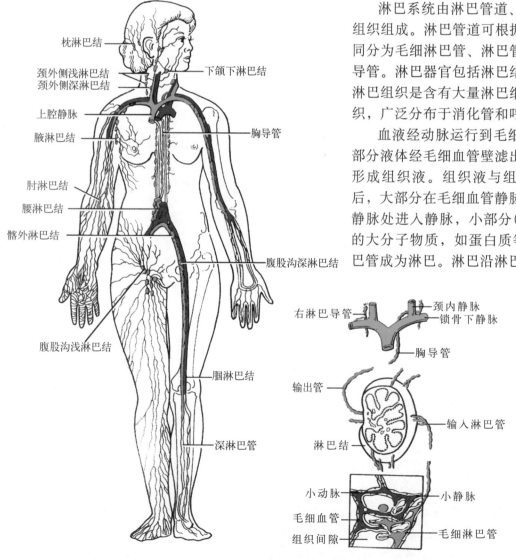

淋巴系统由淋巴管道、淋巴器官和淋巴组织组成。淋巴管道可根据结构和功能的不同分为毛细淋巴管、淋巴管、淋巴干和淋巴导管。淋巴器官包括淋巴结、脾和胸腺等。淋巴组织是含有大量淋巴细胞的网状结缔组织，广泛分布于消化管和呼吸道的粘膜内。

血液经动脉运行到毛细血管动脉端时，部分液体经毛细血管壁滤出，进入组织间隙形成组织液。组织液与组织进行物质交换后，大部分在毛细血管静脉端和毛细血管后静脉处进入静脉，小部分（主要是水和逸出的大分子物质，如蛋白质等）则进入毛细淋巴管成为淋巴。淋巴沿淋巴管道向心流动，最后归入静脉（图12-1）。淋巴管在行程中通过淋巴结，以过滤淋巴，同时，淋巴结产生的淋巴细胞进入淋巴。淋巴结、脾、胸腺等淋巴器官和淋巴组织产生的淋巴细胞参与机体的免疫功能，为身体重要的防御装置。

图12-1　淋巴系统

·第一节 淋巴管道和淋巴结·

一、淋巴管道

1.**毛细淋巴管** lymphatic capillary 以膨大的盲端起于组织间隙，并彼此吻合成网。毛细淋巴管除在无血管结构(上皮、角膜、晶状体、软骨)和脑、脊髓、骨髓等处阙如以外，遍布全身各处。毛细淋巴管的管径粗细不匀，一般较毛细血管略粗，管壁由单层内皮细胞构成，内皮细胞之间的间隙可达 $0.5\mu m$ 以上。由于毛细淋巴管壁结构上的这一特点，使它具有比毛细血管更大的通透性，一些不易透过毛细血管壁的大分子物质和细菌、异物和癌细胞等，可进入毛细淋巴管内。

2.**淋巴管**lymphatic vessel 由毛细淋巴管汇合而成，其形态结构与静脉相似，但管径较细，管壁薄，瓣膜多，外形呈串珠状。淋巴管在向心行程中，通常经过一至数个淋巴结。

3.**淋巴干**lymphatic trunk 全身各部的浅、深淋巴管经过一系列的淋巴管，最后汇合成较大的淋巴干。全身共汇集成9条淋巴干。头、颈部的淋巴管汇合成左、右颈干；上肢及部分胸壁的淋巴管汇合成左、右锁骨下干；胸腔脏

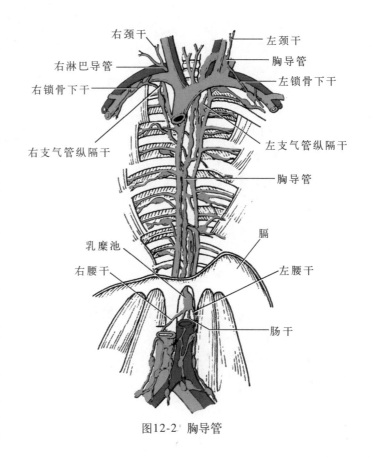

图12-2 胸导管

器及部分胸、腹壁的淋巴管会合成左、右支气管纵隔干；腹腔不成对器官的淋巴管汇合成1条肠干；下肢、盆部和腹腔不成对器官及部分腹壁的淋巴管汇合成左、右腰干。

4.**淋巴导管** lymphatic ducts 由9条淋巴干汇合形成右淋巴导管和胸导管。

(1)**右淋巴导管**right lymphatic duct 位于右颈根部，长约1.5cm，由右颈干、右锁骨下干和右支气管纵隔干汇合而成，注入右静脉角。右淋巴导管收集右侧上半身，即人体右上1/4区域的淋巴。

(2)**胸导管**thoracic duct 是全身最粗大的淋巴管，长30～40cm，通常在第1腰椎体前面由左、右腰干和肠干汇合而成(图12-2)。其起始部多呈囊状膨大，称为乳糜池。胸导管起始后向上经膈的主动脉裂孔入胸腔，走在胸主动脉与奇静脉之间，食管的后方，上升至第5胸椎附近转向左行，经主动脉弓和食管后面到脊柱左上方，继续沿食管左侧上升，经胸廓上口达颈根部后，呈弓状弯曲向左，注入左静脉角。胸导管在注入左静脉角之前，接纳左支气管纵隔干、左锁骨下干和左颈干。胸导管收集上半身左侧及下半身，即全身3/4区域的淋巴。

167

二、淋巴结

淋巴结lymph nodes为大小不一的圆形或椭圆形小体，新鲜时呈灰红色。直径2~25mm。淋巴结主要由淋巴组织构成。其隆凸侧有数条输入淋巴管道进入，凹陷侧称淋巴结门，有1~2条输出淋巴管及血管神经出入(图12-3)。淋巴在回流过程中，曾数次经过淋巴结。因此一淋巴结的输出管，又是另一淋巴结的输入管。全身淋巴结约800多个，常聚集成群，并有浅、深之分。在四肢淋巴结多位于关节的屈侧；在体腔多沿血管干或位于器官门的附近。当某一局部感染时，细菌、病毒或癌细胞等可沿淋巴管侵入，引起局部淋巴结肿大。因此，掌握淋巴结的位置、收纳范围和流注方向，对诊断和治疗某些疾病有重要意义。

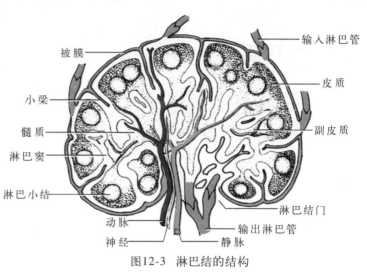

图12-3　淋巴结的结构

（被膜、小梁、髓质、淋巴窦、淋巴小结、动脉、神经、静脉、输出淋巴管、淋巴结门、副皮质、皮质、输入淋巴管）

·第二节　全身各部的主要淋巴结·

一、头颈部的淋巴结

头面部的淋巴管多注入枕淋巴结、乳突淋巴结、腮腺淋巴结、下颌下淋巴结和颏下淋巴结等。它们的输出管均注入沿颈外静脉和颈内静脉排列的颈外侧浅淋巴结和颈外侧深淋巴结(图12-4)。头颈部的主要淋巴结有：

1.枕淋巴结　位于枕部皮下，在斜方肌起点处与胸锁乳突肌止点处之间，收纳枕、颈部的淋巴管。

2.腮腺淋巴结　位于腮腺表面及其实质内，收纳颅顶前部、耳廓前外面、外耳道、鼓膜及腮腺的淋巴管。

3.下颌下淋巴结submandibular lymph nodes　位于下颌下腺附近，收纳面部、口腔和腭扁桃体的淋巴管；其输出管注入颈外侧深淋巴结上群。

4.颏下淋巴结　位于下颌下腺附近，收纳面部、口腔和腭扁桃体、舌尖等部的淋巴管。

5.颈外侧浅淋巴结superficial lateral cervical lymph nodes　位于胸锁乳突肌浅面，沿颈外静脉排列，收纳颈部淋巴管，输出管注入颈外侧深淋巴结。

6.颈外侧深淋巴结deep lateral cervical lymph noes　沿颈内静脉周围配布，一般以肩胛舌骨肌与颈内静脉相交处为界，将其分为上、下群。

颈外侧深淋巴结直接或间接接受头、颈部各淋巴结的输出管，还直接收纳舌、喉、食管和气管颈部、甲状腺等器官的淋巴管，其输出管汇合成颈干，左侧的注入胸导管，右侧的注入右淋巴导管。颈干汇入淋巴导管处通常缺乏瓣膜。

7.颈前淋巴结anterior cevical lymph nodes　位于颈前正中部，在喉、甲状腺及气管颈部的前方，收纳上述各器官的淋巴管；其输出管注入颈外侧深淋巴结。

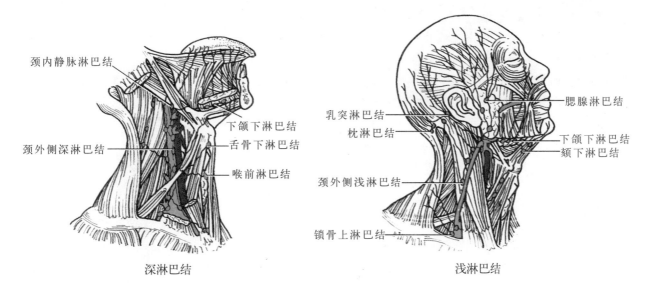

颈内静脉淋巴结

下颌下淋巴结
颈外侧深淋巴结
舌骨下淋巴结
喉前淋巴结

深淋巴结

乳突淋巴结
枕淋巴结
颈外侧浅淋巴结
锁骨上淋巴结

腮腺淋巴结
下颌下淋巴结
颏下淋巴结

浅淋巴结

图12-4 头颈部的淋巴结

二、上肢的淋巴结

手尺侧半和前臂尺侧半的浅淋巴管，沿贵要静脉上行注入位于肱骨内上髁上方的肘淋巴结，其输出管注入腋淋巴结，手和前臂桡侧及臂部浅淋巴管沿头静脉上行，注入腋淋巴结。上肢深淋巴管伴深部血管而行，注入腋淋巴管。主要淋巴结有：

1.**肘淋巴结**cubital lymph nodes 位于肱骨内上髁的上方，收纳手和前臂尺侧半的部分淋巴管，其输出管注入腋淋巴结。

2.**腋淋巴结**axillary lymph nodes 位于腋窝内，腋动脉、静脉及其分支的周围，有20~30个，可分为5群：①外侧淋巴结：沿腋动、静脉远侧段排列，收纳上肢淋巴管；②胸肌淋巴结：沿胸外侧动、静脉排列，收纳乳房外侧部的淋巴管；③肩胛下淋巴结：位于腋腔后壁，接受背部的淋巴管；④中央淋巴结：位于腋腔中央脂肪组织内，接受以上3群淋巴结的输出管；⑤尖淋巴结：沿腋静脉近侧段排列，主要收纳中央淋巴结的输出管；其输出管汇合成锁骨下干，左侧的注入胸导管，右侧的注入右淋巴导管（图12-5）。

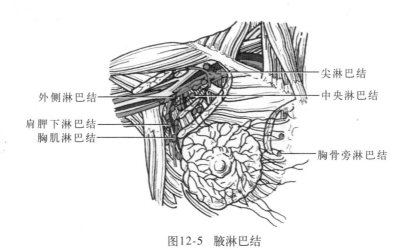

外侧淋巴结

肩胛下淋巴结
胸肌淋巴结

尖淋巴结

中央淋巴结

胸骨旁淋巴结

图12-5 腋淋巴结

169

三、胸部的淋巴结

胸壁的淋巴管除一部分至腋淋巴结和颈外侧深淋巴结外,其余都注入胸骨旁淋巴结和肋间淋巴结。脏器的淋巴结主要有:

1.纵隔前淋巴结 位于上纵隔大血管和心包的前方,收纳心、心包、胸腺等器官的淋巴管。其输出管参与组成支气管纵隔干。

2.纵隔后淋巴结 在食管和胸主动脉的前方,接受食管胸部和胸主动脉的淋巴管。其输出管多注入胸导管。

3.肺、支气管和气管的淋巴结 此处淋巴结数目较多(图12-6)。肺内沿支气管和肺动脉分支排列的称肺淋巴结,接受肺的淋巴管,其输出管注入肺门处的**支气管肺门淋巴结**bronchopulmonary hilar lymph nodes。支气管肺门淋巴结的输出管注入气管杈周围的气管支气管淋巴结,后者的输出管注入气管周围的气管旁淋巴结。气管旁淋巴结的输出管参与组成支气管纵隔干。

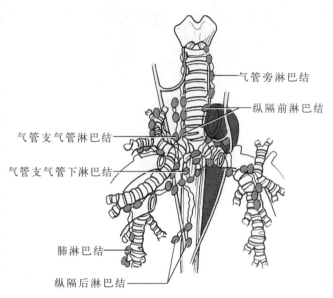

图12-6 肺、支气管和气管的淋巴结

四、腹部的淋巴结

腹壁上部的浅淋巴管注入腋淋巴结,下部的注入腹股沟浅淋巴结。腹后壁的深淋巴管注入**腰淋巴结**lumbar lymph nodes。腰淋巴结位于腹主动脉和下腔静脉的周围,收纳腹后壁和腹腔成对脏器的淋巴管以及髂总淋巴结的输出管。腰淋巴结的输出管汇合成左、右腰干。

腹腔成对器官的淋巴管注入腰淋巴结。不成对的器官的淋巴管首先注入各器官附近的淋巴结,然后分别注入腹腔淋巴结、肠系膜上淋巴结和肠系膜下淋巴结。腹腔淋巴结位于腹腔干起始部周围,接受沿腹腔干各分支排列的淋巴结的输出管,其输出管参与组成肠干(图11-7)。**肠系膜上淋巴结** superior mesenteric lymph nodes接受沿空、回肠动脉排列的淋巴结,其输出管参与组成肠干(图12-8)。**肠系膜下淋巴结** inferior mesenteric lymph nodes接受沿肠系膜下动脉各分支排列的淋巴结,其输出管参与组成肠干。

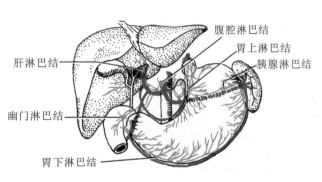

图12-7 胃淋巴结

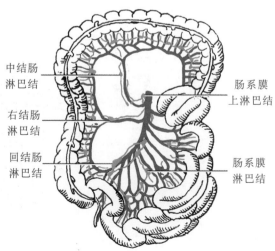

图12-8 肠系膜上淋巴结

五、盆部的淋巴结

1.**髂总淋巴结**common iliac lymph　沿髂总动脉排列，收纳髂内、外淋巴结和骶淋巴结的输出管，其输出管注入腰淋巴结(图12-9)。

2.**髂外淋巴结** external iliac lymph nodes　沿髂外动脉排列，接受腹股沟浅、深淋巴结的输出管和盆腔脏器的部分淋巴管；其输出管注入髂总淋巴结。

3.**髂内淋巴结** internal iliac lymph nodes　沿髂内动脉排列，收纳盆腔脏器和会阴等处的淋巴管，其输出管注入髂总淋巴结。

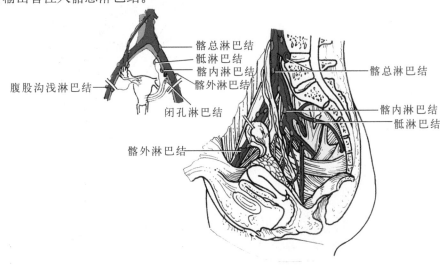

图12-9　盆部的淋巴结

六、下肢的淋巴结

1.**腘淋巴结**　位于腘窝中，收纳足外侧缘和小腿后外侧部的浅淋巴管以及足和小腿的深淋巴管；其输出管注入腹股沟深淋巴结。

2.**腹股沟浅淋巴结**superficial inguinal lymph nodes　位于腹股沟韧带下方，阔筋膜的浅面，分上、下两组。输出管注入腹股沟深淋巴结或直接注入髂外淋巴结(图12-10)。

3.**腹股沟深淋巴结**deep inguinal lymph nodes　位于阔筋膜的深面，接受腹股沟浅淋巴结和腘淋巴结的输出管以及下肢的深淋巴管，其输出管注入髂外淋巴结。

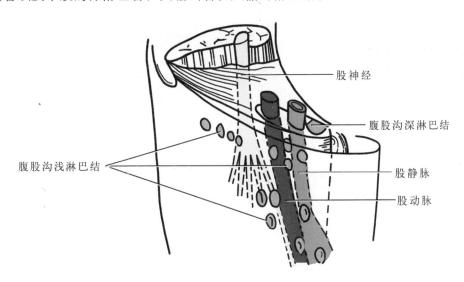

图12-10　腹股沟浅淋巴结

·第三节 脾与胸腺·

一、脾

脾spleen是人体最大的淋巴器官，呈椭圆形，暗红色，质软而脆，受暴力打击易破裂。脾位于左季肋区胃底与膈之间，恰与第9~11肋相对，其长轴与第10肋一致。正常情况下，在左肋弓下缘不能触及。脾分为内、外面，上、下缘，前、后端。内面凹陷称脏面，与胃底、左肾、左肾上腺、胰尾和结肠左曲为邻。脏面近中央处有一条宽沟，是神经血管出入之处，称脾门。外面平滑而隆凸，与膈相对，称为膈面。上缘前部有2~3个切迹(图12-11)，脾肿大时，脾切迹可作为触诊的标志。

脾主要功能是参与免疫反应，吞噬和清除衰老的红细胞、细菌和异物，产生淋巴细胞及单核细胞，储存血液。胚胎时期有造血功能。

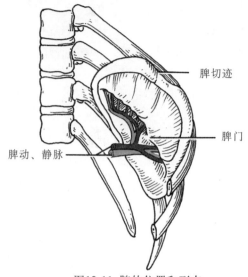

脾切迹
脾门
脾动、静脉

图12-11 脾的位置和形态

二、胸腺

胸腺thymus位于上纵隔前部，胸骨柄后方，呈扁带状，分为不对称的左、右两叶。新生儿时为灰红色。胸腺有明显的年龄变化。新生儿的体积相对较大，随年龄增长，青春期发育到顶点，重达25~40g。以后逐渐退化，绝大部分被脂肪组织代替。

胸腺不仅是一个淋巴器官，还有内分泌功能，可分泌胸腺素，使骨髓的淋巴细胞转化成T淋巴细胞，并促进T淋巴细胞成熟和提高其免疫能力。

【复习思考题】

1.试述淋巴系统的组成和功能。
2.试述胸导管的起始、行程、注入部位和收集范围。
3.试述腋淋巴结、腹股沟淋巴结的分群，各群的位置和引流范围。
4.试述脾的位置和形态。

(马大军)

THE LYMPHATIC SYSTEM

[**Summary**] Lymphatic system is composed of lymphatic vessels, lymphatic tissues and lymphatic organs. Lymphatic vessels arise from lymphatic capillaries that pass through lymph nodes then converge to form nine lymphatic trunks. Each trunk drains a definite part of body and empty into lymphatic ducts. Two great terminal vessels are thoracic and right lymphatic duct. They return lymph to blood circulation at left and right venous angles separately. Lymph tissues include diffused lymphatic tissues and lymph nodules. Lymph nodes, tonsils, thymus and spleen are lymph organs serve as both filters and sources of lymphocytes. The lymphatic system participates in several important functions, including the destruction of bacteria, the removal of foreign particles from lymph, the specific immune responses, and the return of interstitial fluid to the bloodstream. In addition to act as accessory system of cardiovascular, lymphatic system can also transports fats from digestive tract to blood, produce lymphocytes and develop antibodies.

感 觉 器

感觉器由感受器和辅助装置组成，又称感觉器官，简称感官，如视器、前庭蜗器等。感受器是感觉神经末梢的特殊装置，直接接受内、外环境各种刺激，并将刺激转化为神经冲动，再通过感觉传导路，传至大脑皮质，从而产生感觉。

第十三章 视 器

【学习目标】
掌握眼球的形态、结构和功能，了解眼副器的组成。
【重点内容提示】
1.眼球壁层次，各层的结构。
2.眼球内折光装置的形态、位置。房水循环途径。
3.泪器的组成、形态和位置。
4.结膜的结构和分部。
5.眼球外肌的名称、位置及作用。

视器 visual organ，又称眼 eye，由眼球和眼副器两部分组成。眼球具有屈光成像并将光波的刺激转变为神经冲动的作用。眼副器位于眼球周围，包括眼睑、结膜、泪器、眼球外肌、眶筋膜和眶脂体等。

·第一节 眼 球·

眼球 eye ball 为视器的主要部分，位于眶腔内，借眶筋膜连于眶壁，前面有眼睑保护，后面借视神经穿视神经管连于间脑，周围附有泪腺、眼球外肌等，并有眶脂体垫衬（图13-1，图13-2）。眼球呈球形，前面正中点称前极，后面正中点称后极。在两极之间的中部，沿眼球表面所作的环行线称赤道。通过前、后极之间的连线称眼轴；从瞳孔中央至视网膜中央凹的连线称视轴。眼轴与视轴成锐角相交。
眼球由眼球壁和内容物组成（表13-1）。

表13-1 眼球的组成

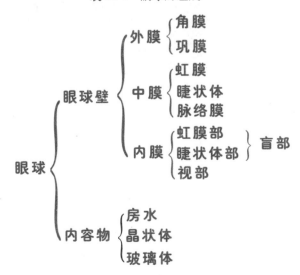

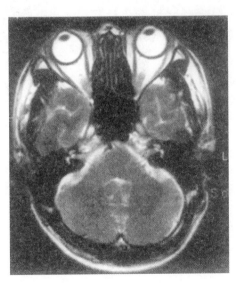

图 13-1 眼球的位置(MRI)

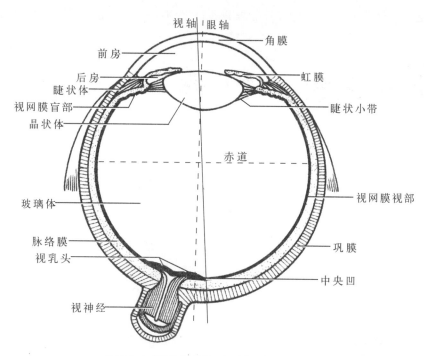

图 13-2 眼球的结构(水平切面)

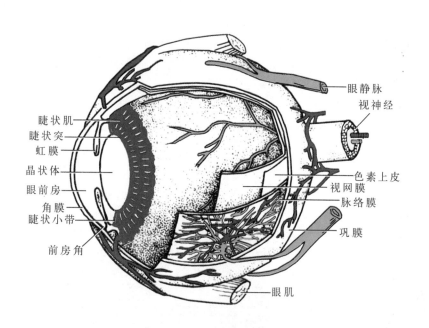

图 13-3 眼球壁的结构

一、眼球壁

眼球壁由外向内分外膜、中膜和内膜(图13-2,3)。

1.外膜(纤维膜) 由结缔组织构成,致密强韧,具有维持眼球外形和保护内部结构的作用。包括角膜和巩膜两部分。

(1)角膜cornea 占眼球外膜的前1/6,致密透明,曲度较大,有折光作用。角膜内无血管,但有丰富的感觉神经末梢,对触觉和痛觉十分敏锐,故角膜炎时,疼痛剧烈。

(2)巩膜sclera 占眼球外膜的后5/6,不透明,呈乳白色。巩膜前缘与角膜相连接,后方与视神经鞘相延续。巩膜与角膜交界处称角膜缘,其深面有环形的管道,称**巩膜静脉窦**sinus venous sclerae,为房水回流的途径。

2.中膜(血管膜) 位于外膜内面,有丰富的血管、神经和色素细胞,故又称血管膜或葡萄膜。其结构由前向后包括虹膜、睫状体和脉络膜3部分。

(1)**虹膜**iris 在眼球中膜最前部,角膜的后方,将角膜与晶状体之间的腔隙分成较大的前房和较小的后房,二者借瞳孔相通。在前房内,虹膜与角膜交界处形成的角称虹膜角膜角,又称前房角(图13-4)。

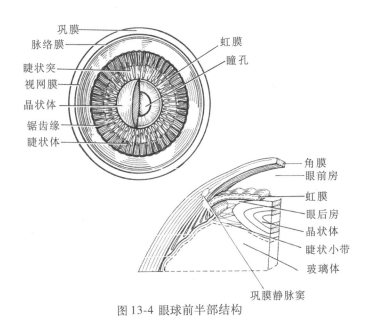

图13-4 眼球前半部结构

虹膜呈圆盘状，中央有孔称为**瞳孔 pupil**。虹膜内含有两种肌纤维方向不同的平滑肌，一种环绕在瞳孔周围，称**瞳孔括约肌**sphincter pupillae，另一种从瞳孔向周围呈放射状排列，称**瞳孔开大肌**dilator pupillae，它们分别能缩小和扩大瞳孔，调节射入眼球内的光量。虹膜的颜色取决于所含色素的多少，白种人所含色素少，呈浅蓝色，中国人含色素较多，呈棕黑色。

（2）**睫状体**ciliary body　位于巩膜与角膜移行处的深面，前与虹膜相接，后与脉络膜相延续，是中膜中部环形增厚的部分。在眼球的矢状面上，睫状体呈三角形，其后部较平坦称睫状环，前部有许多呈放射状排列的突起称睫状突，睫状突发出睫状小带与晶状体囊相连。睫状体内的平滑肌称睫状肌，该肌收缩与舒张，可使睫状小带松弛与紧张，从而调节晶状体的曲度。睫状体上皮有产生房水的作用。

（3）**脉络膜**choroid　位于睫状体后方，占中膜的后2/3，为一层含丰富血管和色素细胞的薄膜。外面与巩膜疏松结合，内面紧贴视网膜视部的色素层。脉络膜具有输送营养物质至眼球内部结构的作用，且能吸收眼球内分散的光线，防止光线散射干扰物像。

3.内膜　又称**视网膜**retina，位于眼球壁的最内层，分为盲部和视部。盲部又分为虹膜部和睫状体部，衬附于虹膜和睫状体的内面，无感光作用。视部分为内、外两层。外层为色素层，由含有大量色素的单层上皮组成；

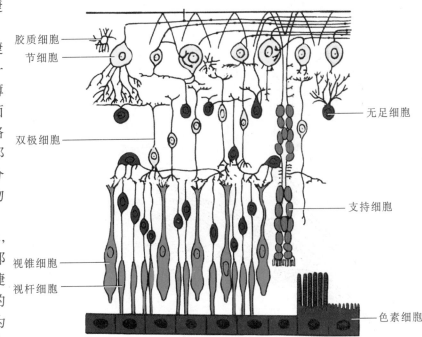

图13-5　视网膜的结构

内层为神经层，含有感光细胞等多种神经细胞(图13-5)。感光细胞包括视锥细胞和视杆细胞，前者感受强光和颜色，后者感受弱光。色素层与脉络膜紧密相连，难以分离，但与神经层之间连接疏松，两层间有潜在的间隙，是临床上视网膜剥离的解剖学基础。在视网膜内面，于视神经起始处有一直径为1.5mm的白色圆盘状隆起，称**视神经盘**optic disk或视神经乳头，此处无感光细胞，故称盲点，视网膜中央动、静脉由此穿行(图13-6)。在视神经盘的颞侧稍下方约3.5mm处，有一直径为2mm的黄色圆形区域，称**黄斑**macula lutea，其中央有一凹陷称**中央凹**fovea centralis，该处感光细胞密集，是视觉最敏锐之处。

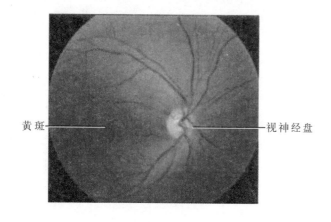

图 13-6　眼底镜图像

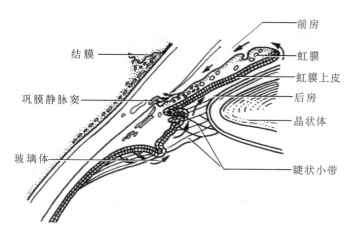

图 13-7　房水的产生与循环

二、眼球的内容物

眼球内容物包括房水、晶状体和玻璃体（图13-2，图13-3），均为无色透明、无血管的结构，具有折光作用，它们与角膜合称为眼的折光（屈光）装置。光线经过折光装置时产生折射，使外界物体在视网膜上映出清晰的物像。这些结构还可使眼球具有一定张力，以保持眼球的外形。

1.房水 aqueous humor　为无色透明的澄清液体，充满于眼房内。房水由睫状体上皮分泌，自眼后房经瞳孔到眼前房，再经虹膜角膜角渗入巩膜静脉窦，最后回流入眼静脉，以此途径不断更新循环（图13-7）。房水的产生和循环呈动态平衡，若因虹膜睫状体炎或前房角狭窄，可导致房水回流受阻，引起眼内压增高，使视力减退，甚至失明，临床上称为青光眼。房水除有折光作用外，还有维持正常眼内压、营养角膜和晶状体等功能。

2.晶状体 lens　位于虹膜后方，玻璃体前方（图13-2,3），为一富有弹性、无色透明的双凸透镜状，前面较平坦，后面曲度较大。晶状体中央部较硬称晶状体核，周围部较软称晶状体皮质。晶状体表面包有晶状体囊，其周缘借睫状小带连于睫状突。晶状体是眼球调节折光力的主要结构，当视近物时，睫状肌收缩，睫状突向前内伸延，使睫状小带松弛，晶状体因其自身弹性变凸，折光力加强，在视网膜上形成清晰的物像。视远物时与此相反。随着年龄的增长，晶状体弹性减弱，睫状肌逐渐萎缩，调节功能随之减退，出现视近物时模糊不清，俗称为老花眼。由于外伤、代谢障碍等原因造成晶状体混浊，称为白内障。

3.玻璃体 vitreous body　为无色透明的凝胶状物质，填充于晶状体与视网膜之间，其形状与所在的腔隙一致。玻璃体除有屈光作用外，还有支撑视网膜的功能，若出现混浊，则影响视力。

·第二节　眼副器·

眼副器包括眼睑、结膜、泪器、眼球外肌、眶脂体和眶筋膜等结构，有保护、运动和支持眼球的作用。

一、眼睑

眼睑eyelids遮盖在眼球的前方，是眼球的重要保护屏障，可防止机械性损伤、干燥和强烈光线对眼球的刺激。

眼睑可分为上睑和下睑，上、下睑相对的游离缘分别称上、下睑缘，上、下睑缘之间的裂隙称睑裂，睑裂两端呈锐角，分别称内眦和外眦（图13-8）。睑缘有2~3行睫毛。睫毛根部的皮脂腺称睫毛腺，如发炎肿胀，称为麦粒肿。睑缘的内侧有一乳头状隆起，其中央有一针尖样小孔，称为泪点，为泪小管的起始处。

眼睑由浅入深依次为皮肤、皮下组织、肌层、睑板和睑结膜（图13-9）。皮肤为全身皮肤中最薄者，富有弹性，易于移动和伸展。皮下组织由疏松结缔组织构成，易出现水肿。肌层主要有眼轮匝肌、提上睑肌。睑板由致密的结缔组织构成，呈半月形，为眼睑的支架结构。睑板内含有睑板腺，以导管开口于睑缘。睑板腺分泌一种油性液体，具有润滑睑缘、防止泪液外溢的作用。睑结膜为一层透明而光滑的薄膜，紧贴于睑板的内面。

二、结膜

结膜conjunctiva是一层薄而透明的黏膜，富有血管，覆盖在睑板内面和巩膜的前部（图13-10）。根据结膜所在的部位，将其分为3部。

1.睑结膜　衬于眼睑内面，与睑板紧密相连，成为眼睑的一部分。

2.球结膜　覆盖在眼球巩膜的前部，于角膜缘处移行为角膜上皮。

3.结膜穹　分为结膜上穹和结膜下穹，分别为球结膜与上、下睑结膜移行处。闭眼时，全部结膜形成的囊状腔隙称为结膜囊。

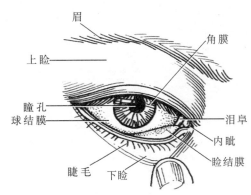

图 13-8　眼外观

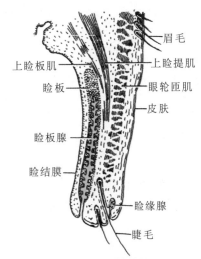

图 13-9　眼睑的结构

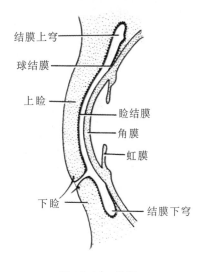

图 13-10　结膜

三、泪器

由分泌泪液的泪腺和排出泪液的泪道组成(图13-11)。

1.泪腺lacrimal gland 位于眼眶外上部的泪腺窝内，以10～20条排泄管开口于结膜上穹的外侧部。泪腺分泌的泪液借瞬眼活动涂抹于眼球表面，湿润和清洁角膜，且可冲洗异物。多余的泪液流向泪湖，经泪点引入泪小管并进入泪囊，再经鼻泪管流向鼻腔。

2.泪道包括泪点、泪小管、泪囊和鼻泪管。

（1）**泪点lacrimal punctum** 是位于上、下睑缘的内侧部泪乳头中央的小孔，为泪小管的开口，泪道的起始部。

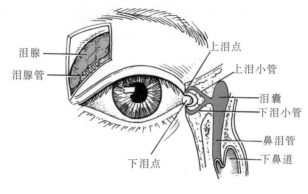

图 13-11 泪器

（2）**泪小管lacrimal ductile** 分为上、下泪小管，初与睑缘呈垂直走行，继而转折呈近似水平，向内注入泪囊。泪小管管径0.5～0.8 mm，管壁薄而有弹性，可通过扩张达到原来直径的3倍。

（3）**泪囊lacrimal sac** 为一膜性囊，长3～15mm，位于眶内侧壁的泪囊窝内。上部为盲端，下部移行为鼻泪管。眼轮匝肌的肌纤维包绕泪囊和泪小管，可收缩和扩张泪囊，促使泪液排出。

（4）**鼻泪管nasolacrimal duct** 为上接泪囊，下通下鼻道的膜性管道，长约17mm，管径3～6mm。上部埋在骨性管腔中，下部逐渐变细进入鼻外侧壁黏膜内，开口于下鼻道的外侧壁。由于鼻黏膜与鼻泪管黏膜相延续，故鼻腔炎症可向上蔓延至鼻泪管。

四、眼球外肌

包括运动眼球的肌和眼睑的肌(图13-12)。

运动眼球的肌有上直肌、下直肌、内直肌、外直肌、上斜肌和下斜肌。直肌起自视神经管周围的总腱环，向前止于眼球前部巩膜的上、下、内侧和外侧面。上直肌和下直肌收缩时可使瞳孔分别转向上内和下内；内直肌和外直肌收缩时使瞳孔分别转向内侧和外侧。上斜肌起于总腱环，在上直肌和内直肌之间前行，以细腱穿过眶内侧壁前上方的滑车，再转向后外，经上直肌之下，止于眼球赤道后方的外侧面，收缩时可使瞳孔转向外下方。下斜肌起自眶下壁的前内侧，经眼球下方向后外止于眼球赤道后方的外侧面，其作用是使瞳孔转向外上方。

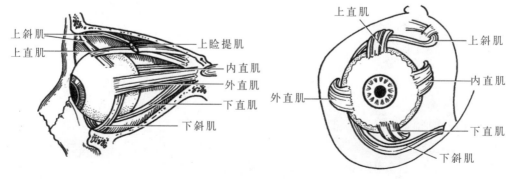

图 13-12 眼球外肌

运动上睑的肌为上睑提肌，起自视神经管上壁，止于上睑，作用为提上睑，开大睑裂。

泪道冲洗术的解剖学要点

泪道冲洗术是将液体注入泪道，疏通其不同部位阻塞的操作技术，既可检查泪道有无狭窄和阻塞，又可作为治疗方法，清除泪囊内积存的分泌物。操作的解剖学要点是:嘱患者眼球外展，以便泪阜及半月皱襞伸展，充分暴露泪点。操作者用左手将患者下睑内1/3处皮肤向外下方牵拉，将针头先垂直插入下泪点1.5~2mm，转向水平方向，朝内眦部顺泪小管方向推进5~6mm，到达骨壁后稍后退1~2mm，缓慢注入生理盐水。若鼻泪管通畅，则生理盐水由鼻腔流出；如鼻泪管部分狭窄，则仅有少许生理盐水由鼻腔流出，大部分由上泪点溢出；如泪小管阻塞，则生理盐水由原泪点返回。冲洗前注意针头不要顶住泪囊的内侧壁，以免推液时不易流出，误认为泪道阻塞；进针要顺泪小管方向缓慢推进，以免刺破泪小管壁造成假道。

·第三节　眼的血管和神经·

一、眼的血管

1.眼动脉　是供给眼球和眶内结构的主要动脉，发自颈内动脉，与视神经一起经视神经管入眶，在眶内分支供应眼球、眼球外肌、泪腺等。其中重要的分支为视网膜中央动脉，它在眼球后方穿入视神经内，前行至视神经盘处分为上、下两支，再各分为内、外侧支，形成视网膜鼻侧上、下动脉和视网膜颞侧上、下动脉,营养视网膜。

2.眼的静脉　主要有视网膜中央静脉和涡静脉。视网膜中央静脉与同名动脉伴行，收集视网膜回流的血液，注入眼上静脉。涡静脉有4~6条，收集虹膜、睫状体和脉络膜的静脉血，在眼球后部穿出巩膜，注入眼上、下静脉。眼上、下静脉向后汇入海绵窦，向前与内眦静脉吻合。

二、眼的神经

分布于眼的神经有视神经、三叉神经、动眼神经、滑车神经、展神经和内脏运动神经。视神经传导视觉冲动。三叉神经的眼神经和上颌神经传导眼睑、结膜、角膜和泪腺的一般感觉。动眼神经支配上直肌、下直肌、内直肌、下斜肌和上睑提肌。滑车神经支配上斜肌。展神经支配外直肌。副交感神经支配睫状肌和瞳孔括约肌。交感神经支配瞳孔开大肌。

【复习思考题】

1.眼球壁各层有哪些结构特点?

2.当视近物或远物时，眼球内哪些结构发生变化?

3.简述房水产生及循环途径。

4.简述泪液的产生及排出途径。

（廖　华）

THE VISUAL ORGAN

[**Summary**] The visual organ is composed of eyeball and its accessory structures. The eyeball consists of three coats and some contents. Its coats include the outer coat (fibrous tunic), middle coat (vascular tunic) and the inner coat (retina) respectively. The contents of eyeball include vitreous body, lens and aqueous humor. The accessory eye structures are the eyelid, the conjunctiva, the lacrimal gland, and the orbit muscles etc. All these structures has important value in maintaing normal visual function. The retina is the exact structure that can receive light stimulation. The macula lutea and the optic disc are the distinctive structures in the ocular fundus under ophthalmoscope, so we should recognize them clearly. The cornea, vitreous body, lens and aqueous humor make up of the optic system and the precisely adjustment among them can make sure the picture arrive at the retina correctly. These also are the important structures of the visual pathway.

第十四章 前庭蜗器

前庭蜗器vestibulocochlear organ包括前庭器和蜗器，两者功能完全不同，但结构紧密相连。前庭蜗器又称耳，按位置可分为外耳、中耳和内耳3部分。外耳和中耳是收集声波和传导声波的装置，内耳含有接受声波和位置刺激的感受器(图14-1)。

外耳external ear包括耳郭和外耳道。

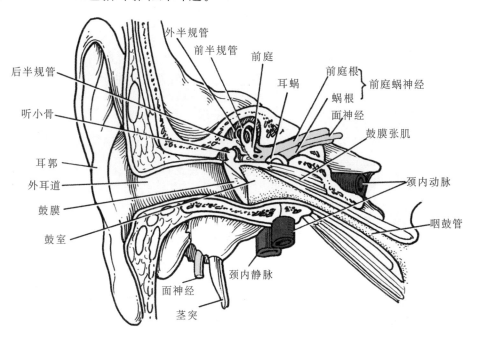

图 14-1 前庭蜗器

·第一节 外 耳·

一、耳 郭

耳郭auricle以弹性软骨为基础，外被皮肤，皮下组织少，但血管、神经丰富。耳郭下部向下垂的柔软部分称**耳垂**auricular lobule，由皮肤和皮下组织构成，是临床采血的常用部位(图14-2)。

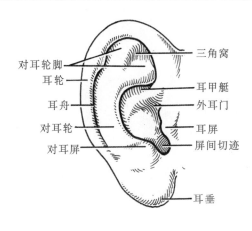

对耳轮脚
耳轮
耳舟
对耳轮
对耳屏
三角窝
耳甲艇
外耳门
耳屏
屏间切迹
耳垂

图14-2 耳郭

二、外耳道

外耳道external acoustic meatus为一弯曲管道，全长约2.5cm，其外1/3为软骨部（与耳郭软骨相连续），内2/3为骨部，位于颞骨内。外耳道前下壁长于后上壁，软骨部的皮肤较薄，含有毛囊、皮脂腺及耵聍腺。耵聍腺的分泌物称耵聍，对皮肤有保护作用。外耳道皮下组织很少，皮肤几乎与软骨膜和骨膜紧密相贴，故外耳道有疖肿时疼痛剧烈。

耳镜检查的解剖学要点

外耳道是弯曲的管道，外1/3先向内、向上、向后弯曲；内2/3转为向内、向前、向下走行。耳镜检查成人鼓膜时，须将耳郭向上、向后提起使外耳道成一直线，方可观察到鼓膜的形态。婴儿的外耳道骨部和软骨部尚未发育完全，故外耳道短而直，鼓膜近乎水平位，耳镜检查婴儿鼓膜时需将耳郭拉向后下方，才能看到鼓膜。

·第二节　中　耳·

中耳包括鼓室、咽鼓管、乳突窦和乳突小房3部分。

一、鼓室

鼓室tympanic cavity为位于颞骨岩部内含气的不规则小腔。鼓室有6个壁，内有听小骨、韧带、肌、神经和血管等结构。鼓室内面及上述结构皆覆有黏膜，黏膜与咽鼓管和乳突小房的黏膜相延续(图14-3)。

1.鼓室壁　鼓室有6个壁。

(1)外侧壁　又称鼓膜壁，主要由鼓膜构成，借鼓膜与外耳道分隔。鼓膜tympanic membrane(图14-4)为半透明、椭圆形的薄膜，位于外耳道与鼓室之间，其走向与外耳道长轴有45°～50°的倾斜角。鼓膜在活体呈银灰色，有光泽，状似浅漏斗状，凹面向外，中心向内凹陷称鼓膜脐，相当于锤骨柄的尖端。鼓膜上1/4的三角形区为松弛部，薄而松弛，在活体呈淡红色；下3/4坚实紧张，称紧张部。鼓膜前下方有一三角形的反光区，称为光锥，是外来光线被鼓膜的凹面集中反射形成，鼓膜病变会导致正常光锥的改变或消失。

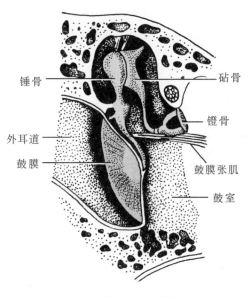

锤骨
外耳道
鼓膜
砧骨
镫骨
鼓膜张肌
鼓室

图14-3 鼓室

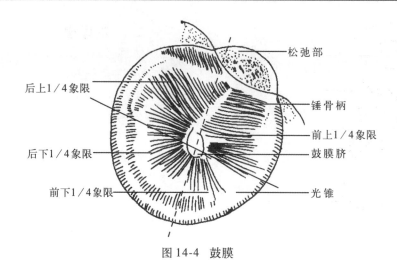

图 14-4 鼓膜

(2)内侧壁 又称迷路壁，即内耳的外侧壁。此壁的中部隆起，称岬。岬的后上方有**前庭窗**fenestra vestibuli,后下方有**蜗窗**fenestra cochleae,蜗窗被第二鼓膜所封闭。当鼓膜、听骨链功能受损害，此膜有代偿鼓膜的作用。在前庭窗后上方有一弓状隆凸，称面神经管凸，其深部为面神经管(图14-5)。

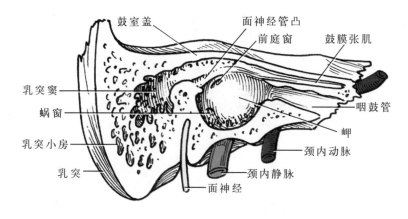

图 14-5 鼓室内侧壁

(3)上壁 又称盖壁，即鼓室盖，为一薄层骨板，借此与颅中窝分隔，故中耳疾病可能经此侵入颅腔(图14-6)。

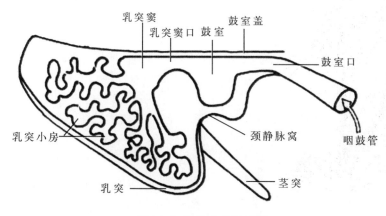

图 14-6 鼓室上壁及下壁

(4)下壁　借薄层骨板与颈内静脉起始部分隔。

(5)前壁　与颈动脉管相邻，上部有咽鼓管开口。

(6)后壁　又称乳突壁，上部有乳突窦的开口，由此经乳突窦与乳突小房相通。乳突窦口稍下方有一小的锥形突起，称锥隆起，内藏镫骨肌。

慢性化脓性中耳炎可侵蚀破坏听小骨及鼓室壁的黏膜、骨膜或骨质，若向邻近结构蔓延可引起各种并发症：侵蚀鼓膜可致鼓膜穿孔；侵蚀内侧壁可致化脓性迷路炎；侵蚀面神经管可损害面神经；向后蔓延到乳突窦和乳突小房，可引起化脓性乳突炎；向上侵蚀鼓室盖，可引起颅内感染。

2. 鼓室内的结构　主要有3块听小骨，2条听小骨肌。

(1) 听小骨　①**锤骨**malleus:形似小锤。锤骨柄末端接鼓膜脐。②**砧骨**incus:体与锤骨头形成砧锤关节，长脚与镫骨头相接构成砧镫关节。③**镫骨**stapes: 形似马镫而得名。底借韧带与前庭窗相连接，封闭前庭窗。3块听小骨借砧锤关节和砧镫关节以及韧带形成听骨链。当听骨链的任何一环节受到损害都可造成声波传送中断，听力下降。

(2)听小骨肌　①鼓膜张肌：位于咽鼓管上方的鼓膜张肌半管内，其作用为牵引锤骨柄向内(鼓室)，使鼓膜紧张。②镫骨肌：收缩时，使镫骨底的前部自前庭窗稍向外，以减低内耳迷路内压，是鼓膜张肌的拮抗肌。

二、咽鼓管

咽鼓管auditory tube是中耳鼓室与鼻咽部相连的管，长3.5～4.0cm,可分为骨部和软骨部。骨部是连接鼓室的一段，即外侧段，约占全长的1/3,其开口为咽鼓管鼓室口。软骨部即内侧段，接近鼻咽部的一段，约占全长的2/3,在咽部开口称咽鼓管咽口。成人鼓室口高于咽口2～2.5cm。咽鼓管对调整中耳气压与外界大气压间的平衡有重要意义。咽鼓管闭塞可影响中耳的功能。小儿咽鼓管短而宽，且呈水平位，故咽部的感染易经咽鼓管波及鼓室。

三、乳突窦和乳突小房

乳突窦和乳突小房是鼓室向后的延伸，乳突窦是鼓室与乳突小房间的小腔，向前开口于鼓室，向后与乳突小房相通连。乳突小房为颞骨乳突内的含气小腔隙，大小、数量不等，形态不一，互相通连，腔内衬以黏膜，且与乳突窦和鼓室的黏膜相连续(图14-6)。

> **咽鼓管通气的解剖学要点**
>
> 咽鼓管是中耳腔与外界联系的惟一通道。咽鼓管平常呈关闭状态，只有在一定条件下(如吞咽等)才开放，而且具有单向活瓣的特点。咽鼓管具有保持中耳腔与外界气压的平衡和排除中耳分泌物的功用。在咽鼓管通气功能良好的情况下，当中耳腔内压力相对增高时可以冲开咽鼓管排出一部分气体，使鼓膜内外压力达到平衡。但当中耳腔压力相对降低时，外界气体就不能冲开咽鼓管进入中耳腔，此时就要靠做主动通气动作才能使空气进入中耳腔，使鼓膜内外压力达到平衡。

·第三节　内　耳·

内耳位于颞骨岩部内，由一系列的复杂管道系统组成，又称迷路，按解剖结构可分为骨迷路和膜迷路两部。骨迷路包套膜迷路，即前者位于外面，后者藏于骨迷路的内部，两者的形状基本相似(图14-7)。

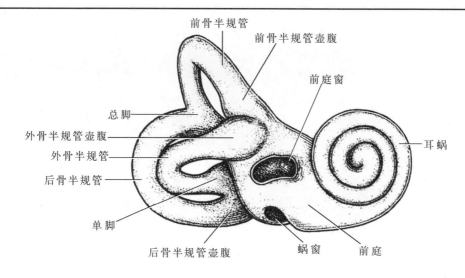

前骨半规管

前骨半规管壶腹

前庭窗

总脚

外骨半规管壶腹

外骨半规管

后骨半规管

耳蜗

单脚

后骨半规管壶腹

蜗窗

前庭

图14-7 骨迷路

一、骨迷路

骨迷路是由骨密质构成的管道，由后外向前内依次分为骨半规管、前庭和耳蜗3部分。骨半规管为3个半环形的骨性小管道，它们处于互相垂直的3个平面上，与中部的前庭有5个小孔相通。

1.**骨半规管**bony semicircular canals 为3个"C"字形的互成直角排列的骨管。前骨半规管凸向上方，与颞骨岩部的长轴垂直。外骨半规管凸向外方，呈水平位。后骨半规管凸向后外方，与颞骨岩部的长轴平行。每个骨半规管皆有两个骨脚连于前庭，一个骨脚膨大称壶腹骨脚，壶腹骨脚上的膨大称骨壶腹；另一骨脚细小称单骨脚，前、后骨半规管的单骨脚合成一个总骨脚，因此，3个半规管只有5个孔开口于前庭。

2.**前庭**vestibule 是位于骨迷路中部的椭圆形腔，其前部有一大孔与耳蜗相通，向后接3个半规管（图14-7）。前庭内容纳椭圆囊和球囊。前庭外侧壁上有前庭窗，被镫骨底及环状韧带所封闭，在此窗后下方有蜗窗，为第二鼓膜所封闭。前庭的后端（壁）较宽，有5个小孔与半规管相通；前端（壁）较窄，借一长圆形的孔通耳蜗的前庭阶。

3.**耳蜗**cochlea 位于前庭的前方，形似蜗牛壳，蜗底朝向内耳道底，蜗尖朝向前外方，由蜗轴和螺旋形的蜗螺旋管构成。从蜗轴发出的骨片伸入蜗螺旋管，称为骨螺旋板，其外缘与膜螺旋板，即基底膜（起始于蜗螺旋管外侧壁的骨膜）相连接。在骨螺旋板起始处上方，还有一斜向外上方直达蜗螺旋管外侧壁的膜，称为前庭膜。这样，蜗螺旋管腔被分隔为三个部分，即前庭阶、蜗管和鼓阶(图14-8)。

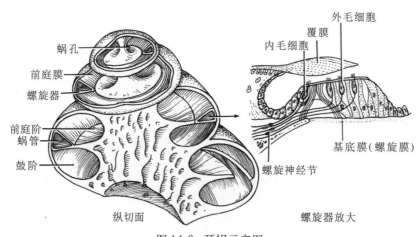

蜗孔

前庭膜

螺旋器

前庭阶

蜗管

鼓阶

外毛细胞

覆膜

内毛细胞

基底膜（螺旋膜）

螺旋神经节

纵切面

螺旋器放大

图14-8 耳蜗示意图

184

二、膜迷路

膜迷路membranous labyrinth 是套在骨迷路内密闭的膜性小管和小囊，借纤维束固定于骨迷路的壁上，由相互连通的膜半规管、椭圆囊、球囊和蜗管四部分组成。膜半规管位于骨半规管内，椭圆囊、球囊位于骨迷路的前庭内，蜗管位于耳蜗的蜗螺旋管内(图14-9)。

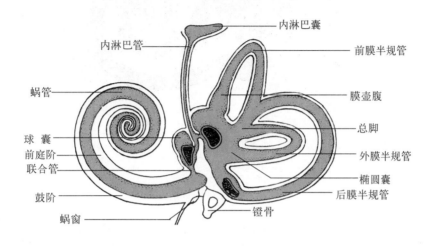

图 14-9 膜迷路

1.**膜半规管**semicircular ducts 其形态与骨半规管相似，套在同名的半规管内，其管径为骨半规管的1/4～1/3，分别称前、后和外膜半规管。各膜半规管亦有相应的球形膨大部分，称膜壶腹。壶腹壁上有膜增厚的隆起称**壶腹嵴**ampullary crest。3个壶腹嵴相互垂直，能感受头部旋转变速运动时的刺激。

2.**椭圆囊和球囊** 椭圆囊utricle位于前庭后上方。在椭圆囊的后壁上有5个孔与3个膜半规管相通。在椭圆囊壁内面有一斑块状隆起，称椭圆囊斑。**球囊**saccule位于椭圆囊的前下方，较椭圆囊小。在球囊的囊壁内，有一斑块状隆起，称球囊斑。此斑与椭圆囊斑位于相互成直角的平面上，两者都可感受头部静止时的位置觉及直线变速的运动觉刺激。

3.**蜗管**cochlear duct 介于骨螺旋板和蜗螺旋管外侧壁之间。一端在前庭，借细管与球囊相连；另一端在蜗顶，顶端为细小的盲端。在横断面上，蜗管呈三角形。其上壁为蜗管前庭壁(前庭膜)，前庭膜将前庭阶与蜗管分开；外侧壁为蜗螺旋管内表面骨膜的增厚部分；下壁即蜗管鼓壁(或螺旋膜，又称基底膜)，与鼓阶相隔。在基底膜上有**螺旋器**spiral organ(Corti器)，为感受声波刺激的听觉感受器(图14-8)。

4.**内耳淋巴** 是一种特殊的组织间液，对维持内耳正常的生理功能有重要作用，包括外淋巴和内淋巴。外淋巴位于骨迷路和膜迷路之间。蜗管、球囊、椭圆囊、膜半规管、内淋巴囊及连合管内充满着内淋巴。

声波的传导 声波传入内耳感受器有两条途径，一是空气传导，一是骨传导。正常情况下以空气传导为主。

1.空气传导 耳郭将收集到的声波经外耳道传到鼓膜，引起鼓膜振动，中耳内的听骨链随之运动，经镫骨底传到前庭窗，引起前庭窗内的外淋巴波动(图14-10)。外淋巴的波动可使内淋巴波动，也可直接使基底膜振动，刺激螺旋器使其产生神经冲动，经蜗神经传入中枢，产生听觉。

2.骨传导 是指声波经颅骨直接传入内耳的过程。声波的冲击和鼓膜的振动可经颅骨和骨迷路传入，使内耳的内淋巴波动，也可使基底膜上的螺旋器产生神经冲动。骨传导的存在与否是鉴别传导性耳聋和神经性耳聋的有效方法。

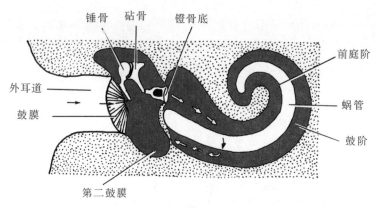

图 14-10 声波的传导

三、内耳道

内耳道internal acoustic meatus 位于颞骨岩部中部后面，自内耳门至内耳道底，长7～12mm，内有前庭蜗神经、面神经及迷路血管等穿行。内耳道底被一垂直骨片所封闭，形成骨迷路的内侧壁。

【附】皮肤

皮肤广泛地被覆于机体的表面，除了作为机体的屏障，起保护机体的重要作用外，皮肤上还分布有多种感受器，可感受外界环境多种物理性和化学性刺激，因此，皮肤也是机体一个重要的感觉器官。

一、皮肤的结构

皮肤由表皮和真皮组成，借皮下组织与深部组织相连。由表皮衍生的毛发、指(趾)甲、皮脂腺和汗腺等，统称为皮肤附属器。

1.表皮 表皮由角化的复层扁平上皮构成，上皮间有丰富的游离神经末梢。表皮厚度为0.07～0.12mm，从基底到表面可分为基底层、棘层、颗粒层、透明层和角质层。上皮细胞由基底层细胞不断分裂增殖，新生的细胞向浅层推移，角质层靠近表面的细胞逐渐脱落，成为皮屑。

2.真皮 真皮位于表皮深面，由致密结缔组织构成，厚约1.2mm。真皮分为乳头层和网织层。乳头层较薄，紧邻表皮基底层，呈乳头状突向表皮，称真皮乳头。乳头层有丰富的血管、游离神经末梢和触觉小体。网织层在乳头层的深部，含有许多血管、神经、毛囊、皮脂腺、汗腺和环层小体。

3.皮肤附属器

(1)毛发 除手、足掌外，其他部位的皮肤都长有毛发。毛发在皮肤之外的部分称为毛干，埋藏于皮肤之内的部分称为毛根。包绕在毛根周围的多层上皮细胞和结缔组织称为毛囊。毛囊底部的上皮细胞不断分裂增殖，使毛根不断生长。毛发与皮肤表面成一定的角度，在钝角侧的真皮内有一斜形的平滑肌束，称为立毛肌。立毛肌受交感神经支配，收缩时，毛发竖立。

(2)皮脂腺 多位于毛囊与立毛肌之间。腺体的导管很短，开口于毛囊上段或皮肤表面。成熟的腺细胞解体，脂滴经毛囊排出，即为皮脂，有柔润皮肤和保护毛发等功能。

(3)汗腺 为管状腺，由分泌部和导管部构成。分泌部位于真皮深部或皮下组织内，导管部从真皮深部向表皮蜿蜒上行，开口于皮肤表面的汗孔。汗液有湿润皮肤、调节体温等功能。

(4)指(趾)甲 由多层排列紧密的角质细胞组成。

4.皮下组织　又称浅筋膜，由疏松结缔组织和脂肪组织组成。其厚度随年龄、性别和身体部位的不同而有较大的差别。其功能是连接皮肤与深部组织、维持体温和缓冲外来压力等。

二、皮肤的功能

1.感觉功能　皮肤所涉及的感觉功能主要为痛、温、触、压觉。触觉感受器是分布于真皮乳头层的触觉小体。压觉感受器为位于真皮深层的环层小体。温度感受器和痛觉感受器均为游离神经末梢，位于表皮和真皮乳头层。

2.吸收功能　皮肤具有一定的吸收功能，以脂溶性物质较易吸收。若皮肤遭受物理性或化学性损伤，其屏障作用下降，吸收能力显著增强。了解皮肤的吸收功能，对于如何预防有害化学物质侵入皮肤以及用哪些外用药物发挥更佳疗效，无疑是有益的。

皮内注射和皮下注射

由于皮肤具有一定的吸收功能，故临床用药根据需要可采用皮内注射和皮下注射的方法。皮内注射是把少量药物注入表皮与真皮乳头层之间，常用于药物过敏试验，注射部位多选择前臂掌侧下部。皮下注射是把药物注入皮下组织内，用于需要迅速达到药效而又不能或不宜口服给药时，如预防接种或局部麻醉。预防接种常选择三角肌下缘处，局部麻醉根据需要可在任何部位皮下注射。

【复习思考题】
1.简述外耳道的组成和结构特点。
2.鼓膜的形态结构。
3.用鼓室的毗邻关系知识解释鼓室感染有可能影响到哪些结构。
4.试述骨迷路和膜迷路的分部和各部的形态。
5.试述声波的传导途径。

(黄文华)

THE VESTIBULOCOCHLEAR ORGAN

[**Summary**] The vestibulocochlear organ is called the ear, it is divided into external, middle, and internal regions. The external ear is essentially a funnel-shaped structure used for collecting sound waves, which include the auricle, external auditory meatus and eardrum. The middle ear is a small air-filled chamber in the temporal bone. It is separated from the external auditory meatus by the tympanic eardrum and separated from the inner ear by a bony wall in which there are two small membrane-covered openings the oval window and the round window. The middle ear contains three small bones called ossicles. The inner ear is called labyrinth, from the complexity of its shape, and consists of the osseous labyrinth and the membranous labyrinth. The osseous labyrinth consists of vestibule, semicircular canals, and cochlea. The membranous labyrinth consists of the utricle, the saccule, the semicircular ducts, and the cochlear duct. The receptors for balance or equilibrium are located in the semicircular ducts, utricle and saccule. The receptors for hearing is in the cochlear duct.

神经系统

【学习目标】
明确神经系统的组成和基本结构。
【重点内容提示】
1.神经系统的区分和基本结构。
2.神经系统的基本活动方式。
3.神经系统的常用术语。

神经系统nervous system包括脑和脊髓，以及与脑和脊髓相连并分布于全身各部的周围神经(神经系统图-1)。神经系统是人体内主要的功能调节系统，控制和调节着其他各系统的活动，使人体成为一个有机的整体，以适应不断变化的外环境，维持机体内环境的稳定与平衡及自身和种系的生存和发展，保证生命活动的正常进行。例如，当剧烈运动时，随着骨骼肌的强烈收缩，同时也会出现呼吸加速和心跳加快等一系列变化。这些变化就是在神经系统的调节和控制下，使各器官系统相互制约、相互协调，以完成统一的生理功能。因此，神经系统是人体的主导系统，在各器官系统中占有十分重要的地位。

人类神经系统经过漫长的生物进化过程，成为人体内结构和功能最复杂的系统。这是长期从事生产劳动、语言交流和社会活动，促使大脑高度发展的结果。人类神经系统不仅具有与高等动物类似的感觉和运动中枢，而且具有更复杂的分析、语言中枢、使大脑皮质成为思维、意识活动的物质基础。因此，人类神经系统无论在结构还是在功能上，都远远超越了一般动物的范畴。

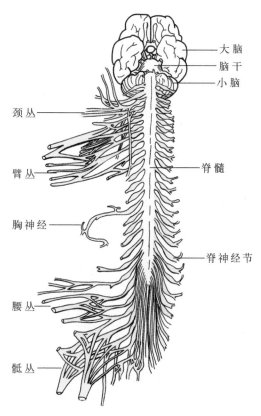

神经系统图-1　神经系统概况

一、神经系统的区分

神经系统分为**中枢神经系统**central nervous system和**周围神经系统**peripheral nervous system两部分。中枢神经系统包括位于颅腔内的脑和位于椎管内的脊髓；周围神经系统包括与脑相连的**脑神经**cranial nerves和与脊髓相连的**脊神经**spinal nerves。根据周围神经分布的不同，可分为**躯体神经**somatic nerve和**内脏神经**visceral nerve，前者分布于体表的皮肤、黏膜以及骨、关节和骨骼肌，后者分布于内脏、心血管和腺体等(神经系统图-1，神经系统表-1)。

神经系统表-1　神经系统组成

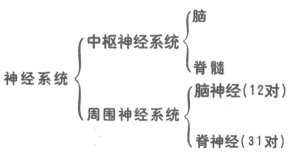

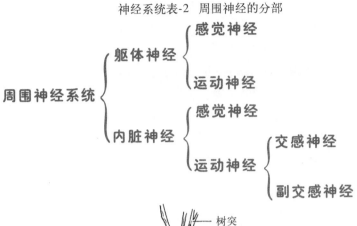

神经系统表-2　周围神经的分部

周围神经系统
├ 躯体神经
│　├ 感觉神经
│　└ 运动神经
└ 内脏神经
　├ 感觉神经
　└ 运动神经
　　├ 交感神经
　　└ 副交感神经

周围神经有感觉和运动两种成分。**感觉神经**sensory nerve 将神经冲动由周围向中枢传导，故又称**传入神经**afferent nerve；**运动神经**motor nerve 将神经冲动自中枢传向周围，故又称**传出神经**efferent nerve。躯体神经和内脏神经都参与构成脑神经和脊神经，因此，脑神经和脊神经内均含有躯体神经和内脏神经的感觉、运动纤维。内脏运动神经又分为交感神经和副交感神经。

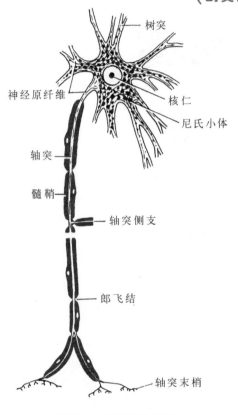

神经系统图-2　神经元模式图

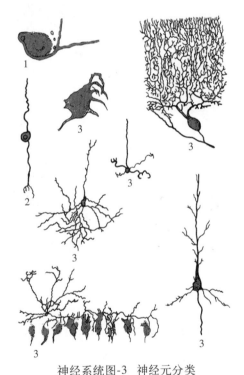

神经系统图-3　神经元分类

1.假单极神经元　2.双极神经元　3.多极神经元

二、神经系统的基本结构

构成神经系统的主要组织是神经组织。神经组织由神经元和神经胶质组成。

1.**神经元**neuron 即神经细胞，是神经系统结构和功能的基本单位，也是一切思维活动的物质基础。据估计，神经元的数量有10^{11}个，主要集中于大、小脑皮质和脑干、脊髓的灰质内。每个神经元由胞体和突起两部分构成，突起又分为轴突和树突(神经系统图-2)。神经元的分类方法有多种。

(1)根据神经元突起数目分类：①多极神经元，有一个轴突和多个树突，中枢部的神经元大多数属此类；②双极神经元，在胞体两端分别发出中枢突和周围突，此类神经元数量较少，仅分布于蜗神经节和前庭神经节等处；③假单极神经元，从胞体只发出一个突起，距胞体不远处又呈'T'形分成两支，一支为周围突，至感受器；另一支为中枢突，入脑或脊髓,如脊神经节神经元(神经系统图-3)。

（2）根据神经元生理功能分类：①感觉神经元或传入神经元，将内、外环境刺激传入中枢；②运动神经元或传出神经元，将神经冲动从中枢传至效应器；③中间神经元或联络神经元，所占数量最多，在中枢神经内形成复杂的网络系统，进行各种信息的传递、分析和综合。

（3）根据神经元释放神经递质分类：①胆碱能神经元；②多巴胺能神经元；③肽能神经元；④氨基酸能神经元等。

2.神经胶质 neuroglia 即神经胶质细胞，其数量比神经元多。中枢神经系统的神经胶质是中枢神经系统内的间质和支持细胞，根据其形态可分为星形胶质细胞、少突胶质细胞、小胶质细胞和室管膜细胞（神经系统图-4）。周围神经系统的神经胶质细胞分为施万细胞和卫星细胞。神经胶质对神经元起支持、营养、保护及形成髓鞘等作用

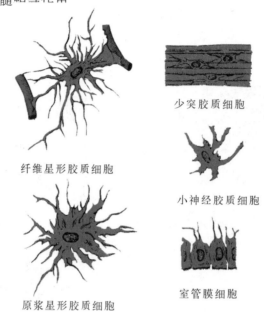

纤维星形胶质细胞

少突胶质细胞

小神经胶质细胞

原浆星形胶质细胞

室管膜细胞

神经系统图-4 神经胶质

3.神经纤维 nerve fibers 由神经元较长突起连同其外包被的结构构成。根据胶质细胞是否卷绕轴索形成髓鞘，将神经纤维分为有髓纤维和无髓纤维（神经系统图-5）。神经纤维的表面有一薄层结缔组织包绕，称神经内膜。若干条神经纤维被由疏松结缔组织构成的神经束膜包绕，形成神经束。粗细不等的神经束被致密结缔组织构成的神经外膜包绕，形成神经。

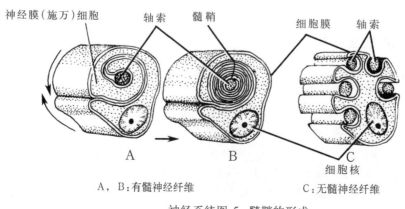

神经膜（施万）细胞　轴索　髓鞘　细胞膜　轴索

A　　　　　B　　　　C

细胞核

A，B:有髓神经纤维　　　　　C:无髓神经纤维

神经系统图-5　髓鞘的形成

4.**突触**synapse 是一个神经元与另一个神经元间在形态上发生接触和传递信息的重要结构。最多见的突触方式是一个神经元轴突末梢与另一神经元的胞体或树突接触，分别称轴体突触或轴树突触。突触由突触前部、突触间隙和突触后部3部分构成。

神经干细胞

神经干细胞是存在于神经系统中，能够增殖并分化为神经元和神经胶质的细胞。它具有干细胞的基本特性：①自我更新能力；②多向分化潜能。传统观点认为，哺乳类动物神经元的形成在出生前已完成，成熟的神经系统中不存在神经干细胞。20世纪70年代，科学家们在新生大鼠海马等处发现了可分化为神经元和神经胶质的神经干细胞，为中枢神经损伤修复的研究开辟了新的思路。

三、神经系统的活动方式

神经系统在调节机体的活动中接受内、外环境的刺激，并做出适宜的反应，这种神经调节过程称**反射**reflex，是神经系统的基本活动方式。完成反射活动的解剖学基础是**反射弧**reflex arc。反射弧包括5个环节，即感受器→传入(感觉)神经→中枢→传出(运动)神经→效应器(神经系统图-6)。如果反射弧的任何一部分损伤，反射即出现障碍。因此临床上常用检查反射的方法来诊断神经系统的某些疾病。

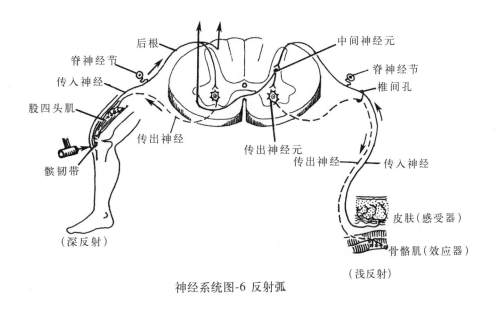

神经系统图-6 反射弧

四、神经系统的常用术语

在神经系统内，由于神经元的胞体和突起所在的部位和排列方式不同，而具有不同的术语名称。在中枢神经系统内，神经元的胞体和树突聚集的部位，在新鲜标本上色泽灰暗，称为**灰质**gray matter；在大脑半球和小脑半球，灰质集中于脑的表层，特称**皮质**cortex。在中枢部位，一些形态和功能相近的神经元胞体和树突聚集成团或柱，称**神经核**nerve nucleus；在周围神经则称**神经节**ganglion。

神经纤维在中枢内聚集的部位，因其髓鞘在新鲜标本上色泽亮白，称为**白质**white matter，白质在大、小脑位于皮质深面，故名**髓质**medulla。在白质中，凡起止、行程和功能基本相同的神经纤维集合在一起，称为**纤维束**fasciculus。神经纤维在周围部聚合形成束状结构称**神经**nerve。在中枢某些部位，神经纤维交织成网，其间散在分布着神经元胞体，这种结构称**网状结构**reticular formation。

第十五章 中枢神经系统

【学习目标】
　　掌握脊髓、脑干、小脑、间脑的位置、外形和内部结构；大脑半球的主要沟回、分叶；内部结构和功能区定位。

【重点内容提示】
　　1.脊髓的位置、外形，灰质的分部，重要传导束的位置。
　　2.脑干的位置、分部，各部的形态，内部各结构的分布规律。
　　3.小脑、间脑的位置和分部。
　　4.大脑半球的主要沟回、分叶，基底核的位置，内囊的位置和分部，各主要功能区定位。
　　5.各脑室的位置和连通。

·第一节　脊　髓·

一、脊髓的位置与外形

　　脊髓spinal cord位于椎管内，是中枢神经系统的低级部分。外形呈前后稍扁粗细不等的圆柱状，包以被膜，全长42～45cm。脊髓上端于枕骨大孔处与延髓相连，下端缩小成圆锥状，称脊髓圆锥。成人圆锥末端平第1腰椎体下缘，新生儿平第3腰椎体。

　　脊髓的表面有前正中裂、后正中沟和前、后外侧沟。前、后外侧沟自上而下依次分别附有31对脊神经前、后根。在后根上有膨大的脊神经节(图15-1)。

　　脊髓与31对脊神经相连，通常将与每对脊神经相连的一段脊髓称为一个**脊髓节段**segment of spinal cord。脊髓全长有31个节段,包括颈节(C)8个、胸节(T)12个、腰节(L)5个、骶节(S)5个和尾节(Co)1个。脊髓在C_4～T_1和L_2～S_3节段呈梭形膨大,分别称**颈膨大**cervical enlargement和**腰骶膨大**lumbosacral enlargement。在腰骶膨大以下，脊髓骤然变细，称**脊髓圆锥**conus medullaris,圆锥以下延为一细丝，称终丝，止于尾骨后面的骨膜,其内无神经组织。椎管内的腰、骶、尾神经根在出相应椎间孔之前，在椎管内垂直向下，围绕终丝集聚呈马尾状，称为**马尾**cauda epuina。成人椎管内在第1腰椎以下已无脊髓，只有马尾和终丝。因此，临床上常选择第3、4或4、5腰椎棘突之间进行腰椎穿刺，以抽取脑脊液或注射麻醉药。

　　从胚胎第4个月开始，脊柱的生长速度比脊髓快，故成人脊髓与脊柱的长度不相等,脊髓的长度约占椎管的上2/3。由于椎管长于脊髓，自上而下,脊神经根距各自的椎间孔愈来愈远，逐渐倾斜，而腰骶部的神经根近乎垂直下行(图15-2)。因此，脊髓的节段与胚胎时相应的椎骨并不完全对应，了解这一点对于脊髓损伤的定位诊断有重要意义。成人的这种对应关系的大致推算方法见表15-1。

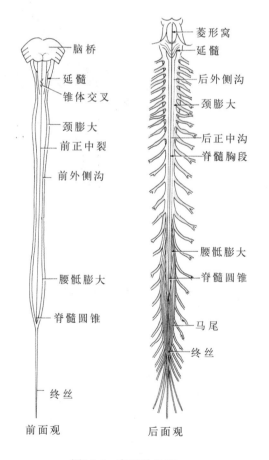

前面观　　　　后面观

图15-1　脊髓的外形

表 15-1　脊髓节段与椎骨的对应关系

脊髓节段	对应椎骨	推算举例
上颈节 $C_{1\sim4}$	与同序数椎骨对应	如第3颈节对第3颈椎
下颈节 $C_{5\sim8}$ 和上胸节 $T_{1\sim4}$	较同序数椎骨高1个椎骨	如第3胸节对第2胸椎
中胸节 $T_{5\sim8}$	较同序数椎骨高2个椎骨	如第6胸节对第4胸椎
下胸节 $T_{9\sim12}$	较同序数椎骨高3个椎骨	如第11胸节对第8胸椎
腰节 $L_{1\sim5}$	平对第10～12胸椎	
骶、尾节 $S_{1\sim5}$、C_0	平对第12胸椎和第1腰椎	

二、脊髓的内部结构

脊髓由灰质和白质构成，灰质位于中部，白质位于外围（图15-3,4）。脊髓的正中有**中央管** central canal，纵贯脊髓全长，向上通第四脑室，下端在脊髓圆锥内膨大，称为终室。管内含脑脊液。

1.灰质　位于中央管周围，呈"H"形，主要由神经元胞体和树突组成。每侧灰质由腹侧向背侧依次为前角（柱）、中间带和后角（柱）。从第1胸节段到第3腰节段，中间带向外突出，形成侧角（柱）；在中央管前、后方横行的灰质分别称灰质前、后连合。

（1）**前角** anterior horn　前角内含有运动神经元胞体（包括大型的 α 神经元和小型的 γ 神经元），其轴突组成前根。α 神经元支配骨骼肌的运动，γ 神经元与调节肌张力有关。

（2）**后角** posterior horn　主要是参与感觉传导的中间神经元胞体。

（3）中间带　$T_1\sim L_3$ 间的脊髓节段形成侧角，为交感神经节前神经元胞体组成，是交感神经的低级中枢。在 $S_2\sim S_4$ 的中间带外侧，有由小型神经元组成的骶中间外侧核，为副交感神经节前神经元胞体，是副交感神经在脊髓的中枢。两个核群的轴突加入前根，随脊神经分布。

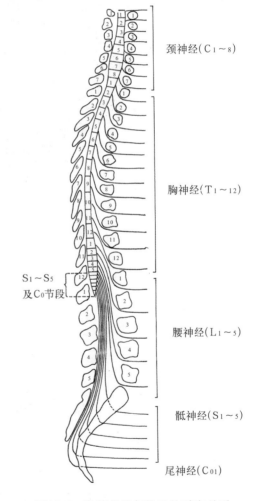

颈神经（$C_{1\sim8}$）

胸神经（$T_{1\sim12}$）

$S_1\sim S_5$ 及 C_0节段

腰神经（$L_{1\sim5}$）

骶神经（$S_{1\sim5}$）

尾神经（C_{01}）

图15-2　脊髓节段与椎骨的对应关系

脊髓灰质炎

脊髓灰质炎病毒专门感染破坏脊髓前角运动神经元胞体，多见于腰骶段脊髓前角。表现为受破坏神经元支配区域的骨骼肌（如一侧下肢）软瘫、肌张力低下、腱反射消失和逐渐肌萎缩。但感觉正常，临床称小儿麻痹。

2.白质 主要由纵行排列的长短不等的神经纤维束构成,分为前、后和外侧索。在灰质前连合前方的横行纤维称白质前连合。在白质中向上传递神经冲动的传导束称为上行(感觉)纤维束,向下传递神经冲动的传导束称为下行(运动)纤维束。

(1)主要上行(感觉)纤维束

薄束fasciculus gracilis 和**楔束**fasciculus cuneatus: 位于后索,由起自脊神经节内的中枢突组成,经脊神经后根入脊髓后索直接上升。薄束由第5胸节以下的纤维组成,楔束由第4胸节以上的纤维组成,向上分别止于延髓内的薄束核和楔束核。二束的功能是向大脑传导本体感觉(来自肌、腱和关节等处的位置觉、运动觉和振动觉)和精细触觉(如辨别两点距离和物体的纹理粗细等)冲动。

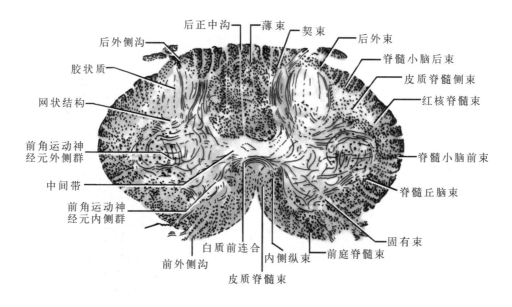

图15-3 脊髓的内部结构

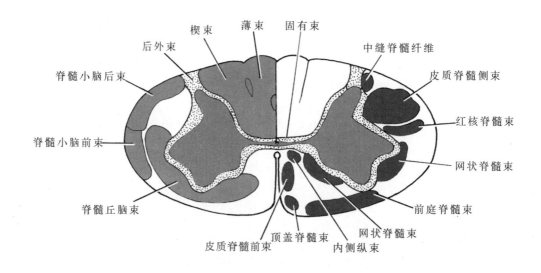

图15-4 脊髓白质各传导束位置

　　脊髓丘脑束 spinothalamic tract：位于外侧索和前索中。此束纤维起自后角神经核，其纤维大部分斜经白质前连合交叉到对侧，在外侧索和前索内上行，经脑干终于背侧丘脑。交叉到对侧外侧索内上行的纤维束称为**脊髓丘脑侧束** lateral spinothalamic tract，传导痛觉和温度觉冲动；交叉到对侧前索内上行的纤维束称为**脊髓丘脑前束** anterior spinothalamic tract，传导粗触觉冲动。

　　(2)主要下行(运动)纤维束　**皮质脊髓束** corticospinal tract：是脊髓内最大的下行纤维束，其纤维起自大脑皮质，下行经内囊和脑干，在延髓的锥体交叉处，大部分纤维交叉到对侧后下行于脊髓外侧索，称**皮质脊髓侧束** lateral corticospinal tract，其纤维终止于同侧脊髓前角运动细胞。皮质脊髓束的小部分纤维，在锥体交叉处不交叉，下行于同侧前索内，称**皮质脊髓前束** anterior corticospinal tract，此束一般不超过胸段，其纤维大部分逐节经白质前连合交叉后止于对侧的脊髓前角运动细胞，也有一些纤维不交叉，止于同侧的前角运动细胞。皮质脊髓束的功能是控制骨骼肌的随意运动。

　　各索内主要纤维束的名称、位置、起始、走行和传导功能见图15-4和表15-2。

三、脊髓的功能

　　脊髓是中枢神经系统中的低级中枢，正常情况下其活动受脑的控制，主要功能有：

　　1.反射功能　执行较简单的低级反射，为节内反射和节间反射。

　　(1)躯体反射　包括牵张反射和屈曲反射。牵张反射为两个神经元构成的单突触反射，其途径是：当骨骼肌被拉长时，位于肌内的感受器-肌梭兴奋，冲动经后根传入，兴奋脊髓前角α-运动神经元，经传出神经，引起骨骼肌梭外肌纤维收缩。临床上常用来检查患者的反射有深反射和浅反射。

　　(2)内脏反射　包括排尿、排便反射和性反射、竖毛反射等。

　　2.传导功能　脊髓白质纤维为脑与周围神经联系的重要通道。

表15-2　脊髓主要纤维束的名称、位置、起始、走行和功能

	名称	位置	起始	终止	主要功能
上行传导束	薄束	后索内侧	T_5以下脊神经节细胞	薄束核	身体同侧本体感觉及精细触觉
	楔束	后索外侧	T_4以上脊神经节细胞	楔束核	
	脊髓丘脑束	外侧索和前索	后角核团	丘脑腹后外侧核	身体对侧的痛、温觉、粗触觉和压觉
	脊髓小脑前束	外侧索	后角核团	小脑	下肢和躯干下部非意识性本体感觉和皮肤的触、压觉
	脊髓小脑后束	外侧索	同侧胸核	小脑	
下行传导束	皮质脊髓侧束	外侧索	对侧大脑运动中枢	同侧前角运动神经元	同侧骨骼肌随意运动
	皮质脊髓前束	前索	同侧大脑运动中枢	对侧前角运动神经元	对侧骨骼肌的随意运动
	红核脊髓束	外侧索	中脑对侧红核	前角细胞	管理同侧屈肌运动，抑制伸肌运动
	前庭脊髓束	前索	前庭神经外侧核	颈腰髓前角细胞	管理同侧伸肌运动，抑制屈肌运动
	顶盖脊髓束	前索	中脑对侧顶盖(上丘)	前角细胞	与视、听反射活动有关
	网状脊髓束	前索，外侧索	网状结构	前角细胞	调节肌张力
	内侧纵束	前索	前庭神经核	前角细胞	调节颈肌与眼外肌反射

·第二节 脑·

脑brain(encephalon)位于颅腔内,由脑干、小脑、间脑和端脑组成(图15-5,6)。脑由胚胎时期的神经管前部发展演化而来,由于神经管前部各段生长发育的速度不同,逐渐形成了脑的各个部分。随着各部分的分化,神经管的内腔相应发生变化,从而形成了脑室系统。中国成年人男性脑重为1381g,女性脑重为1268g。

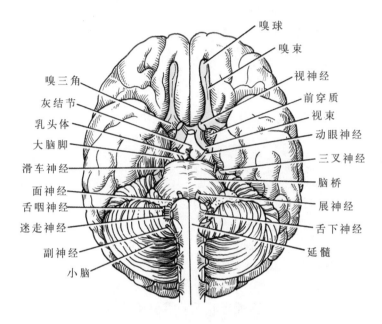

图15-5 脑的组成

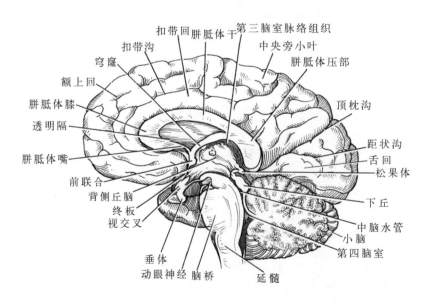

图15-6 脑的正中矢状切面

一、脑干

脑干brain stem位于颅后窝，脊髓与间脑之间，自下而上由延髓、脑桥和中脑3部分组成，延髓和脑桥的背面与小脑相连(图15-7,8)。

(一)脑干的外形

1.**延髓**medulla oblongata 形似倒置的圆锥体，长约3cm。下端平枕骨大孔处与脊髓相连，上端借桥延沟与脑桥分界。在腹侧面，前正中裂两侧的纵行隆起为**锥体**pyramid，由大脑皮质发出的锥体束所构成，其下端,锥体束的大部分纤维交叉至对侧，称**锥体交叉**decussation of pyramid。锥体外侧有一对卵圆形的隆起，称橄榄，内含下橄榄核。橄榄与锥体之间的沟内有舌下神经根出脑。橄榄背侧的沟内，从上向下依次有舌咽神经、迷走神经和副神经的根丝出入。在背侧面，上部因中央管敞开,构成第四脑室底；下部形似脊髓，薄束结节和楔束结节的深面分别为薄束核和楔束核。楔束结节外上方的隆起称小脑下脚，为小脑与脊髓、延髓间联系的纤维构成。

2.**脑桥**pons 形体比延髓膨大。腹侧面宽阔膨隆，称脑桥基底部，正中线上有纵行的基底沟，容纳基底动脉。基底部两侧逐渐缩窄，移行为小脑中脚，两者的移行处有粗大的三叉神经根附着。桥延沟内自内向外排列有展神经、面神经和前庭

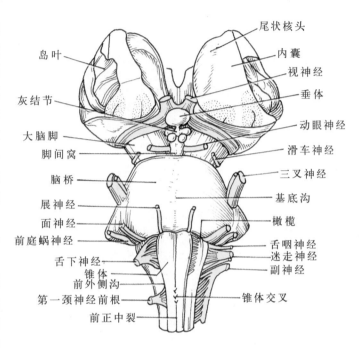

图15-7 脑干腹侧外形

蜗神经根。延髓、脑桥和小脑交角区，临床上称**脑桥小脑三角**pontocerebellar trigone。脑桥背侧面构成第四脑室底的上半，其外侧壁为左、右小脑上脚，两上脚间为上髓帆，滑车神经自上髓帆出脑。

菱形窝rhomboid fossa即第四脑室底，由延髓的背侧面上部和脑桥的背侧面共同构成。窝的下外界是薄束结节、楔束结节和小脑下脚；上外界为小脑上脚。窝的两个侧角称为外侧隐窝。由外侧隐窝走向中线的数条白色神经纤维索称为髓纹，为延髓与脑桥背侧面的分界线。窝底正中有纵行的正中沟将其分为左右两半。

第四脑室fourth ventricle 为位于延髓、脑桥和小脑之间的腔室(图15-6),上通中脑水管，下通延髓和脊髓中央管。室底为菱形窝；顶端朝向小脑，为第四脑室盖,自上向下为上髓帆、小脑白质、下髓帆和第四脑室脉络组织。脉络组织的部分血管反复分支缠绕形成第四脑室脉络丛，其产生的脑脊液借菱形窝下角正上方不成对的第四脑室正中孔和第四脑室外侧隐窝处的成对的外侧孔流入蛛网膜下隙。

3.**中脑**midbrain 形体较小，其内有狭小的**中脑水管**mesencephalic aqueduct,向下连第四脑室，向上通间脑的第三脑室。腹侧面的两侧有一对粗大的柱状隆起称**大脑脚**cerebral peduncle,脚间的凹窝叫脚间窝，有动眼神经自窝出脑。背侧面有两对圆形隆起，上方的一对称上丘，下方的一对称下丘，上、下丘的外侧分别有上丘臂和下丘臂与间脑的外侧膝状体和内侧膝状体相连。

（二）脑干的内部结构

由灰质、白质和网状结构构成。

1.灰质 脑干灰质不像脊髓灰质那样是一个连续的细胞柱，而是以神经核的形式存在。神经核分脑神经核和非脑神经中继核两类(表15-3)。

脑神经核中的运动性核包括：①支配由肌节演化来的骨骼肌的一般躯体运动核(动眼神经核、滑车神经核、展神经核和舌下神经核)；②支配平滑肌、心肌和腺体的一般内脏运动核(动眼神经副核、上泌涎核、下泌涎核和迷走神经背核)；③支配由鳃弓演化来的骨骼肌的特殊内脏运动核(三叉神经运动核、面神经核、疑核和副神经核)。感觉性神经核包括：①接受头面部皮肤和黏膜传入纤维的一般躯体感觉核(三叉神经中脑核、三叉神经脑桥核和三叉神经脊束核)；②接受蜗器和前庭器传入纤维的特殊躯体感觉核(蜗神经核和前庭神经核)；③接受脏器和心血管传入纤维的一般内脏感觉核(孤束核)；④接受味觉器传入纤维的特殊内脏感觉核(孤束核)(图15-9,10)。

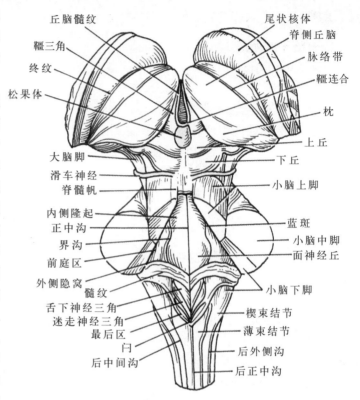

图15-8 脑干背侧外形

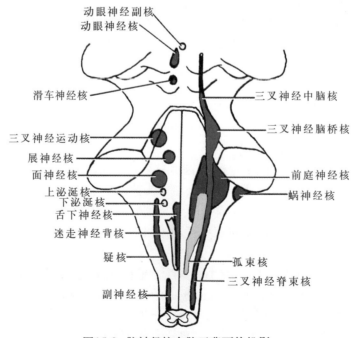

图15-9 脑神经核在脑干背面的投影

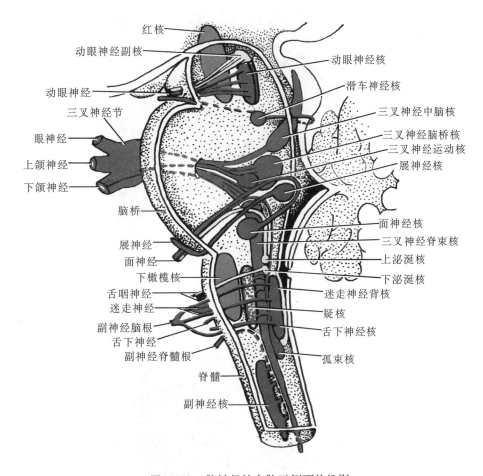

图15-10 脑神经核在脑干侧面的投影

非脑神经核参与组成多种神经通路或与脑神经和其他核团以及网状结构相联系，完成许多重要反射(表15-3)。

表15-3 脑干内的主要中继核

名 称	位 置	功 能
薄束核	延髓薄束结节深面	薄束的中继核，传导躯干下部和下肢的本体感觉和精细触觉
楔束核	延髓楔束结节深面	楔束的中继核，传导躯干上部和上肢的本体感觉和精细触觉
下橄榄核	延髓橄榄体深面	与小脑联系有关
脑桥核	脑桥基底部	大脑皮质与小脑皮质通路的中继站
红核	中脑	大、小脑至脊髓的下行中继核，与躯体运动有关
黑质	中脑	大脑至间脑及脑干网状结构的下行中继站；含有多巴胺能神经元，因黑质病变，多巴胺水平下降，可引起震颤麻痹或Parkinson病

2.白质　包括脑干内各核团间的联系纤维，大脑、小脑与脊髓间互相联系的纤维以及脑干各神经核团与脑干以外各结构间的联系纤维等，其中长纤维束分为上、下行传导束(图15-11～13)。

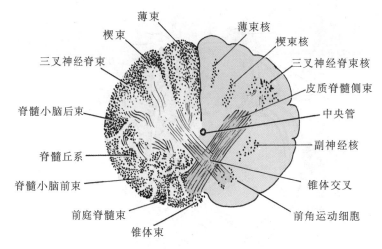

图15-11　延髓平锥体交叉横切面

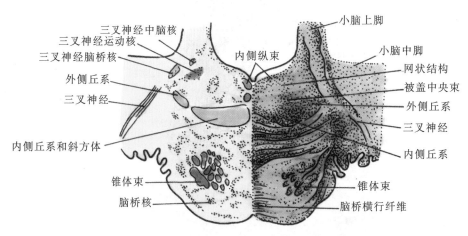

图15-12　脑桥中部横切面

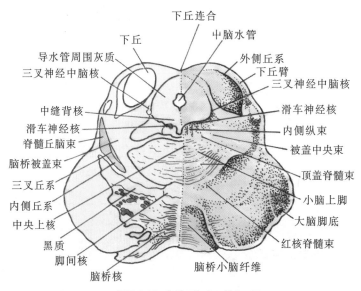

图15-13　中脑平下丘横切面

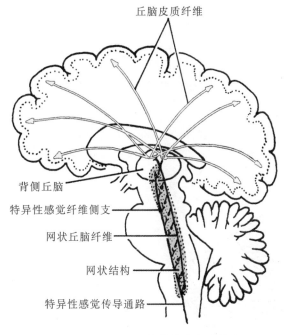

丘脑皮质纤维

背侧丘脑

特异性感觉纤维侧支

网状丘脑纤维

网状结构

特异性感觉传导通路

图15-14　网状结构上行系统

主要上行（感觉）传导束有内侧丘系、脊髓丘脑束和三叉丘系。

内侧丘系medial lemniscus是对侧薄束核和楔束核发出的纤维，在中央管前方左右交叉后上行，最后终止于丘脑腹后外侧核，传导对侧躯干和上、下肢深感觉和精细触觉冲动。

脊髓丘脑束为从脊髓上行传导对侧躯干和上、下肢浅感觉冲动到丘脑的纤维束，与脊髓至上丘的纤维束合在一起称为脊髓丘系，向上终于丘脑腹后外侧核。

三叉丘系trigeminal lemniscus由三叉神经脊束核、三叉神经脑桥核发出的纤维交叉后到对侧上行而组成，最后终止于丘脑腹后内侧核，传导对侧头面部的浅感觉。

主要下行（运动）传导束有皮质脊髓束和皮质核束。

皮质脊髓束为大脑皮质运动中枢发出的纤维，经过内囊后肢到脑干，其中大部分纤维在锥体交叉处越边到对侧成为皮质脊髓侧束，小部分纤维不交叉成为皮质脊髓前束。皮质脊髓束终止于脊髓前角运动神经元胞体，支配躯干和四肢骨骼肌的运动。

皮质核束corticonuclear tract为大脑皮质运动中枢发出的纤维，经内囊膝，下行陆续终止于各脑神经运动核。皮质脊髓束和皮质核束合称**锥体束**pyramidal tract。

3.脑干的网状结构　散布于各核团及纤维束之间。网状结构内的神经元胞体在一定程度上聚集成团，形成许多功能各异的神经核。网状结构的主要功能是：①构成上行网状激动系统，影响大脑皮质的兴奋性；②构成下行网状激动系统，调节躯体运动、内脏活动等（图15-14,15）。

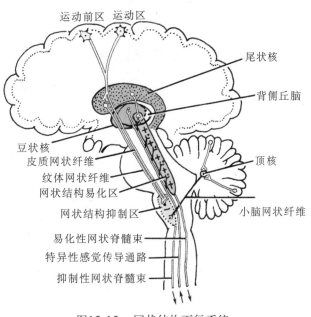

运动前区　运动区

尾状核

背侧丘脑

豆状核

皮质网状纤维

纹体网状纤维

网状结构易化区

网状结构抑制区

易化性网状脊髓束

特异性感觉传导通路

抑制性网状脊髓束

顶核

小脑网状纤维

图15-15　网状结构下行系统

（三）脑干的功能

脑干是大脑、间脑、小脑与脊髓间信息联系必经之桥梁，是各种上、下行传导束必经之路，也是网状结构的主要部位。脑干是心血管、呼吸等重要生命中枢所在地，还有一些重要的反射中枢，如瞳孔对光反射中枢(中脑)、角膜反射中枢(脑桥)等。

二、小脑

小脑cerebellum位于颅后窝，居脑桥、延髓的背侧，借小脑下、中、上脚与脑干相连。

1.小脑的外形和分叶　小脑上面平坦，下面中部凹陷。中间缩窄部称**小脑蚓**vermis，两侧膨大部称**小脑半球**cerebellar hemisphere。在小脑半球下面前内侧部有一突出结构，称**小脑扁桃体**tonsil of cerebellum(图15-16)。

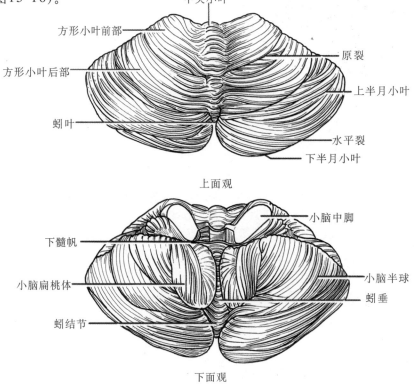

上面观

下面观

图15-16　小脑的外形

2.小脑的内部结构　由小脑皮质、小脑髓体和小脑核组成(图15-17)。小脑表面有许多平行的横沟，两沟之间形成叶片状的回。每一叶片表面是一层灰质，即小脑皮质。小脑白质在深部，称小脑髓体，由出入小脑的纤维构成，其内有4对小脑核，由中线向两侧依次为顶核、球状核、栓状核和齿状核。齿状核、球状核和栓状核发出纤维组成小脑上脚出小脑，顶核发出纤维经小脑下脚出小脑(图15-18)。

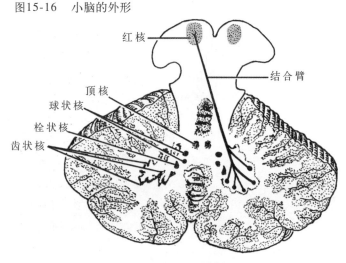

图15-17　小脑的内部结构

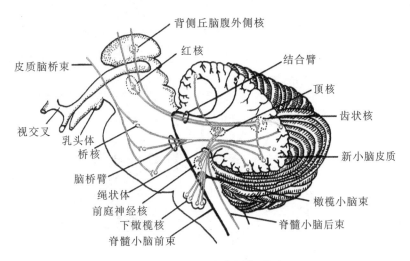

图15-18 小脑的纤维联系

3.小脑的功能 主要功能是与运动控制有关，参与身体平衡、肌紧张、运动协调等。如小脑损伤可出现平衡失调、肌张力降低和小脑共济失调等，同时有运动性震颤。

小脑扁桃体疝

延髓在枕骨大孔处与脊髓相连，小脑扁桃体位于枕骨大孔上方、延髓的后方。当颅内病变(脑炎、肿瘤或出血)引起颅内压增高时，脑受颅腔容积所限只能向枕骨大孔突出。如小脑扁桃体向下嵌入枕骨大孔，可形成小脑扁桃体疝(枕骨大孔疝)，挤压延髓的生命中枢，导致呼吸、心跳停止，危及生命。因此,对颅内压增高的患者应及早采取减压措施。

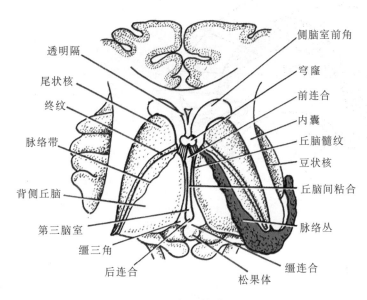

图15-19 间脑的背面

三、间脑

间脑diencephalon位于中脑和端脑之间，其两侧和背面被高度发达的大脑半球所掩盖，间脑分为5部分。

1.背侧丘脑dorsal thalamus 又称丘脑，位于间脑背侧部，第三脑室两侧。为一对卵圆形灰质块。其前端微显隆起，称前结节；后端膨大，称为枕；背面的外侧缘以终纹与端脑尾状核相隔。在内侧面上，有一自室间孔走向中脑水管的下丘脑沟，为丘脑和下丘脑的分界线。此沟的背侧有丘脑间粘合(又称中间块)。连接左、右丘脑(图15-19)。

背侧丘脑被由"Y"形白质构成的内髓板分为前核群、内侧核群和外侧核群(图15-20)。外侧核群又分为背侧部和腹侧部,腹侧部由前向后可分为腹前核、腹中间核和腹后核。其中腹后核又分腹后内、外侧核,前者接受三叉丘系和孤束核发出的纤维,后者接受内侧丘系和脊髓丘系,两核发出的纤维投射至大脑皮质中央后回感觉中枢。

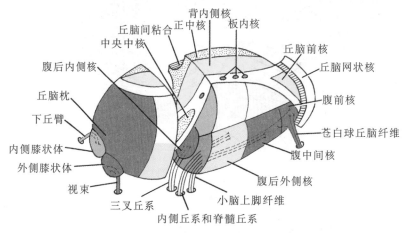

图15-20 背侧丘脑核团的立体观

2.**下丘脑**hypothalamus 居丘脑下方,形成第三脑室下部的侧壁。在脑底面,此部最前方是**视交叉**optic chiasma,向后依次为灰结节、漏斗和乳头体。漏斗上端称正中隆起,下端与垂体相接(图15-21)。主要核团有位于视交叉背外侧的视上核、第三脑室侧壁上部的室旁核(图15-22,23),它们分别通过视上垂体束和室旁垂体束将加压素(抗利尿激素)和催产素输入垂体后叶。

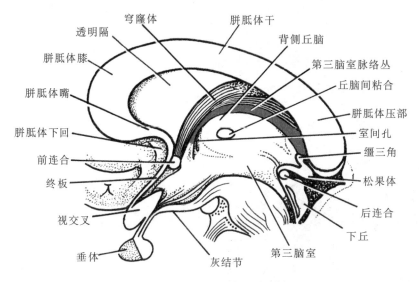

图15-21 间脑内侧面观

下丘脑是神经-内分泌-免疫的中心,将神经调节与激素调节融为一体,是皮质下内脏活动中枢,涉及对情绪、饮食、体温、水盐平衡、睡眠、觉醒及垂体内分泌活动等的调节。下丘脑除通过神经通路接受有关信息外,还可直接通过血液接受有关信息(如体温、血液成分变化等),因此能有效地实现其调节功能。

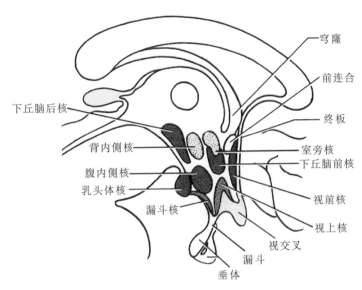

图15-22 下丘脑的主要核团

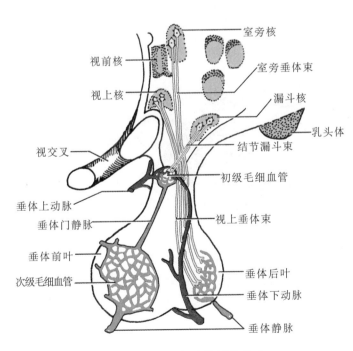

图15-23 下丘脑与垂体间的联系

3.后丘脑、上丘脑和底丘脑后丘脑包括丘脑枕后下方的**内、外侧膝状体**medial and lateral geniculate body。前者借下丘臂连接下丘，接受外侧丘系纤维，发出纤维经听辐射至颞叶听觉中枢；后者借上丘臂连接上丘，接受视束纤维，发出纤维经视辐射至枕叶视觉中枢。上丘脑位于第三脑室顶部的周围，包括丘脑髓纹和缰三角、松果体。底丘脑位于间脑与中脑的过渡区，是锥体外系的重要结构。

4.**第三脑室**third ventricle为间脑内一正中矢状窄隙，室前部借左、右室间孔通向侧脑室，室后部通中脑水管。第三脑室顶由脉络组织构成；底由视交叉、灰结节、漏斗和乳头体构成；前壁为终板；侧壁为丘脑和下丘脑(图15-21)。

四、端脑

端脑telencephalon 又称**大脑**cerebrum，由两侧大脑半球组成，是人体运动、感觉和联络功能的重要整合中枢。左、右大脑半球之间为纵行的**大脑纵裂**cerebral longitudinal fissure，裂的底面有巨大的**胼胝体**corpus callosum连接两半球。大、小脑之间有**大脑横裂**cerebral transverse fissure。

(一)大脑的外形

1.大脑的分叶 大脑半球表面有许多隆起的脑**回**gyrus和凹陷的**沟**sulcus，这些沟和回增加了大脑皮质的面积，同时也是对大脑半球进行分叶和定位的重要标志。每个半球分为背外侧面、内侧面和下面。

　　大脑半球借外侧沟、中央沟和顶枕沟分为5叶(图15-24,图15-25)：①**额叶**frontal lobe,为中央沟以前和外侧沟上方的部分；②**顶叶**parietal lobe,前界为中央沟,后界为顶枕沟与枕前切迹连线的上半,下界为自上述连线中点至外侧沟末端之连线；③**颞叶**temporal lobe,为外侧沟下方的部分；④**枕叶**occipital lobe,在顶枕沟和枕前切迹连线的后方；⑤**岛叶**insura,在大脑外侧沟深面,被额、顶和颞叶所遮盖。

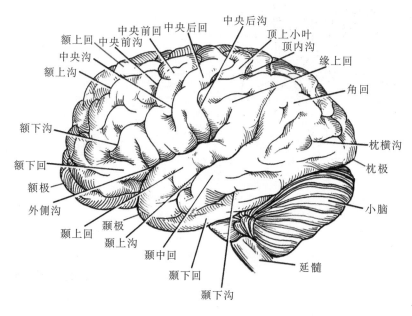

图15-24　大脑半球背外侧面

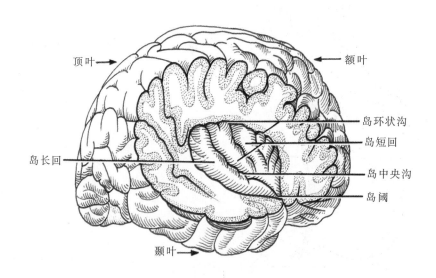

图15-25　岛叶

2.大脑半球各叶的主要沟、回

(1)大脑半球的背外侧面　中央沟前方有与之平行的中央前沟，两者之间为**中央前回**precentral gyrus；中央前沟前方有两条向前与半球上缘平行的额上、下沟，将中央前沟前的额叶分成额上、中、下回。中央沟后方有与其平行的中央后沟，两者之间为**中央后回**postcentral gyrus；以中央后沟后部一前后走向的顶内沟为界，分为上方的顶上小叶和下方的顶下小叶。颞叶以与外侧沟平行的颞上、下沟将其分为颞上、中、下回。在颞上回的上面，外侧沟的下壁上有2~3条横行的小回，称**颞横回**transverse temporal gyrus。

(2)大脑半球内侧面和底面　内侧面中部可见胼胝体切面，胼胝体上方的沟为胼胝体沟，其绕过胼胝体后方向前下移行于海马沟。在胼胝体沟上方，有与之平行的扣带沟，两沟之间为扣带回，并在胼胝体后方转向下前，延续为海马旁回和钩。从胼胝体后端的下方，有一条弓形的沟称**距状沟**calcarine sulcus，延伸至枕叶后端，中途与顶枕沟相接。中央旁小叶是中央前、后回移行至内侧面的部分。在顶枕沟与距状沟之间为楔叶。在海马沟处，一部分皮质卷入侧脑室下角，呈弓形隆起，称**海马**hippocampus。海马与其内侧的齿状回合称海马结构。在额叶下面有嗅束，其前端膨大称嗅球，与嗅神经相连(图15-26)。

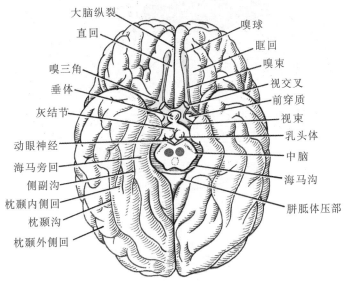

图15-26　大脑半球底面

(二)大脑的内部结构

1.大脑皮质　大脑半球表层的灰质称大脑**皮质**cerebral cortex，由大量神经元胞体和神经胶质细胞构成。皮层下的白质称**髓质**cerebral medullary substance。

(1)大脑皮质的基本结构　大脑皮质的神经元都是多极神经元，按其形态分为锥体细胞、颗粒细胞和梭形细胞。锥体细胞是大脑皮质的主要传出神经元。颗粒细胞数量最多，是大脑皮质区的局部(中间)神经元，构成皮质内信息传递的复杂微环路。依据进化，大脑皮质分为形成海马和齿状回的古皮质和组成嗅脑的旧皮质(又称嗅皮质)，其余的属新皮质。

(2)大脑皮质的功能定位　不同区域的皮质有不同的功能，将具有特定功能的脑区称为中枢，机体各种机能的最高中枢在大脑皮质上具有较为恒定的定位(图 15-27)，但这些中枢只是管理某种功能的核心，其相邻部分也可有类似功能。

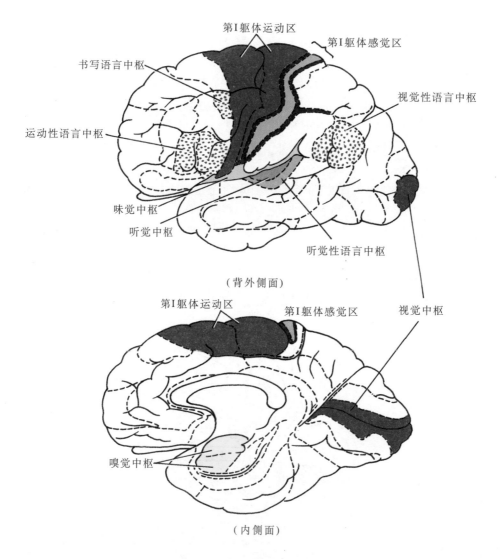

图15-27　大脑皮质的主要中枢

208

躯体运动中枢somatic motor area位于中央前回和中央旁小叶前部，该区接受中央后回、丘脑腹前核、腹中间核和腹后内、外侧核的信息。此区的锥体细胞发出纤维组成锥体束，以管理全身骨骼肌的运动。

躯体感觉中枢somatic sensory area位于中央后回和中央旁小叶后部。该区接受丘脑腹后核传来的对侧半身体的痛、温、触、压觉以及位置觉和运动觉信息。

身体各部在第Ⅰ躯体运动和感觉中枢局部定位特点是：①上下倒置，中央前、后回最上部和中央旁小叶前、后部与会阴及下肢运动和感觉有关；中部与躯干及上肢有关；近外侧沟的下部是头部投影。整个身体各部投影宛如头向下、脚向上倒置的人形，但头部投影正置；②左右交叉管理，即与对侧躯干和上、下肢体的运动和感觉有关；③人体各部在皮质区投影的大小主要取决于该部功能的重要性和复杂程度(图15-28，图15-29)。

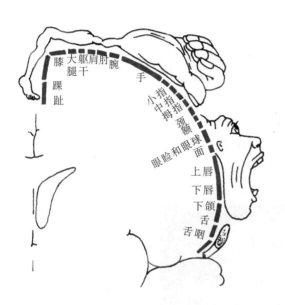

图15-28　人体各部在第Ⅰ躯体运动区的定位

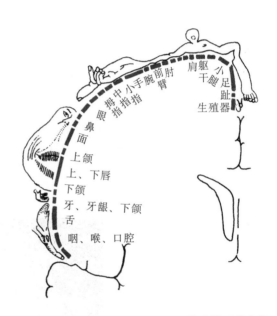

图15-29　人体各部在第Ⅰ躯体感觉区的定位

视觉中枢visual area位于距状沟两侧的皮质，接受来自外侧膝状体的纤维。一侧视区接受双眼同侧半视网膜来的冲动，损伤一侧视区可引起双眼对侧视野偏盲(同向性偏盲)。

听觉中枢auditory area位于颞横回，接受内侧膝状体的纤维。一侧听觉中枢接受双侧听觉信息，因此一侧听觉中枢受损，不致引起全聋。

语言中枢language area是人类皮质特有的功能区。语言中枢分为：①运动性语言(说话)中枢，位于额下回后部，又称Broca区，如此中枢受损，患者虽能发音，但无说话能力，不能说出有意义的语言，称运动性失语症；②听觉性语言(听话)中枢，位于颞上回后部，能调整自己的语言和听懂、理解别人的语言。损伤后患者听觉虽正常，能听到别人讲话，但听不懂讲话的内容，也不理解自己讲话的含义，故不能正确回答问题和正常说话，称感觉性失语症；③书写语言中枢，位于额中回的后部，紧靠中央前回的上肢投影区。损伤后患者手运动正常，但不能写出正确的字，称失写症；④视觉性语言(阅读)中枢，位于角回。损伤后患者视觉虽正常，但不能理解曾认识的文字，称失读症。

2.**基底核**basal nucleus　为埋藏在大脑半球白质内的灰质团块，因位于大脑底部而得名。包括纹状体、屏状核和杏仁体(图15-30)。

(1) **纹状体**striate body　由尾状核和豆状核组成，因其断面呈纹理状而得名。**尾状核**caudate nucleus位于丘脑背外侧，为自前向后弯曲的圆柱体。其头部凸向侧脑室前角，体部沿丘脑背侧缘伸延，尾部沿着侧脑室下角的顶部前行，终端连接杏仁体。**豆状核**lentiform nucleus位于岛叶深部，在水平或额状切面呈三角形，可分为3部，外侧部称壳，内侧两部名苍白球。在种系发生上，尾状核和壳为较新的结构，合称新纹状体；苍白球为较旧的结构，称旧纹状体。纹状体的功能主要是维持肌张力，协调骨骼肌的运动和参与躯体运动的调节。

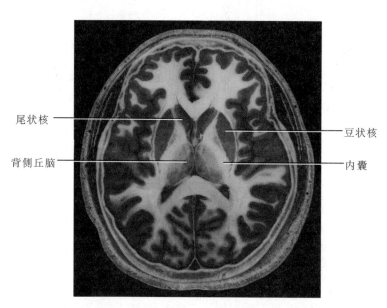

尾状核　　　　　　　　　豆状核
背侧丘脑　　　　　　　　内囊

图15-30 基底核的位置(数字人水平断面,张绍祥教授提供)

(2) 屏状核　位于岛叶和豆状核之间，与躯体感觉、视觉和听觉的整合有关。

(3) 杏仁体　位于侧脑室下角前端、海马旁回和钩的深面，与尾状核尾相连。与调节内脏活动、内分泌、行为和情绪的产生有关。

3.大脑的髓质　由大量神经纤维组成，可分为3类：

(1) 连合纤维 是连接左、右半球的纤维。包括:①胼胝体,为最大的连合纤维,位于大脑纵裂底,由连合左、右半球的额、顶、枕、颞叶新皮质纤维构成, 由前向后分为嘴、膝、干和压部;②前连合,连接左、右嗅球和两侧颞叶; ③穹窿连合(海马连合),连接两侧海马(图15-31)。

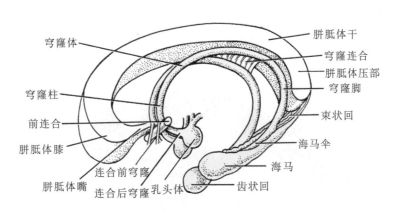

图15-31 胼胝体、前连合和穹窿连合

(2)联络纤维 是同侧半球内部各叶间的联系纤维。联系相邻脑回的称弓状纤维。联系各脑叶的纤维主要有钩束(联系额、颞叶)、上纵束(联系额、顶、枕、颞叶)、下纵束(联系枕、颞叶)和扣带(联系边缘叶各部)等。

(3)投射纤维 由大脑皮质与皮质下各中枢间的上、下行纤维组成,大部分参与内囊的构成。**内囊**internal capsule为位于丘脑、尾状核和豆状核之间的宽厚的白质层。脑水平切面上呈"> <"形,分为内囊前肢(豆状核和尾状核之间)、内囊膝(前、后肢之间)和内囊后肢(豆状核与丘脑之间)(图15-32)。内囊前肢主要为额桥束和由丘脑内侧背核投射到前额叶的丘脑前辐射纤维构成;内囊膝部主要为皮质核束;内囊后肢为皮质脊髓束、皮质红核束和顶、枕、颞桥束等下行纤维束以及上行的丘脑中央辐射、视辐射和听辐射等。

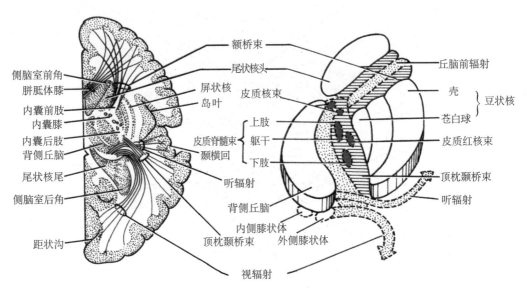

图15-32 内囊的位置和结构(右水平切面)

内囊损伤

内囊由高度集中的投射纤维构成，故此处的病灶即使不大，亦可导致严重的后果。如一侧内囊的小动脉破裂(通称脑溢血)或栓塞致内囊损伤时，患者会出现：①对侧半身深、浅感觉障碍；②对侧半身随意运动障碍；③双眼对侧同向性偏盲。即临床所谓的对侧半身麻木、偏瘫和偏盲的"三偏症"。

4.**侧脑室**lateral ventricle　为位于大脑半球内的腔隙，中央部位于顶叶，前角伸入额叶，后角伸入枕叶，下角伸入颞叶(图15-33)。室内的脉络丛产生的脑脊液经室间孔流入第三脑室。

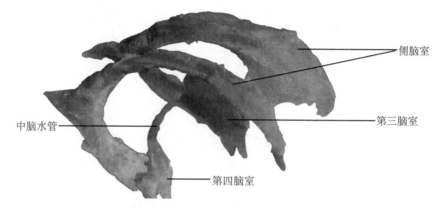

图15-33　脑室(铸型)

半球内侧面上的扣带回和海马旁回等围成一环状，与海马和齿状回共同组成边缘叶(图15-34)。边缘叶与其联系密切的皮质和皮质下结构，如杏仁体、下丘脑、背侧丘脑的前核群和中脑被盖等，共同组成**边缘系统**limbic system。边缘系统是脑的古老部分，各部之间存在着复杂的联系，形成许多大小不等的环路，管理内脏活动、情绪反应、性活动和记忆等，与维持个体生存和种族繁衍有关；边缘系统特别是海马与记忆有关，当两侧颞叶和海马被切除时，记忆明显受损。

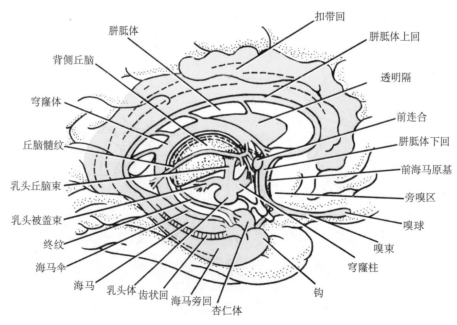

图15-34 大脑的边缘系统

【复习思考题】

1.简述脊髓的形态和结构。试用所学知识，解释小儿脊髓腰骶膨大左侧前角脊髓灰质炎后可能出现的症状。

2.脑干内有哪些脑神经核，分别与哪些脑神经相连？

3.试述大脑皮质主要机能中枢的位置及其损伤后可能出现的症状。

4.试述内囊的位置、分部及各部中通过的纤维。若右侧内囊损伤，可出现哪些功能障碍？

(汪华侨)

THE CENTRAL NERVOUS SYSTEM

[**Summary**] The central nervous system consists of the brain and spinal cord. The brain is divided into telencephalon, diencephalon, the brain stem, and cerebellum. The telencephalon consists of right and left cerebral hemispheres, which together are referd to as the cerebrum. The cerebrum has an outer surface of gray matter that is composed of neurons, it is called the cerebral cortex. Deep inside each cerebral hemisphere are several additional structures of gray matter called the basal ganglia(or basal nuclei).The gray matter of the cortex is separated from the basal ganglia by white matter, which is composed of tracts of myelinated nerve fibers. The surface of the cerebrum has many rounded ridges called convolutions or gyri. According to those gyri, each hemisphere can be divided into frontal, parietal, temporal, and occipital lobes. A portion of the cerebral cortex called the insula is located deep within the lateral fissure. The main functional areas of the cerebral cortex are primary moter area, primary sensory area, visual association area and auditory association area. Included in the basal ganglia are the caudate nucleus, the amygdaloid nucleus, the lentiform nucleus and the claustrum. There are three types of tracts in the white matter of the cerebrum: projection tracts, association tracts, and commissural tracts. The diencephalon can be divided into thalamus, hypothalamus, epithalamus, metathalamus and subthalamus. Midbrain, pons and medulla oblongata belong to brain stem, which is located between the diencephalons and the spine cord. The cerebellum is composed of two cerebellar hemispheres connected in the midline by the vermis. The surface of the cerebellum consists of a thin cortex of gray matter.

The spinal cord passes through the vertebral canal of the vertebrae. It can be divided into cervical, thoracic, lumbar, sacral and coccygeal segments. The spinal cord, like the brain, consists of areas of white matter and gray matter. The spinal cord performs two main functions:

(1) conducts nerve impulses to and from the brain.

(2) process sensory information in a limited manner, making it possible for the cord to initiate stereotyped reflex actions without input from higher centers in the brain.

第十六章　周围神经系统

　　周围神经peripheral nerves一端连于中枢神经的脑和脊髓，另一端借各种末梢装置与身体各系统、器官相连。中枢神经对人体器官、系统的控制和调节是通过周围神经实现的。周围神经包括由神经纤维聚合而成的神经和神经元胞体聚集形成的神经节。根据起源和分布不同，将周围神经分为脊神经和脑神经。**脊神经**spinal nerves与脊髓相连，分布于躯干和四肢。**脑神经**cranial nerves与脑相连，主要分布于头颈部。按分布的部位来分，可单列出内脏神经。**内脏神经**visceral nerves分别与脑和脊髓相连，分布于内脏、心血管、腺体和皮肤的竖毛肌等。

·第一节　脊神经·

一、脊神经的构成、纤维成分和分支

　　1.脊神经的构成　脊神经31对，包括8对**颈神经**cervical nerves、12对**胸神经**thoracic nerves、5对**腰神经**lumbar nerves、5对**骶神经**sacral nerves和1对**尾神经**coccygeal nerve。每对脊神经均借**前根**anterior root和**后根**posterior root与脊髓相连。前根属运动性，后根属感觉性，两者在椎间孔处合成脊神经，因此，31对脊神经都是混合性神经。脊神经后根在椎间孔附近有一椭圆形膨大的**脊神经节**spinal ganglion，内含感觉神经元的胞体。

　　2.脊神经的纤维成分　脊神经含有4种纤维成分(图16-1)。

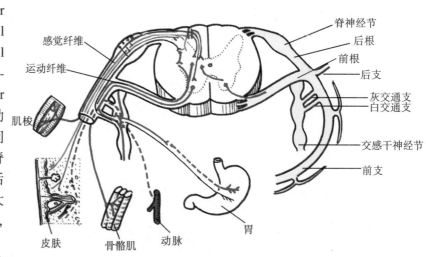

图16-1　脊神经的组成和分支

(1)躯体感觉纤维 分布于皮肤、骨骼肌、肌腱和关节，将皮肤的浅感觉和肌、腱、关节的深感觉冲动传入中枢。

(2)内脏感觉纤维 分布于内脏、心血管和腺体，将其感觉冲动传入中枢。

(3)躯体运动纤维 分布于骨骼肌，支配骨骼肌的随意运动。

(4)内脏运动纤维 分布于内脏、心血管和腺体，支配平滑肌和心肌的运动，调控腺体的分泌。

3.脊神经的分支 脊神经干较短，出椎间孔后立即分为数支。

(1)前支粗大，分布于躯干前外侧和四肢的肌及皮肤。除第2~12对胸神经的前支保持明显的节段性，直接分布于躯干以外，其余的脊神经前支均交织成丛，由丛发出分支到头颈、上肢和下肢的分布区域。脊神经前支形成的丛有颈丛、臂丛、腰丛和骶丛。

(2)后支细小，呈节段性分布于躯干背侧深层肌和皮肤。

此外，还有脊膜支和交通支。

二、颈丛

1.组成和位置 **颈丛**cervical plexus由第1~4颈神经前支构成，位于胸锁乳突肌上部的深面，中斜角肌和肩胛提肌的前方。

2.主要分支与分布 颈丛有浅支和深支。浅支由胸锁乳突肌后缘中点附近穿深筋膜浅出，呈放射状分布(图16-2)。其浅出的部位是颈部皮肤阻滞麻醉的进针点。颈丛的深支主要分布于颈部深层肌、舌骨下肌群和膈。主要分支有：

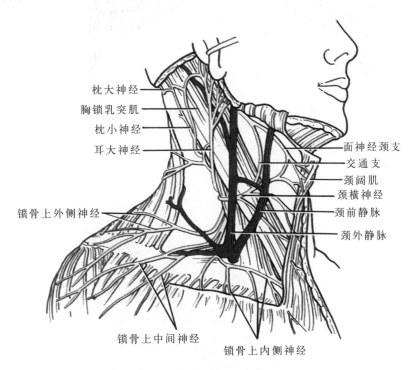

图16-2 颈丛皮支

(1)枕小神经 沿胸锁乳突肌后缘上行，分布于枕部及耳郭背面上部的皮肤。

(2)耳大神经 沿胸锁乳突肌表面向耳垂方向上行，分布于耳垂及腮腺区的皮肤。

(3)颈横神经 沿胸锁乳突肌表面横行向前，分布于颈前部的皮肤。

(4)锁骨上神经 有2~4支，行向外下方，分布于颈侧区、胸壁上部和肩部的皮肤。

（5）**膈神经**phrenic nerve 是颈丛的重要分支，属混合性神经。发出后沿前斜角肌前面下行，在锁骨下动、静脉之间经胸廓上口入胸腔，越过肺根的前方，在纵隔胸膜与心包之间下行达膈（图16-3）。其运动纤维支配膈，感觉纤维分布于心包、纵隔胸膜、膈胸膜及膈下面中央部的腹膜。右膈神经的感觉支还分布于肝、胆囊和肝外胆道的浆膜。

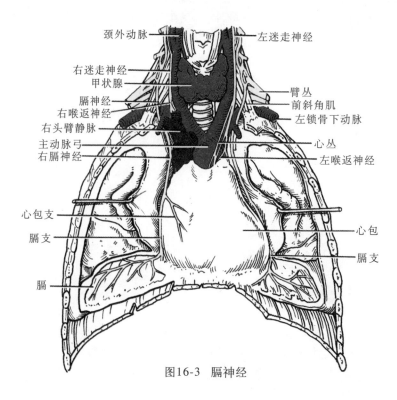

图16-3 膈神经

三、臂丛

1.组成和位置 **臂丛**brachial plexus由第5～8颈神经前支和第1胸神经前支的大部分纤维组成（图16-4）。臂丛从斜角肌间隙穿出，经锁骨下动脉后上方，于锁骨后方进入腋窝。组成臂丛的5个神经根反复分支、组合后，形成3个神经束，围绕在腋动脉周围，分别称为臂丛内侧束、后束和外侧束。

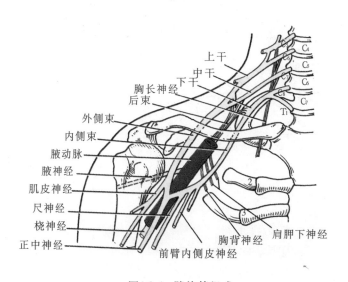

图16-4 臂丛的组成

2.主要分支与分布

（1）胸长神经　沿前锯肌表面伴胸外侧动脉下降，分布于前锯肌和乳房。胸长神经损伤可导致前锯肌瘫痪，肩胛骨脊柱缘翘起，出现"翼状肩"。患者上肢上举困难。

（2）胸背神经　沿肩胛骨外侧缘下降，支配背阔肌。

（3）**腋神经**axillary nerve　发自后束，向后外绕肱骨外科颈至三角肌深面（图16-4）。肌支支配三角肌和小圆肌，皮支分布于肩部和臂外侧区上部的皮肤。

肱骨外科颈骨折、肩关节脱位或使用腋杖不当，都可能损伤腋神经而导致三角肌瘫痪，表现为臂不能外展，三角肌区皮肤感觉障碍。由于三角肌萎缩，肩部圆隆的外形消失。

（4）**肌皮神经**musculocutaneous nerve　发自外侧束，斜穿臂肌前群之间，并发出分支支配该肌群（图16-5）。其终支在肱二头肌下端穿出，称前臂外侧皮神经，分布于前臂外侧皮肤。

肌皮神经损伤后出现屈肘无力及前臂外侧皮肤感觉减弱。由于前臂外侧皮神经周围有手背静脉网，故在前臂远端或手背部做静脉注射时，可能会刺激皮神经而出现疼痛、麻木等感觉。

（5）**正中神经**median nerve　由臂丛内、外侧束共同组成，沿肱二头肌内侧下降至肘窝。在肘窝，正中神经居肱动脉内侧，向下经前臂前群浅、深层肌之间至腕部，经腕管入手掌。正中神经在臂部一般无分支，在肘部和前臂发出肌支，支配除尺侧腕屈肌、肱桡肌和指深屈肌尺侧半以外的所有前臂肌前群及附近关节（图16-5）。在手掌发出返支进入鱼际，支配除拇收肌以外的全部鱼际肌；发出3支指掌侧总神经，下行至掌骨头附近又分为2支指掌侧固有神经，沿手指相对缘至指尖，支配第1、2蚓状肌以及掌心、鱼际、桡侧3个半手指的掌面及其中节和远节指骨背面的皮肤（图16-6）。

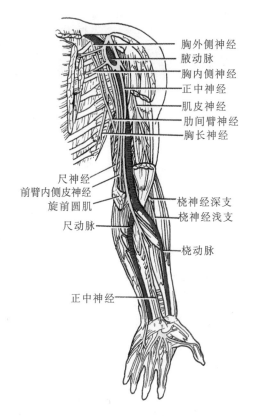

图16-5　上肢前面的神经

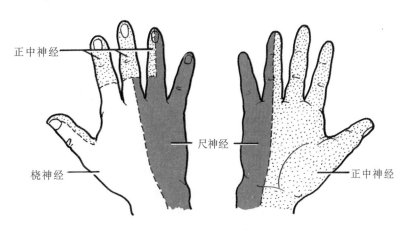

图16-6　手部皮神经的分布

　　(6)**尺神经**ulnar nerve　发自内侧束,在肱二头肌内侧随肱动脉下行,在臂中部转向后下,经肱骨内上髁后方的尺神经沟转至前臂内侧,沿尺动脉的内侧下行达腕部(图16-5)。尺神经在臂部无分支,在前臂分支支配尺侧腕屈肌、指深屈肌尺侧半。在手掌,发出肌支支配小鱼际肌、骨间肌和第3、4蚓状肌;皮支分布于小鱼际和尺侧1个半手指的皮肤。在手背,分布于手背尺侧半和尺侧2个半手指的皮肤(图16-6)。

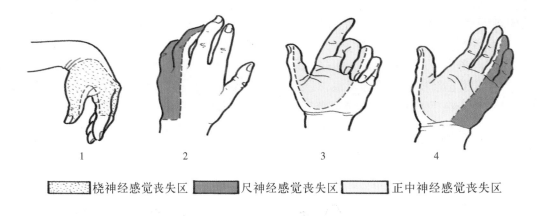

　　1　　　　　　2　　　　　　3　　　　　　4

▨桡神经感觉丧失区　　▨尺神经感觉丧失区　　▢正中神经感觉丧失区

图16-7　正中、尺、桡神经损伤后的手形及皮肤感觉丧失区

1.垂腕(桡神经损伤)　2."爪形手"(尺神经损伤)　3.正中神经损伤
4."猿手"(正中神经和尺神经合并损伤)

　　(7)**桡神经**radial nerve　发自后束,在腋窝位于腋动脉后方,伴肱深动脉向下外行,沿桡神经沟绕肱骨中段背侧旋向外下,在肱骨外上髁上方穿外侧肌间隔至肘窝前面,分为浅、深支(图16-8)。桡神经浅支为皮支,分布于手背桡侧半和桡侧两个半手指的手背面皮肤(图16-9)。桡神经深支支配全部前臂伸肌和肱桡肌。桡神经主干在臂部发出肌支支配肱三头肌和肱桡肌,皮支分布于前臂背面。

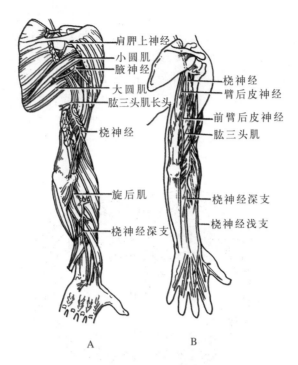

肩胛上神经
小圆肌
腋神经
大圆肌
肱三头肌长头
桡神经
旋后肌
桡神经深支

桡神经
臂后皮神经
前臂后皮神经
肱三头肌
桡神经深支
桡神经浅支

A　　　　B

图16-8　桡神经的走行和分布

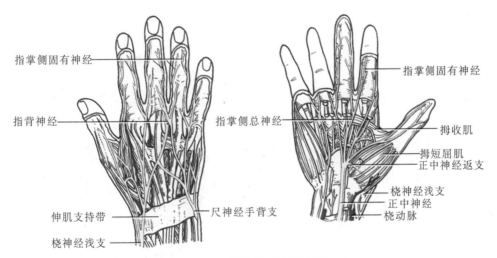

指掌侧固有神经
指背神经
伸肌支持带
桡神经浅支
尺神经手背支

指掌侧固有神经
指掌侧总神经
拇收肌
拇短屈肌
正中神经返支
桡神经浅支
正中神经
桡动脉

图16-9　手掌侧和背侧的神经分布

桡神经损伤为何出现"垂腕"?

　　桡神经最易受损的部位是臂中段后部。肱骨中段或中、下1/3交界处骨折时,极易合并桡神经损伤,也可在骨折后骨痂形成时遭致压迫。此外,睡眠时以手臂代枕、上肢放置止血带不当、手术时上肢长时间外展,均可引起桡神经损伤。桡神经损伤后主要运动障碍是前臂伸肌瘫痪,表现为不能伸腕和伸指,不能旋后,抬前臂时呈"垂腕"状。感觉障碍以前臂背面和手背桡侧半及第1、2掌骨间背面皮肤最明显(图16-7)。桡神经浅支分布于手背桡侧半皮肤,在手背部做静脉注射时,可能刺激该神经而出现疼痛。

四、胸神经前支

胸神经前支共12对。除第1对的大部分参与臂丛、第12对的少部分参与腰丛的组成外，其余皆单独走行。第1～11对胸神经前支位于相应的肋间隙中，称**肋间神经**intercostal nerves，第12对胸神经前支位于第12肋下方，故名**肋下神经**subcostal nerve。肋间神经伴随肋间后动、静脉，在肋间内、外肌之间循肋沟行走，在腋前线附近发出外侧皮支（图16-10）。上6对肋间神经达胸骨侧缘处穿至皮下，称前皮支。下5对肋间神经远侧部和肋下神经斜向下内，行于腹内斜肌与腹横肌之间，并进入腹直肌鞘，至腹白线附近穿至皮下，成为前皮支。肋间神经和肋下神经的肌支分布于肋间肌和腹肌前外侧群，皮支分布于胸、腹壁皮肤及相应的壁胸膜和壁腹膜。

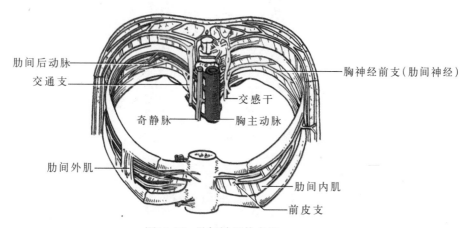

肋间后动脉

交通支

奇静脉

肋间外肌

胸神经前支（肋间神经）

交感干

胸主动脉

肋间内肌

前皮支

图16-10　肋间神经的走行

胸神经前支在胸、腹壁皮肤呈明显的节段性和重叠性分布。节段性分布为由上向下依顺序分节段排列，T_2分布于胸骨角平面，T_4分布于乳头平面，T_6分布于剑胸结合平面，T_8分布于肋弓平面，T_{10}分布于脐平面，T_{12}分布于脐与耻骨联合连线的中点平面（图16-11，图16-12）。临床常以上述标志检查皮肤感觉障碍节段，有助于对脊神经或脊髓损伤做定位诊断以及硬膜外麻醉时判断麻醉平面。重叠性分布表现在相邻两支皮神经的分布区域有相互重叠现象，所以当某一支肋间神经损伤时，其分布区域皮肤仅出现感觉迟钝，只有当相邻的两条以上的肋间神经损伤时，才出现分布区感觉消失。

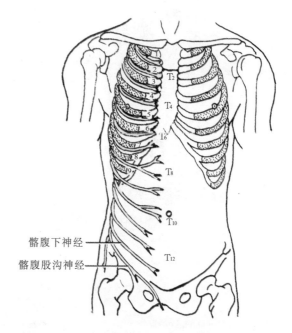

髂腹下神经

髂腹股沟神经

图16-11　胸神经的分布

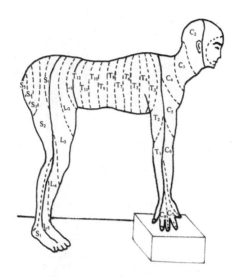

图16-12 胸神经皮支的节段性分布

五、腰丛

1．组成和位置　**腰丛**lumbar plexus由第12胸神经前支的一部分、第1～3腰神经前支和第4腰神经前支的一部分组成，位于腰大肌深面(图16-13)。

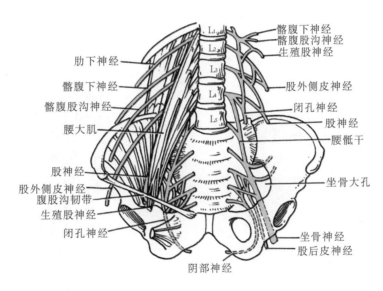

图16-13　腰、骶丛的组成

2．主要分支与分布

(1)髂腹下神经　自腰大肌外侧缘穿出，经髂嵴上方进入腹肌之间前行，在腹股沟浅环上方3cm处穿腹外斜肌腱膜达皮下，沿途分布于腹壁诸肌，并发出皮支分布于臀外侧区、腹股沟区及下腹部的皮肤(图16-11)。

(2)髂腹股沟神经　行于髂腹下神经下方，穿经腹股沟管，伴精索或子宫圆韧带自腹股沟管浅环穿出(图16-14)。肌支分布于腹壁肌，皮支分布于腹股沟区、阴囊或大阴唇的皮肤。

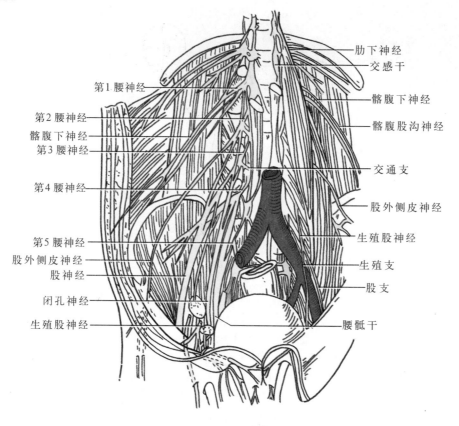

图16-14 腰丛分支

肋下神经
交感干
髂腹下神经
髂腹股沟神经
交通支
股外侧皮神经
生殖股神经
生殖支
股支
腰骶干

第1腰神经
第2腰神经
髂腹下神经
第3腰神经
第4腰神经
第5腰神经
股外侧皮神经
股神经
闭孔神经
生殖股神经

（3）**闭孔神经** 自腰大肌内侧缘穿出，沿盆侧壁，穿闭膜管至股内侧，分布于股内侧肌群、股内侧面皮肤及髋关节（图16-13）。骨盆骨折时易伤及闭孔神经，表现为股内侧肌群瘫痪，站立和行走受限，患肢不能交叉到健侧肢体上。

（4）**股神经**femoral nerve 自腰大肌外侧缘穿出，行于腰大肌与髂肌之间，经腹股沟韧带中点的深面，于股动脉外侧进入股三角（图16-15）。股神经的肌支主要支配股前群肌，皮支除分布于股前部皮肤外，还分出**隐神经**saphenous nerve,伴股动脉、股静脉入收肌管下行，于缝匠肌下段后方浅出，再与大隐静脉伴行至足的内侧缘，分布于小腿内侧面及足前内侧皮肤。在踝部大隐静脉作静脉注射时，如药物外漏可刺激隐神经。

股神经损伤表现为屈髋无力，行走困难，步履细小，不能奔跑跳跃；膝反射消失，股前面和小腿内侧面皮肤感觉障碍。

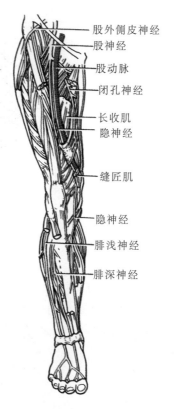

股外侧皮神经
股神经
股动脉
闭孔神经
长收肌
隐神经
缝匠肌
隐神经
腓浅神经
腓深神经

图16-15 股神经的走行和分布

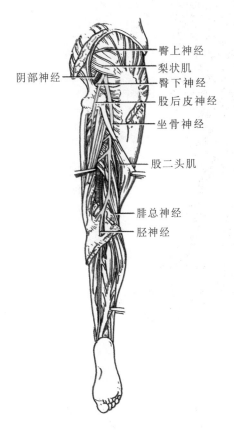

图16-16　坐骨神经的走行

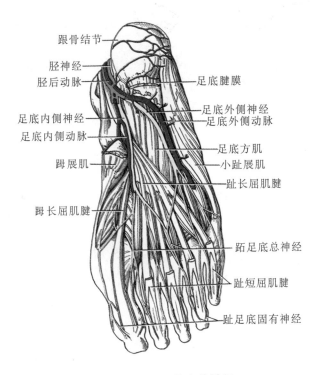

图16-17　足底的神经

六、骶丛

1.组成和位置　**骶丛**sacral plexus由第4腰神经前支的一部分与第5腰神经前支合成的腰骶干、全部骶神经和尾神经的前支组成,位于骶骨和梨状肌的前面(图16-13)。

2.主要分支与分布

(1)臀上神经　经梨状肌上孔出骨盆,支配臀中、小肌和阔筋膜张肌。如臀上神经受损,下肢外展功能障碍,当患者抬起健肢以患肢站立时,骨盆向健侧倾斜。

(2)臀下神经　经梨状肌下孔出骨盆,支配臀大肌。臀下神经受损,如起立和上楼梯时,伸髋关节受限。

(3)阴部神经　经梨状肌下孔出骨盆,绕坐骨棘经坐骨小孔进入坐骨直肠窝,分布于会阴、外生殖器和肛门周围的肌和皮肤。

(4)**坐骨神经**sciatic nerve　是全身最长、最粗大的神经,经梨状肌下孔出骨盆,在臀大肌深面下行,经坐骨结节与股骨大转子之间下行至股后区,在股二头肌深面下行,达腘窝上方分为胫神经和腓总神经两终支。在股后部,坐骨神经主干分支分布于髋关节和股后群肌(图16-16)。自坐骨结节和股骨大转子连线的中点至股骨内、外侧髁连线的中点作一连线,其上2/3段为坐骨神经干的体表投影。坐骨神经疼痛时,在此连线上出现压痛。**胫神经**tibial nerve为坐骨神经的直接延续,在小腿比目鱼肌深面伴胫后动脉下行,经内踝后方进入足底,分为足底内侧神经和足底外侧神经。胫神经肌支支配小腿后群肌及足底肌,皮支分布于小腿后面和足底皮肤(图16-17)。

胫神经损伤后主要表现为小腿后群肌无力，足不能跖屈，不能以足尖站立，内翻力弱，呈"钩状足"畸形。感觉障碍以足底皮肤最明显。

腓总神经 common peroneal nerve沿腘窝外侧缘下降，绕腓骨颈外侧向前下，分为腓浅神经和腓深神经(图16-18)。腓浅神经在腓骨长、短肌之间下行，分支支配小腿外侧群肌，皮支分布于小腿外侧、足背及第2～5趾背的皮肤。腓深神经穿经小腿前群肌深面至足背，分布于小腿肌前群、足背肌、小腿前面及第1、2趾相对缘的皮肤。

腓总神经在绕经腓骨颈处位置表浅，易受损伤。损伤后足不能背屈，趾不能伸，行走时足下垂且内翻，呈"马蹄"内翻足畸形(图16-19)，患者必须通过高抬足以代偿。感觉障碍以小腿前外侧及足背最明显。

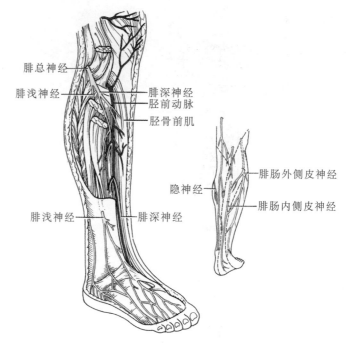

图16-18　腓总神经

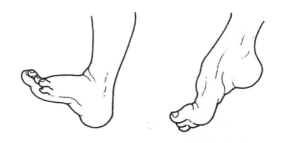

钩状足(胫神经损伤)　　"马蹄"内翻足(腓总神经损伤)

图16-19　胫神经和腓总神经损伤后的足畸形

护原性神经伤的解剖学基础

1.体位性神经伤　在临床护理工作中，根据不同患者病情的需要，将患者安置于符合解剖学和生理学要求的体位，使患者感到舒适和安全，不仅有利于医疗和护理措施的实施，而且能减轻症状，有利于患者的康复。这是临床护理工作中重要但又容易被忽视的事情。尤其是长期处于昏迷或麻醉状态下的患者，当身体某一部分处于异常位置时，没有自我调节的能力，更易造成神经损伤，且功能恢复困难，应予以高度重视。体位性神经伤有以下几种：

臂丛损伤　上肢正常解剖位置时，臂丛处于松弛状态。当臂后伸时，对整个臂丛产生不同程度的牵拉力，若同时臂部伴有内旋，可进一步增加后束或腋神经、桡神经的张力；若伴有外旋，则增加肌皮神经的张力。臂部外展90°并伴有后伸时，臂丛及五大分支的张力均增加。麻醉后或处于昏迷状态的患者，上肢长时间过度外展并伴有旋转位，头过度偏向对侧，均可造成臂丛某一束或主要神经干损伤，以后束、桡神经或腋神经近段牵拉伤最常见。

桡神经损伤　桡神经在肱骨中段紧贴骨面由内上向外下走行，此段神经与骨面之间缺乏软组织的缓冲和保护。当上肢长时间保持外展位，臂部中段的背外侧面置于较硬的物体上，如手术台的边缘、担架边缘、床缘等，都可造成桡神经损伤。

尺神经损伤　尺神经常见的损伤部位有两处，一处是臂部，当臂部轻度外展并后伸时，臂内侧紧贴于床缘、担架边缘等较硬的物体上，可致其损伤。另一处是尺神经沟，此处尺神经表浅，仅覆以皮肤和浅筋膜，当受到有棱物体的撞击或长时间置于手术台边缘，均可造成损伤。

坐骨神经损伤　坐骨神经经股骨大转子与坐骨结节之间至股后部，在臀大肌下缘处位置表浅，昏迷或瘫痪患者在臀下放置便盆时间过长，可造成坐骨神经损伤。

腓总神经损伤　腓总神经在绕腓骨颈处位置表浅，表面覆以皮肤和浅筋膜，深面紧贴骨面。若患者长时间处于侧卧位伴屈髋屈膝时，下方小腿外侧面受压或垫在较硬物体上，腓骨头和颈受力较大，易致腓总神经损伤。

2.注射性神经伤　肌内注射和静脉注射是临床常用的给药途径，但在操作时，如果不熟悉局部结构解剖关系，不遵循操作常规，在肌内注射时将刺激性强的药物直接注射到神经干或其周围，或静脉注射时药物漏出血管外至神经干周围，均可造成神经组织不同程度的损伤和功能障碍，严重者可致残。注射性神经伤有以下几种：

臂丛损伤　臂丛的5条神经根形成的3个神经束及分支集中从颈根部移行到上肢。在上肢手术时，常作臂丛麻醉，如操作不当将麻醉药物直接注入神经干，则会损伤某一神经束或其分支。

桡神经损伤　在肱骨中段背侧，桡神经沿桡神经沟自内上斜行向外下，此处被三角肌后部覆盖，肌层较薄，在此区内做肌内注射或预防疫苗注射过深，均可造成桡神经损伤。在肘窝外侧部，桡神经经肱肌和肱桡肌之间进入前臂外侧，位置表浅，在此做静脉注射，如药物外漏，也可损伤桡神经干或其深支。

正中神经损伤　正中神经在肱二头肌内侧沟下行至肘部，进入旋前圆肌之前位居肘窝正中，此处位置表浅，肘正中静脉常斜跨其浅层，在肘窝处做静脉注射时，药液外漏可致正中神经损伤。在腕部，正中神经位于桡侧腕屈肌腱与掌长肌腱之间，内关穴封闭可能将其损伤。

坐骨神经损伤　临床上肌内注射常在臀部进行。臀大肌注射有两种定位方法。十字法是从臀裂顶点向外划一水平线，再通过髂嵴顶点向下做一垂线，两线交叉将臀部分为4区，其中外上1/4区为臀大肌注射的最佳部位。连线法是从髂前上棘至骶尾连接处做一连线，此线中、外1/3交点处是注射的最佳部位。臀部注射定位的意义在于避开坐骨神经。若臀部肌内注射抗生素等刺激性较强的药物，注射部位偏内下或腓总神经走行变异，误将药物注入坐骨神经或腓总神经，将造成神经损伤。

（刘桂萍）

·第二节　脑神经·

　　脑神经cranial nerves与脑相连，共12对，根据其与脑相连部位由上向下以罗马数字Ⅰ～Ⅻ表示。他们的顺序名称为：Ⅰ嗅神经、Ⅱ视神经、Ⅲ动眼神经、Ⅳ滑车神经、Ⅴ三叉神经、Ⅵ展神经、Ⅶ面神经、Ⅷ前庭蜗神经、Ⅸ舌咽神经、Ⅹ迷走神经、Ⅺ副神经、Ⅻ舌下神经。与脊神经相比，脑神经的纤维成分较为复杂。脑神经的纤维成分根据其胚胎发生和功能不同分为7种：

　　1.一般躯体感觉纤维：分布于皮肤、肌、肌腱、关节及口、鼻腔的大部分黏膜。

　　2.特殊躯体感觉纤维：分布于视器和前庭蜗器。

　　3.一般内脏感觉纤维：分布于头、颈、胸、腹部的器官。

　　4.特殊内脏感觉纤维：分布于味蕾和嗅器。

　　5.躯体运动纤维：支配眼球外肌、舌肌。

　　6.一般内脏运动纤维：支配平滑肌、心肌、腺体。

　　7.特殊内脏运动纤维：支配咀嚼肌、面肌、咽喉肌、胸锁乳突肌和斜方肌。

　　依据每对脑神经所含纤维成分的不同将其划分为3类：①感觉性神经（Ⅰ、Ⅱ、Ⅷ）；②运动性神经（Ⅲ、Ⅳ、Ⅵ、Ⅺ、Ⅻ）；③混合性神经（Ⅴ、Ⅶ、Ⅸ、Ⅹ）。

　　脑神经所含的内脏运动纤维均属于副交感纤维，且只存在于Ⅲ、Ⅶ、Ⅸ、Ⅹ对脑神经中。行于这4对脑神经内的副交感节前纤维由脑干相应的核团发出后，先终止于副交感神经节，再由节内神经元发出节后纤维分布于相应的平滑肌、心肌及腺体。

　　12对脑神经的名称、性质、连脑部位、出入颅部位和分布概况见表16-1、图16-20。

表16-1　脑神经的名称、性质、连脑部位和出入颅部位

顺序	名　称	性　质	连脑部位	出入颅部位
Ⅰ	嗅神经	感觉性	端脑	筛孔
Ⅱ	视神经	感觉性	间脑	视神经管
Ⅲ	动眼神经	运动性	中脑	眶上裂
Ⅳ	滑车神经	运动性	中脑	眶上裂
Ⅴ	三叉神经	混合性	脑桥	眼神经：眶上裂 上颌神经：圆孔 下颌神经：卵圆孔
Ⅵ	展神经	运动性	脑桥	眶上裂
Ⅶ	面神经	混合性	脑桥	内耳门→茎乳孔
Ⅷ	前庭蜗神经	感觉性	脑桥	内耳门
Ⅸ	舌咽神经	混合性	延髓	颈静脉孔
Ⅹ	迷走神经	混合性	延髓	颈静脉孔
Ⅺ	副神经	运动性	延髓	颈静脉孔
Ⅻ	舌下神经	运动性	延髓	舌下神经管

一、嗅神经

　　嗅神经olfactory nerve为感觉性神经，传导嗅觉冲动。起于嗅区黏膜内的嗅细胞，中枢突聚集为20余条嗅丝，向上穿筛孔进入颅前窝，终于嗅球，传导嗅觉。

　　颅前窝骨折累及筛板时可损伤嗅神经，导致嗅神经障碍。

二、视神经

　　视神经optic nerve为感觉性神经，传导视觉冲动。视网膜节细胞的轴突在视神经盘处聚集，穿出巩膜后组成视神经，向后经视神经管入颅中窝，连于视交叉，向后延续为视束，终于间脑的外

侧膝状体，传导视觉冲动。

视神经外面有三层被膜，分别由三层脑膜延续而来，蛛网膜下隙也随之延续至视神经周围。当颅内压增高时，可引起视神经盘水肿。

三、动眼神经

动眼神经oculomotor nerve为运动性神经，含躯体运动纤维和一般内脏运动（副交感神经）纤维。躯体运动纤维起于动眼神经核，一般内脏运动纤维起自动眼神经副核。两种纤维组成动眼神经，经中脑的脚间窝出脑，向前穿海绵窦外侧壁，再经眶上裂入眶，分支支配上睑提肌、上直肌、下直肌、内直肌和下斜肌。其内脏运动纤维分布于睫状肌和瞳孔括约肌，参与调节反射和瞳孔对光反射。

一侧动眼神经损伤可引起患侧上睑下垂，瞳孔斜向下方、瞳孔放大、对光反射消失等症状。

睫状神经节ciliary ganglion位于视神经与外直肌之间，与之相联系的有3个根：①副交感根即睫状神经节短根，来自动眼神经的内脏运动纤维，在此换元，发出节后纤维加入睫状短神经，入眼球。②交感根，来自颈内动脉交感丛，穿过此节加入睫状短神经，入眼球分布于瞳孔开大肌和眼球血管。③感觉根，来自三叉神经的眼神经发出的鼻睫神经，穿过该神经节，随睫状短神经入眼球，管理眼球的一般感觉（图16-21）。

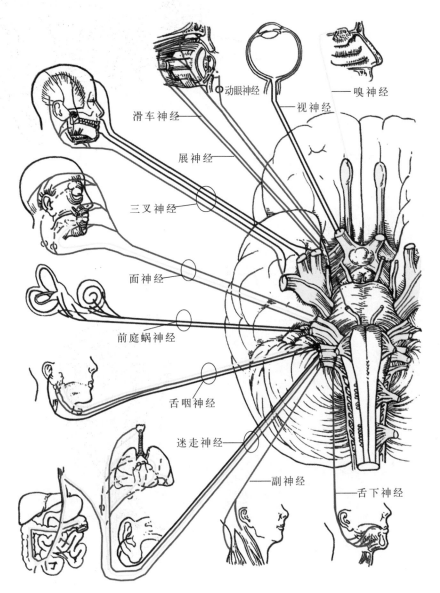

动眼神经 —
滑车神经 —
展神经 —
三叉神经 —
面神经 —
前庭蜗神经 —
舌咽神经 —
迷走神经 —
— 副神经
— 嗅神经
— 视神经
— 舌下神经

图16-20　脑神经概况

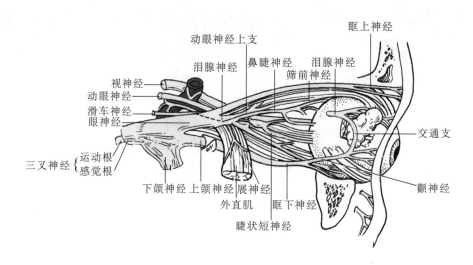

图16-21 眶内的神经(右侧，外面观)

四、滑车神经

滑车神经trochlear nerve为运动性神经，起于中脑下丘平面的滑车神经核，自中脑背侧下丘下方出脑，绕大脑脚外侧向前，穿海绵窦外侧壁，经眶上裂入眶，支配上斜肌(图16-22)。

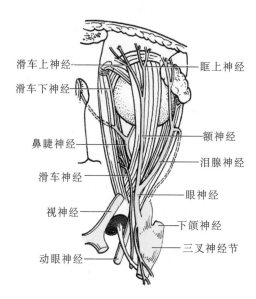

图16-22 眶内的神经(右侧，上面观)

五、三叉神经

三叉神经trigeminal nerve为混合性神经，特殊内脏运动纤维起于三叉神经运动核，组成细小的三叉神经运动根，经脑桥基底部与小脑中脚交界处出脑，位于感觉根内下方，其纤维加入下颌神经，支配咀嚼肌。一般躯体感觉纤维的胞体位于**三叉神经节**trigeminal ganglion内，该节位于三叉神经压迹处，由假单极神经元胞体聚集形成，其中枢突组成粗大的三叉神经感觉根，由脑桥基底部与小脑中脚交界处入脑，止于三叉神经脑桥核和脊束核；其周围突组成三叉神经3大分支，自上而下分别是眼神经、上颌神经和下颌神经(图16-23、图16-24)。

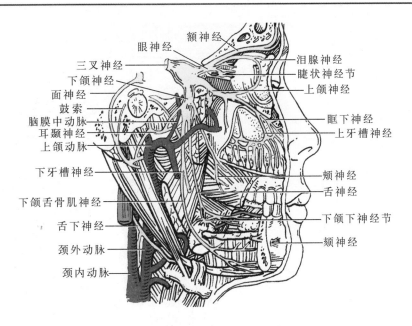

图16-23　三叉神经

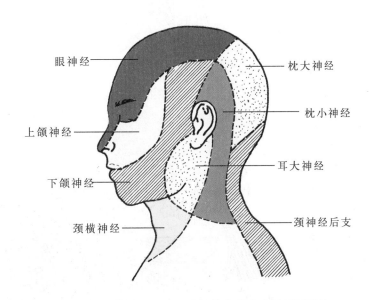

图16-24　三叉神经皮支分布区(示意图)

1.**眼神经**ophthalmic nerve　为感觉性神经,自三叉神经节发出后,穿海绵窦外侧壁,再经眶上裂入眶,分出分支,分布于眼球、泪腺、结膜、部分鼻腔黏膜、额顶部与上睑及鼻背的皮肤,其中额神经分出眶上神经,经眶上孔(切迹)分布于额部和上睑皮肤。

2.**上颌神经**maxillary nerve　为感觉性神经,自三叉神经节发出后,穿海绵窦外侧壁,经圆孔出颅入翼腭窝,分出**眶下神经**infraorbital nerve、颧神经、上牙槽神经等,分布于上颌牙、牙龈;口鼻腔黏膜、眼裂与口裂间的皮肤。

3.**下颌神经**mandibular nerve　是三叉神经最大的分支,为混合性神经。自卵圆孔出颅,分出耳颞神经、颊神经、舌神经、下牙槽神经等,分布于腮腺和颞区皮肤,颊部皮肤及颊部的口腔黏膜,舌前2/3的黏膜,管理一般感觉。下牙槽神经的运动纤维支配下颌舌骨肌、二腹肌前腹和咀嚼肌。

六、展神经

展神经abducent nerve 为运动性神经，起于脑桥展神经核，自延髓脑桥沟中线两旁出脑，向前穿海绵窦，经眶上裂入眶，支配外直肌（图16-21）。展神经损伤引起外直肌瘫痪，产生内斜视。

展神经损伤后可引起外直肌瘫痪，产生内斜视。

七、面神经

面神经facial nerve 为混合性神经，由粗大的运动根和细小的混合根（中间神经）组成，两根自桥延沟出脑，入内耳门后合为一干，穿内耳道底，进入面神经管，经茎乳孔出颅，向前穿入腮腺（图16-25）。在面神经管弯曲处有膨大的膝神经节。

1.面神经管内的分支主要有：①鼓索：在茎乳孔上方约6mm处由面神经发出，向前进入鼓室，出鼓室加入舌神经。鼓索内的特殊内脏感觉（味觉）纤维，随舌神经分布于舌前2/3的味蕾。一般内脏运动（副交感）纤维由舌神经分出，节后纤维分布于下颌下腺和舌下腺，控制其分泌（图16-26）。②岩大神经：由副交感节前纤维组成，至翼腭神经节换元，节后纤维分布至泪腺、鼻与腭部的黏液腺。③镫骨肌神经：支配镫骨肌。

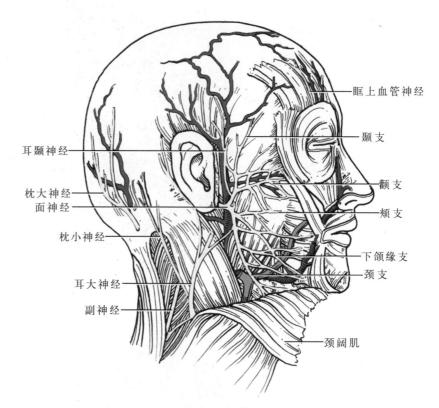

眶上血管神经
颞支
颧支
耳颞神经
枕大神经
面神经
枕小神经
耳大神经
副神经
颧支
下颌缘支
颈支
颈阔肌

图16-25　面神经

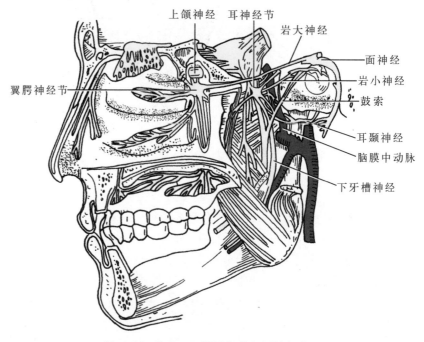

上颌神经　耳神经节
岩大神经
面神经
岩小神经
鼓索
翼腭神经节
耳颞神经
脑膜中动脉
下牙槽神经

图16-26　鼓索、翼腭神经节与耳神经节

2.颅外分支　面神经出茎乳孔后，向前入腮腺实质，分支交织成腮腺内丛，由丛上发出分支，这些分支包括：①颞支：支配额肌、眼轮匝肌。②颧支：支配眼轮匝肌、颧肌。③颊支：支配颊肌、口轮匝肌等。④下颌缘支：支配下唇诸肌。⑤颈支：支配颈阔肌。

翼腭神经节pterygopalatine ganglion位于上颌神经下方。**下颌下神经节**submandibular ganglion位于下颌下腺与舌神经之间。

面神经行程复杂，在不同的部位损伤可出现不同的临床表现。面神经管外损伤主要表现为患侧所有表情肌瘫痪，额纹消失，口角下降，眼不能闭合，角膜反射消失。面神经管内损伤，除上述症状外，还有舌前2/3味觉障碍，泪腺和唾液腺分泌障碍。

八、前庭蜗神经

前庭蜗神经vestibulocochlear nerve为感觉性神经，由前庭神经和蜗神经组成（图16-20）。**前庭神经**vestibular nerve传导平衡觉冲动。在内耳道底，双极神经元的胞体聚集形成前庭神经节，其周围突分布于内耳球囊斑、椭圆囊斑和壶腹嵴，中枢突组成前庭神经，终止于前庭神经核。**蜗神经**cochlear nerve传导听觉冲动。在耳蜗的蜗轴内，双极神经元的胞体聚集形成蜗神经节，其周围突分布于基底膜上的螺旋器，中枢突组成蜗神经，终止于蜗神经核。

九、舌咽神经

舌咽神经glossopharyngeal nerve为混合性神经，神经根连于延髓，经颈静脉孔出颅，在孔附近的神经干上有膨大的上神经节和下神经节。出颅后在颈内动、静脉之间下降，经舌骨舌肌内侧达舌根（图16-27）。其主要分支有：①舌支：分布于舌后1/3的黏膜和味蕾。②咽支：分布于咽壁。③鼓室神经：起于下神经节，分支分布于鼓室、乳突小房及咽鼓管黏膜。其副交感纤维组成岩小神经，穿出鼓室至耳神经节交换神经元，节后纤维随耳颞神经走行，分布于腮腺。④颈动脉窦支：分布于颈动脉窦和颈动脉小球。

耳神经节otic ganglion位于卵圆孔下方，下颌神经内侧。

十、迷走神经

迷走神经vagus nerve为混合性神经，是行程最长、分布最广的脑神经。迷走神经的根丝自延髓出脑，经颈静脉孔出颅，在孔内和孔下方神经干上有膨大的迷走神经上、下神经节。在颈部，迷走神经在颈动脉鞘内。在胸部，左、右迷走神经的行程有所不同。左迷走神经在左颈总动脉和左锁骨下动脉之间下行，跨主动脉弓前方，经左肺根后方下行至食管前面分支交织形成左肺丛和食管前丛，在食管下段合为迷走神经前干。右迷走神经越右锁骨下动脉前方，沿食管右侧下行，经右肺根后方下行至食管后面分支交织形成右肺丛和食管后丛，在食管下段合为迷走神经后干。

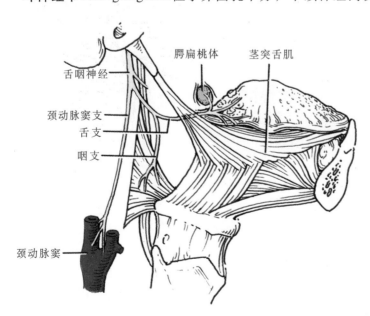

图16-27　舌咽神经的分布

迷走神经前、后干与食管伴行穿膈的食管裂孔进入腹腔，在贲门附近，前干分为胃前支和肝支，后干分为胃后支与腹腔支(图16-28)。迷走神经的主要分支如下：

1.颈部的分支　主要有：①**喉上神经**superior laryngeal nerve：起于下神经节，在颈内动脉内侧下行至舌骨大角水平分为内、外两支。外支伴甲状腺上动脉下行，支配环甲肌；内支伴喉上动脉穿甲状舌骨膜入喉腔，分布于声门裂以上的喉黏膜及咽、舌根、会厌等处。②耳支：分布于耳郭后面及外耳道的皮肤。③脑膜支：分布于硬脑膜。④咽支：分支分布于咽缩肌、软腭的肌和咽部黏膜。

2.胸部的分支　主要有：①**喉返神经**recurrent laryngeal nerve：左、右喉返神经的起始、行程有所不同。右喉返神经起点高，于右锁骨下动脉前方起于右迷走神经，向后上勾绕右锁骨下动脉返回颈部。左喉返神经起点低，在主动脉弓前方起于左迷走神经，向后上勾绕主动脉弓返回颈部。在颈部，左、右喉返神经均于气管食管沟内上行，至咽下缩肌下缘、环甲关节后方入喉，改名为喉下神经，其中运动纤维支配除环甲肌以外的其余喉肌，感觉纤维分布于声门裂以下的喉黏膜。②支气管支和食管支：分布于气管、支气管、肺及食管。

3.腹部的分支　主要有：①胃前支：分支分布于胃前壁。②肝支：参与形成肝丛，由丛分支分布于肝、胆囊等处。③胃后支：分支分布于胃后壁。④腹腔支：与交感神经的纤维共同构成腹腔丛，伴腹腔干、肠系膜上动脉和肾动脉及其分支分布于肝、胰、脾、肾等实质性器官及结肠左曲以上的腹部消化管。

十一、副神经

副神经accessory nerve为运动性神经，有两个根，脑根起于延髓的疑核，自延髓出脑；脊髓根起于颈髓的副神经核，自脊髓前、后根之间出脊髓，在椎管内上行，经枕骨大孔入颅腔，与脑根合并，经颈静脉孔出颅。此后，两根分开，颅根加入迷走神经并随其分支支配咽喉肌。脊髓根行向外下方，支配胸锁乳突肌和斜方肌(图16-20,图16-29)。

副神经损伤可导致胸锁乳突肌麻痹，头不能向患侧侧屈，面不能转向对侧，还会使斜方肌上部麻痹，肩胛骨下垂。

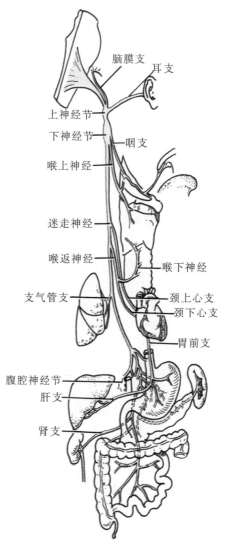

图16-28　迷走神经的分布

十二、舌下神经

舌下神经hypoglossal nerve为运动性神经，起于延髓的舌下神经核，其根丝自延髓出脑，经舌下神经管出颅，于颈内动、静脉之间呈弓状向前下达舌骨舌肌浅面，穿颏舌肌入舌，支配全部舌内肌和大部分舌外肌(图16-29)。一侧舌下神经损伤后，患侧舌肌瘫痪，伸舌时舌尖偏向患侧。

一侧舌下神经完全损伤时，患侧舌肌瘫痪，伸舌时舌尖偏向患侧。

12对脑神经的概况见表16-2。

表16-2 脑神经概况

顺序及名称	纤维成分	起 核	终 核	分 布	损伤症状
Ⅰ 嗅神经	特殊内脏感觉		嗅球	鼻腔嗅黏膜	嗅觉障碍
Ⅱ 视神经	特殊躯体感觉		外侧膝状体	眼球视网膜	视觉障碍
Ⅲ 动眼神经	躯体运动	动眼神经核		上、下、内直肌，下斜肌，上睑提肌	眼外斜视，上睑下垂对光及调节反射消失
	一般内脏运动	动眼神经副核		瞳孔括约肌，睫状肌	
Ⅳ 滑车神经	躯体运动	滑车神经核		上斜肌	眼不能向外下斜视
Ⅴ 三叉神经	一般躯体感觉		三叉神经中脑核、脑桥核、脊束核	头面部皮肤、口腔、鼻腔黏膜、牙及牙龈、眼球、硬脑膜	头面部皮肤、口鼻腔黏膜等感觉障碍
	特殊内脏运动	三叉神经运动核		咀嚼肌	咀嚼肌瘫痪
Ⅵ 展神经	躯体运动	展神经核		外直肌	眼内斜视
Ⅶ 面神经	一般躯体感觉		三叉神经脊束核	耳部皮肤	
	特殊内脏感觉		孤束核	舌前2/3的味蕾	味觉障碍
	特殊内脏运动	面神经核		面肌、颈阔肌、茎突舌骨肌、二腹肌后腹、镫骨肌	额纹消失、眼不能闭合、口角歪向健侧、鼻唇沟变浅
	一般内脏运动	上泌涎核		泪腺、下颌下腺、舌下腺及鼻、腭部的黏液腺	分泌障碍
Ⅷ 前庭蜗神经	特殊躯体感觉		前庭神经核	壶腹嵴、球囊斑、椭圆囊斑	旋晕、眼球震颤
	特殊躯体感觉		蜗神经核	螺旋器	听觉障碍
Ⅸ 舌咽神经	一般内脏运动	下泌涎核		腮腺	分泌障碍
	特殊内脏运动	疑核		茎突咽肌	
	一般内脏感觉		孤束核	咽、咽鼓管、软腭、舌后1/3的黏膜、颈动脉窦及颈动脉小球	咽与舌后1/3感觉障碍，咽反射消失
	特殊内脏感觉			舌后1/3的味蕾	舌后1/3味觉丧失
	一般躯体感觉		三叉神经脊束核	耳后皮肤	
Ⅹ 迷走神经	一般内脏运动	迷走神经背核		胸、腹腔脏器的平滑肌、心肌、腺体	心动过速、内脏活动障碍
	特殊内脏运动	疑核		咽喉肌	发音困难、声音嘶哑、呛咳、吞咽困难
	一般内脏感觉		孤束核	胸、腹腔脏器及咽喉部黏膜	
	一般躯体感觉		三叉神经脊束核	硬脑膜、耳廓及外耳道皮肤	
Ⅺ 副神经	特殊内脏运动	疑核		咽喉肌	
	躯体运动	副神经核		斜方肌、胸锁乳突肌	胸锁乳突肌瘫痪，面不能转向健侧；斜方肌瘫痪，肩下垂
Ⅻ舌下神经	躯体运动	舌下神经核		舌内肌和大部分舌外肌	舌肌瘫痪，伸舌时舌尖偏向患侧

(李振华)

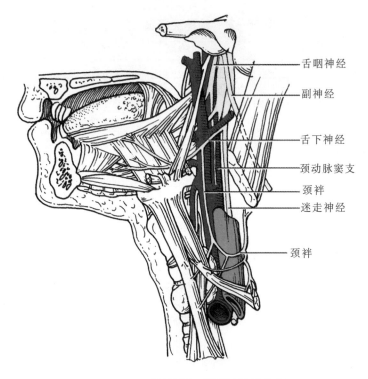

图16-29　舌下神经的分布

- 舌咽神经
- 副神经
- 舌下神经
- 颈动脉窦支
- 颈袢
- 迷走神经
- 颈袢

·第三节　内脏神经·

内脏神经visceral nervous system主要分布于内脏、心血管和腺体。内脏神经可分为内脏运动神经和内脏感觉神经，内脏运动神经支配平滑肌、心肌和腺体的分泌，以控制和调节新陈代谢活动，在很大程度上不受意识支配，故又称**自主神经系统**autonomic nervous system或**植物神经系统**vegetative nervous system。内脏感觉神经则将内脏、心血管等处感受器的信息传入各级中枢，通过反射调节内脏、心血管等器官的活动。

一、内脏运动神经

内脏运动神经visceral motor nerve和躯体运动神经一样，都受大脑皮质和皮质下各级中枢的调控，二者在功能上互相依存、互相协调，又互相制约，以维持机体内、外环境的统一和平衡，保障机体正常生命活动的进行。内脏运动神经与躯体神经也有不同之处(表16-3)。内脏运动神经具有以下特点：

(1)内脏运动神经在一定程度上不受意识控制。

(2)内脏运动神经低级中枢位于脑干的内脏运动神经核和脊髓$T_1 \sim L_3$节段的侧角以及脊髓$S_2 \sim S_4$节段的骶副交感核。

(3)内脏运动神经自低级中枢发出后，在内脏运动神经节交换神经元，由神经节内神经元发出的纤维到达支配器官。因此上述低级中枢内的神经元称为**节前神经元**preganlionic neuron，其轴突称节前纤维。神经节内神经元称**节后神经元**postganliaonic neuron，其轴突称节后纤维。一个节前神经元可以与多个节后神经元构成突触联系(图16-30)。

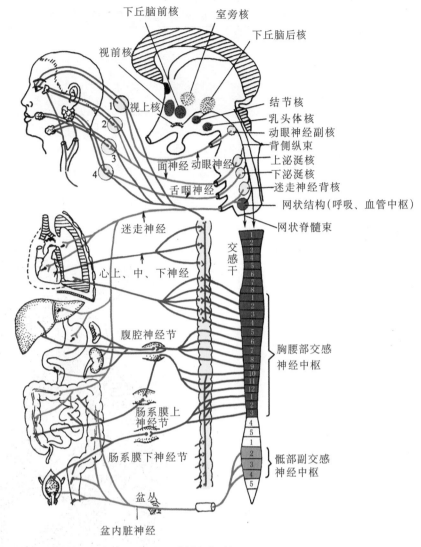

图16-30　内脏运动神经概况

1．睫状神经节　2．翼腭神经节　3．下颌下神经节　4．耳神经节

（4）内脏运动神经根据生理特点不同分为交感神经和副交感神经。多数内脏器官同时接受两种神经的双重支配。交感神经和副交感神经的结构有不同之处（表16-4）。

表16-3　内脏运动神经与躯体运动神经比较

	躯体运动神经	内脏运动神经
效应器	骨骼肌（受意志支配）	心肌、平滑肌和腺体（不受意志支配）
纤维成分	一种	二种：交感神经和副交感神经
低级中枢→效应器	一个神经元	两个神经元：节前神经元和节后神经元
纤维种类	较粗的有髓纤维	薄髓（节前纤维）和无髓（节后纤维）细纤维
分布形式	神经干	神经丛

表16-4　　交感神经与副交感神经结构比较

	交感神经	副交感神经
低级中枢	脊髓T₁~L₃节段侧角	脑干的内脏运动神经核，S₂~S₄节段的副交感神经核
神经节	椎旁节和椎前节	器官旁节和壁内节
节前、节后纤维	节前纤维短，节后纤维长	节前纤维长，节后纤维短
分布范围	全身血管及胸、腹、盆腔内脏平滑肌、心肌、腺体及竖毛肌和瞳孔开大肌	胸、腹、盆腔内脏平滑肌、心肌、腺体（肾上腺髓质除外）、瞳孔括约肌、睫状肌

（一）交感神经

交感神经sympathetic nerve的中枢部位于脊髓T₁~L₃节段的侧角。周围部由交感神经节和交感干及分支组成。

1.交感神经节　交感神经节因位置不同分为椎旁神经节和椎前神经节。椎旁神经节即交感干神经节，位于脊柱两侧，每侧19~24个，形态不规则（图16-31）。椎前神经节位于脊柱前方，包括腹腔神经节、主动脉肾节、肠系膜上神经节及肠系膜下神经节，分别位于同名动脉根部附近，相应的节后纤维起自这些神经节。

2.交感干sympathetic trunk　由交感干神经节和节间支连接而成，位于脊柱两侧，上起自颅底，下至尾骨前方汇合于奇神经节。

交感干神经节借交通支与相应的脊神经相连。交通支可分为白交通支和灰交通支。白交通支是节前纤维，因具有髓鞘色白而得名。白交通支只存在于T₁~L₃共15对脊神经与相应的交感干神经节之间。灰交通支连于交感干与31对脊神经之间，由椎旁节内的神经元发出的无髓鞘的节后纤维组成，因无髓鞘，色灰暗而得名，共31对。

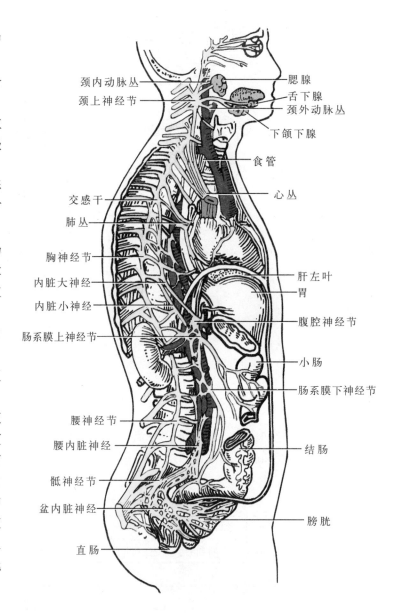

颈内动脉丛
颈上神经节
交感干
肺丛
胸神经节
内脏大神经
内脏小神经
肠系膜上神经节
腰神经节
腰内脏神经
骶神经节
盆内脏神经
直肠

腮腺
舌下腺
颈外动脉丛
下颌下腺
食管
心丛
肝左叶
胃
腹腔神经节
小肠
肠系膜下神经节
结肠
膀胱

图16-31　交感干全貌

交感神经节前纤维的走行为：交感神经节前纤维→脊神经前根→脊神经→白交通支→交感干。此后有3种去向：①终止于相应的椎旁神经节，并交换神经元；②在交感干内上升或下降，在上方或下方的椎旁神经节交换神经元；③穿过椎旁神经节至椎前神经节交换神经元。

交感神经节后纤维有3种去向：①经灰交通支返回脊神经，随脊神经分布全身的血管、汗腺和竖毛肌；②攀附动脉走行，随动脉到达所支配的器官（图16-32）；③离开交感干直接分布到所支配的器官。

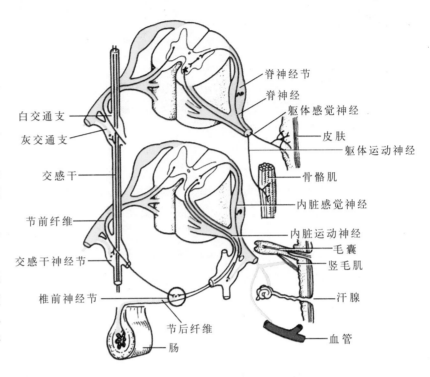

图16-32 交感神经纤维走行

3.交感神经节及节后纤维分布概况

（1）颈部 颈神经节有3～4对。包括颈上神经节、颈中神经节和颈下神经节，后者常与第1胸神经节合并，称颈胸（星状）神经节。各节发出的节后纤维分布概况为：①经灰交通支连于8对颈神经，随颈神经分布到头颈和上肢的血管、汗腺、竖毛肌等；②攀附于邻近的动脉，随其分布到头颈部的腺体、竖毛肌、血管、瞳孔开大肌；③咽支与舌咽神经、迷走神经的咽支共同组成咽丛；④发出心上、中、下神经加入心丛。

（2）胸部 胸神经节有10～12个，发出下列分支：①T_1～T_5交感神经节发出的节后纤维加入胸主动脉丛、食管丛、肺丛及心丛等；②T_6～T_9胸节侧角的节前纤维穿过相应的胸神经节，向下合成内脏大神经，穿过膈脚，终于腹腔神经节和主动脉肾节；③T_{10}～T_{12}节段侧角的节前纤维，穿过相应的胸神经节，合成内脏小神经，向下穿过膈脚，终于主动脉肾节和肠系膜上神经节。由腹腔神经节、主动脉肾节及肠系膜上神经节发出的节后纤维，分布于肝、胰、脾、肾等实质性脏器和结肠左曲以上的消化管（图16-32）。

（3）腰部 腰神经节3～5对，发出下列分支：①节后纤维经灰交通支连于5对腰神经，随腰神经分布于下肢血管和皮肤；②穿经腰交感神经节的节前纤维组成腰内脏神经，终于腹主动脉丛和肠系膜下丛，在丛内神经节交换神经元，其节后纤维随肠系膜下动脉的分支分布至结肠左曲以下的消化管及盆腔脏器。并有纤维伴随血管分布至下肢血管。

（4）盆部 骶神经节2～3对，位于骶骨前面，两侧下端汇合后终于尾骨前方的奇神经节。节后纤维经灰交通支连于骶、尾神经，随其分布于下肢及会阴部的血管、汗腺和竖毛肌，有的加入盆丛，分布于盆腔器官。

（二）副交感神经

副交感神经parasympathetic nerve的中枢部为脑干的4对副交感神经核和脊髓S_2～S_4节段的骶副交感核。周围部包括副交感神经节和节前纤维、节后纤维。副交感神经节多位于器官附近或器官壁内，称为器官旁节或器官内节。

1.颅部的副交感神经(图16-33)

(1)由中脑的动眼神经副核发出的节前纤维,随动眼神经入眶后,进入睫状神经节内交换神经元,节后纤维支配瞳孔括约肌和睫状肌。

(2)由脑桥的上泌涎核发出的节前纤维加入面神经。一部分至翼腭神经节交换神经元,节后纤维分布于泪腺、鼻腔黏膜的腺体。另一部分经鼓索加入舌神经,至下颌下神经节交换神经元,节后纤维分布于下颌下腺、舌下腺及口腔黏膜的腺体。

(3)由延髓的下泌涎核发出的节前纤维加入舌咽神经,其分支进入耳神经节交换神经元,节后纤维分布于腮腺。

(4)由延髓的迷走神经背核发出的节前纤维加入迷走神经,分支到达心、肺、肝、脾、胰、肾及结肠左曲以上消化管的器官旁节或器官内节交换神经元,节后纤维分布于上述器官的平滑肌、心肌和腺体。

2.盆部副交感神经 由$S_2\sim S_4$节段的骶副交感核发出节前纤维,加入骶神经前支,出骶前孔,离开骶神经,构成盆内脏神经加入盆丛,随盆丛分支到所支配脏器的器官旁节或器官内节交换神经元,节后纤维支配结肠左曲以下的消化管、盆腔内脏的平滑肌和腺体(图16-34)。

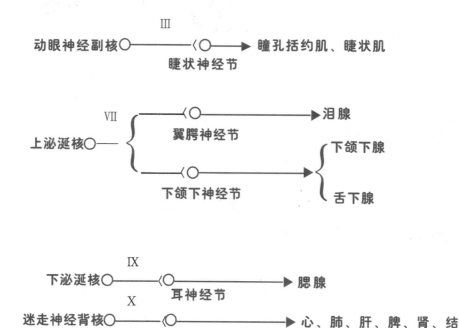

图16-33 颅部副交感神经

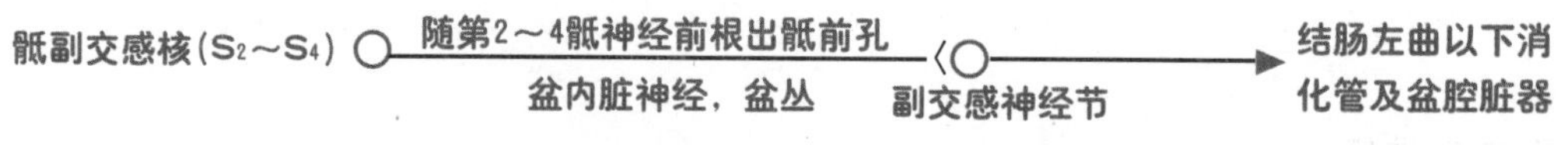

图16-34 盆部副交感神经

交感神经与副交感神经对绝大多数内脏器官都是共同支配，但二者对同一器官的作用既互相拮抗又互相统一。例如当机体处于剧烈运动或愤怒时，交感神经活动加强，副交感神经活动减弱，出现心跳加快、血压升高、支气管扩张、瞳孔散大、竖毛等，而消化活动受抑制，以调动潜力适应环境剧变。相反，当机体处于安静或睡眠状态时，副交感神经活动加强，交感神经活动受抑制，从而出现心跳减慢、血压下降、支气管收缩、瞳孔缩小、消化活动增强等现象。机体通过交感神经和副交感神经作用的对立统一，保持了机体内部各器官功能的动态平衡，从而使机体更好地适应内、外环境的变化，两种神经对各系统的作用见表16-5。

表16-5　交感神经和副交感神经对各系统的作用

	交感神经	副交感神经
心	心律加快，收缩力增强，冠状动脉舒张	心律减慢，收缩力减弱，冠状动脉收缩
支气管	支气管平滑肌舒张	气管平滑肌收缩
胃肠道	胃肠平滑肌蠕动减弱，分泌减少，括约肌收缩	胃肠平滑肌蠕动增强，分泌增加，括约肌舒张
膀胱	膀胱壁的平滑肌舒张、括约肌收缩(贮尿)	膀胱壁的平滑肌收缩、括约肌舒张(排尿)
瞳孔	瞳孔散大	瞳孔缩小

(三)内脏神经丛

交感神经、副交感神经和内脏感觉神经在分布于脏器的过程中，相互交织在一起，形成内脏神经丛。胸、腹盆部重要的神经丛有：①心丛：位于主动脉弓和气管杈之间。②肺丛：位于肺根的前、后方，丛内有小的神经节，节后纤维随支气管和肺血管的分支入肺。③腹腔丛：位于腹腔干和肠系膜上动脉根部的周围。丛内有成对的腹腔神经节、主动脉肾节及单个的肠系膜上神经节，接受内脏大、小神经来的节前纤维。④腹主动脉丛：位于腹主动脉的前方及两侧、肠系膜上动脉和肠系膜下动脉起始部之间，是腹腔丛沿腹主动脉表面向下延续的部分。⑤腹下丛：可分为上腹下丛和下腹下丛。上腹下丛位于第5腰椎体前面，两髂总动脉之间，下腹下丛即盆丛，由上腹下丛延续到直肠两侧(图16-35)。

二、内脏感觉神经
(一)内脏感觉神经的特点

1.内脏感觉纤维数目较少，细纤维占多数，痛阈较高，对于正常的内脏活动一般不引起主观感觉，但胃饥饿时的收缩可引起饥饿感觉,直肠、膀胱的充盈可引起膨胀感觉等。

2.内脏对切割等刺激不敏感，但对牵拉、膨胀、冷热、缺血等刺激则十分敏感。

3.内脏感觉的传入途径比较分散，即一个脏器的感觉纤维可经几个脊神经传入中枢，而一条脊神经又包含几个脏器的感觉纤维。因此内脏痛往往是弥散的，而且定位亦不准确。

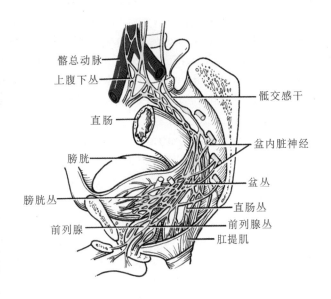

髂总动脉 / 上腹下丛 / 直肠 / 膀胱 / 膀胱丛 / 前列腺 / 骶交感干 / 盆内脏神经 / 盆丛 / 直肠丛 / 前列腺丛 / 肛提肌

图16-35　盆部内脏神经丛

（二）牵涉性痛

内脏器官的病变，在体表一定的区域产生感觉过敏或疼痛的现象称为牵涉性痛。牵涉性痛的机理被认为与同一节段脊髓支配有关，即内脏病变器官与相关体表部位感觉神经元在脊髓同一节段，内脏病变的神经冲动可扩散或影响到邻近的感觉神经元，感觉中枢定位不准而产生牵涉性疼痛。如心绞痛时可放射到胸前区及左臂部内侧皮肤，使该区感到疼痛（图16-36）。肝、胆病变时，常在右肩部皮肤感到酸痛等。

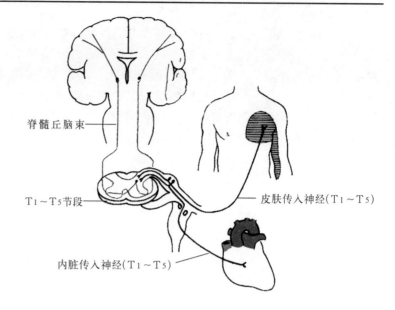

脊髓丘脑束

T₁~T₅节段

皮肤传入神经（T₁~T₅）

内脏传入神经（T₁~T₅）

图16-36 心绞痛致胸前区及左臂部牵涉性痛的机理

【复习思考题】

1.脑神经与脊神经纤维成分有什么不同？
2.比较交感神经与副交感神经在分布上的异同点。
3.简述舌下神经、舌咽神经和舌神经在舌的分布范围。
4.描述经过海绵窦和眶上裂的神经及其分布。
5.简述三叉神经在面部的皮肤分布和区域定位。
6.简述面神经在面部的分布及损伤表现。
7.简述迷走神经颈部分支的分布。

（李英）

THE PERIPHERAL NERVOUS SYSTEM

[**Summary**] Peripheral nervous system attaches to the brain and spinal cord of central nervous system at one end, and connects with the structures and organs all over the body at the other end. The part of peripheral nervous system which connects with brain is termed cranial nerves (12 pairs); The part which connects with spinal cord is known as spinal nerves (31 pairs). Visceral nerves refer to the part of peripheral nerves which innervates organs within thorax, abdominal cavity, pelvic cavity, structures of cardiovascular system and glands all over the body.

Spinal nerves can be divided into 5 parts: 8 cervical, 12 thoracic, 5 lumbar, 5 sacral and 1 coccygeal. The spinal nerves are formed from the union of ventral and dorsal roots that leave or enter the spinal cord. The ventral roots contain axons of motor neurons that leave the anterior and lateral gray horns of the spinal cord. The dorsal roots contain axons of sensory neurons that enter the posterior horns of the gray matter. After these roots join, all spinal nerves are therefore mixed nerves containing the processes of motor and sensory neurons. Soon after passing through the intervertebral foramina, each spinal nerve divides into meningeal branch, communicating branch, posterior and anterior branch. Anterior branches of spinal nerves blend their fibers to produce a series of complex network of nerves called as nerve plexus. The main nerve plexuses are cervical, brachial, lumbar and sacral plexus. Nerve trunks originating from the plexuses supply structures in the body wall, and the limbs. The anterior branches of thoracic nerves are situated between the ribs, termed intercostal nerves.

Cranial nerves arise from the brain and innervate the structures of head and neck, and the organs of thoracic and abdominal cavity. The nerve fibers contained in all cranial nerves can be classified as 7 kinds: general somatic sensory fibers, specific somatic sensory fibers, general visceral sensory fibers, specific visceral sensory fibers, general somatic motor fibers, general visceral motor fibers, specific visceral motor fibers. Some of the cranial nerves are mixed nerves (V ,VII,IX, X), while some carry only sensory impulses(I , II ,VIII) or motor fibers (III ,IV ,VI ,XI ,XII).

Visceral nerves consists of sensory and motor fibers. The visceral motor fibers are divided further into the sympathetic and parasympathetic nerves.

第十七章 神经系统的传导通路

人们在进行各种活动时，感受器可感受机体内、外环境中的各种刺激，并将刺激转化为神经冲动，通过传入神经纤维将冲动传入，然后通过各级中间神经元的轴突所组成的上行(感觉)传导通路，传至大脑皮质高级中枢，从而产生感觉。大脑发出的指令，经过中间神经元的轴突所组成的下行(运动)传导通路将指令传出，最后到达效应器，作出相应的反应。由此可见，在神经系统内存在着两类传导通路，即感觉(上行)传导通路和运动(下行)传导通路。从总体来说，它们分别是反射弧组成中的传入和传出部。不经过大脑皮质的上、下行传导通路则称为反射通路。

·第一节 感觉传导通路·

一、意识性本体感觉和精细触觉传导通路

本体感觉是指肌、肌腱、关节等运动器官的位置觉、运动觉和振动觉，又称其为深感觉。在传导通路中还传导浅感觉中的精细触觉(如辨别皮肤两点间的距离等)。本体感觉主要描述躯干和四肢的深感觉传导通路(头面部本体感觉传导通路尚不清楚)。该传导通路由3级神经元组成。

第1级神经元是脊神经节的假单极神经元，其胞体在脊神经节内，周围突随脊神经分布于肌、肌腱、关节等处的本体觉感受器和皮肤的精细触觉感受器，中枢突经脊神经后根进入脊髓后索，其中，来自第5胸节以下的中枢突形成薄束；来自第4胸节以上的中枢突形成楔束。两束上行，分别止于延髓的薄束核和楔束核。第2级神经元的胞体位于薄束核和楔束核内，由此二核发出的轴突向前绕过中央灰质的腹侧，并左右交叉(内侧丘系交叉)，交叉后的纤维排列于延髓中线两侧、锥体束的后面，向上行走形成内侧丘系。在中脑位居红核的背外侧，向上止于丘脑的腹后外侧核。第3级神经元的胞体在腹后外侧核，其轴突形成丘脑中央辐射(丘脑皮质束)，经过内囊后肢，大部分纤维投射到大脑皮质中央后回的中、上部和中央旁小叶后部(图17-1)。

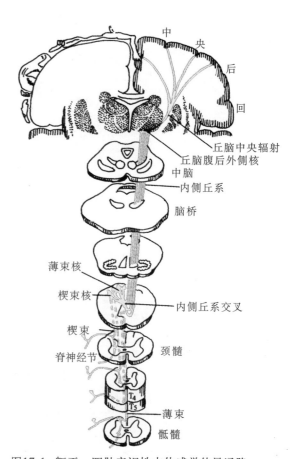

图17-1 躯干、四肢意识性本体感觉传导通路

中央后回

丘脑中央辐射
丘脑腹后外侧核
中脑
内侧丘系
脑桥

薄束核
楔束核
内侧丘系交叉
楔束
脊神经节
颈髓
薄束
骶髓

若此通路不同部位(脊髓或脑干)损害，可使患者在闭眼时不能确定相应部位各关节的位置和运动方向以及两点间的距离。

二、痛觉、温觉和粗触觉传导通路

　　痛觉、温觉和粗触觉传导通路传导躯干和四肢皮肤、黏膜的痛、温觉和粗触觉冲动，又称浅感觉传导通路，也是由3级神经元组成。

　　1.躯干、四肢的痛、温觉和粗触觉传导通路　第1级神经元是脊神经节假单极神经元，胞体在脊神经节内。周围突分布于躯干、四肢皮肤内的感受器，中枢突经脊神经后根进入脊髓背外侧束，在束内上升1～2个脊髓节段后进入后角，终止于第2级神经元。第2级神经元的胞体位于脊髓灰质后角，发出的轴突经白质前连合，到对侧的外侧索和前索内上行，组成脊髓丘脑侧束和脊髓丘脑前束(侧束的纤维传导痛、温觉冲动，前束的纤维传导粗触觉和压觉冲动)。脊髓丘脑束上行至脑桥和中脑，走在内侧丘系的外侧，向上终止于背侧丘脑的腹后外侧核。第3级神经元的胞体在丘脑的腹后外侧核，发出的轴突组成丘脑中央辐射，经内囊后肢，最后投射至大脑皮质中央后回中、上部和中央旁小叶后部(图17-2)。

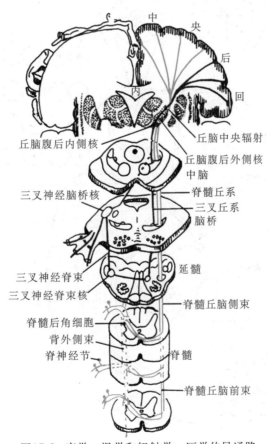

图17-2　痛觉、温觉和粗触觉、压觉传导通路

　　2.头面部的痛、温觉和触压觉传导通路　由3级神经元组成。第1级神经元是三叉神经节内的假单极神经元，其周围突组成眼神经、上颌神经和下颌神经，分布于头面部皮肤和黏膜的相关感受器，中枢突组成三叉神经感觉根，进入脑桥，传导痛、温觉冲动的纤维终止于三叉神经脊束核；传导触压觉冲动的纤维终止于三叉神经脑桥核。第2级神经元的胞体在三叉神经脊束核和脑桥核内，两核发出的纤维交叉到对侧形成三叉丘系，终止于丘脑的腹后内侧核。第3级神经元的胞体在丘脑的腹后内侧

核，发出的纤维形成丘脑中央辐射，经内囊后肢，投射到大脑皮质的中央后回下部。

上述3条传导通路的特点是：①传导通路由3级神经元组成；②第2级神经元纤维交叉到对侧；③第3级神经纤维经内囊投射到中央后回。

三、视觉传导通路

视觉传导通路传导视觉冲动，由3级神经元组成。第1级神经元是双极神经元，其周围突与视网膜内的视锥细胞和视杆细胞形成突触，中枢突与节细胞形成突触。第2级神经元是节细胞，其轴突在视神经盘处集合形成视神经。视神经经视神经管入颅后进行交叉（即视交叉）。视交叉属于不完全交叉：即来自两眼视网膜鼻侧半的纤维进行交叉，交叉后加入对侧视束；来自视网膜颞侧半的纤维不交叉，走在同侧视束内。这样交叉后的视束内含有同侧眼视网膜的颞侧半纤维和对侧眼视网膜的鼻侧半纤维。视束向后绕大脑脚终于外侧膝状体。第3级神经元的胞体在外侧膝状体内。从外侧膝状体发出的纤维组成视辐射，经内囊后肢投射到大脑皮质距状沟周围的视觉中枢（图17-3）。

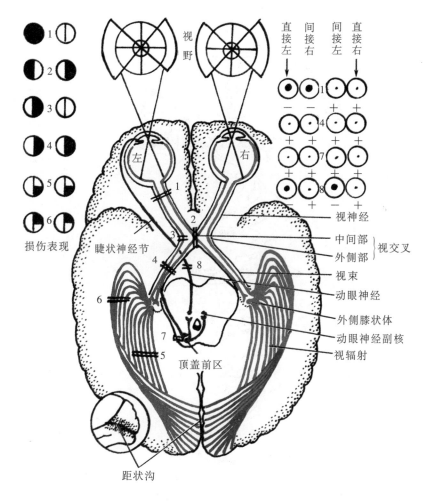

图17-3 视觉传导通路及瞳孔对光反射通路

视野是指眼球向前平视时能看到的空间范围。由于眼球屈光装置对光线的折射作用，鼻侧半视野的物像投射到颞侧半视网膜，颞侧半视野的物像投射到鼻侧半视网膜，上半视野的物像投射到下半视网膜，下半视野的物像投射到上半视网膜。

·第二节　运动传导通路·

运动传导通路是从大脑皮质到骨骼肌之间的神经联系，主要管理骨骼肌的运动，包括**锥体系**py-ramidal system和**锥体外系**extrapyramidal system两部分。

一、锥体系

锥体系主要管理骨骼肌的随意运动，由**上运动神经元**upper motor neurons和**下运动神经元**lower motor neurons组成。上运动神经元的胞体位于中央前回和中央旁小叶前部的皮质中，其轴突组成下行的**锥体束**pyramidal tract，其中，下行到脑神经运动核的纤维称皮质核束；下行到脊髓前角运动细胞的纤维称皮质脊髓束。下运动神经元的胞体位于脑神经运动核和脊髓前角运动细胞，其轴突参与周围神经的组成。

1.皮质脊髓束　由中央前回中、上部和中央旁小叶前部皮质中锥体细胞的轴突共同组成，经过内囊后肢的前部，下行至中脑的大脑脚底和脑桥基底部至延髓锥体。在锥体的下端，大部分纤维交叉到对侧，形成锥体交叉。交叉后的纤维在对侧脊髓外侧索内下行，称为**皮质脊髓侧束**lateral corticospinal tract。此束纤维在下行的过程中逐节止于同侧前角运动细胞，主要支配四肢肌。小部分未交叉的纤维在同侧的脊髓前索内下行，称为**皮质脊髓前束**anterior corticospinal tract。该束仅达上胸节，经过白质前连合逐节交叉至对侧，终止于前角运动细胞，支配躯干和四肢肌。皮质脊髓前束中尚有一部分纤维始终不交叉而终止于同侧前角运动细胞，支配躯干肌的运动。由于躯干肌是受两侧大脑皮质支配的，所以临床上一侧皮质脊髓束在锥体交叉前受损，主要引起对侧肢体瘫痪，而躯干运动不会受到明显影响(图17-4)。

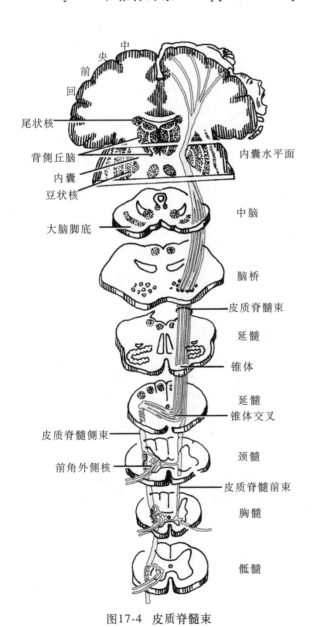

图17-4　皮质脊髓束

中央前回
尾状核
背侧丘脑
内囊
豆状核
内囊水平面
大脑脚底
中脑
脑桥
皮质脊髓束
延髓
锥体
延髓
锥体交叉
皮质脊髓侧束
颈髓
前角外侧核
皮质脊髓前束
胸髓
骶髓

2．**皮质核束**corticonuclear tract　主要由中央前回下部皮质中锥体细胞的轴突集合而成，下行经过内囊膝部，继续下行至大脑脚。此后，陆续发出纤维，大部分终止于双侧脑神经运动核(包括动眼神经核、滑车神经核、三叉神经运动核、展神经核、面神经核上部、疑核和副神经核)，支配眼球外肌、眼裂以上的面肌、咀嚼肌、咽喉肌、胸锁乳突肌和斜方肌等。小部分纤维则交叉到对侧，止于面神经核下部和舌下神经核，支配眼裂以下的面肌和舌肌。由此可见，支配眼裂以下面肌的面神经核下部和舌下神经核为单侧(对侧)皮质核束的支配，其他脑神经运动核均接受双侧支配(图17-5)。

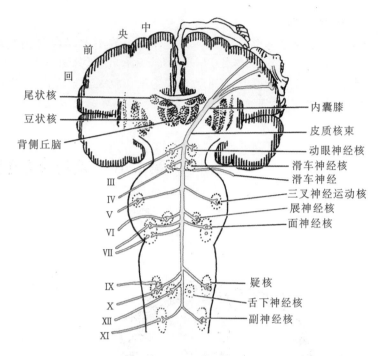

图17-5　皮质核束

核上瘫和核下瘫

　　临床上一侧上运动神经元损伤后，使对侧睑裂以下面肌和对侧舌肌出现瘫痪，表现为病灶对侧鼻唇沟变浅或消失，流涎，不能鼓腮露牙；伸舌时，舌尖偏向病灶对侧，口角下垂并歪向病灶侧。而受双侧皮质核束支配的肌则不发生瘫痪。临床上常将上运动神经元损伤引起的瘫痪称之为核上瘫，而将下运动神经元损伤引起的瘫痪称之为核下瘫。面神经核下瘫可导致同侧面肌全部瘫痪，表现为除上述面神经核上瘫的症状外，还有额纹消失、不能皱眉、不能闭眼。舌下神经核下瘫的特点是损伤侧舌肌瘫痪，伸舌时舌尖偏向病灶侧(图17-6)。

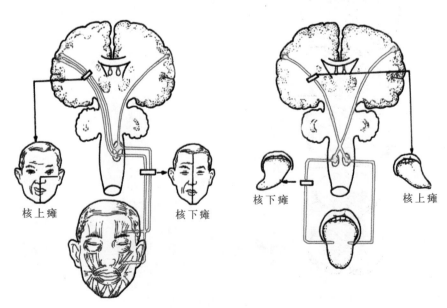

图17-6　核上瘫和核下瘫

硬瘫和软瘫

皮质脊髓束任何部位损伤都可引起肢体随意运动的障碍，其出现的运动障碍分为两类：

上运动神经元损伤导致对侧下运动神经元的抑制被取消，表现为随意运动障碍，肌张力增高，所以瘫痪是痉挛性的(硬瘫)，这是因为肌尚有脊髓前角运动核和脑神经核发出的神经支配，不发生萎缩。因为失去了上运动神经元的控制而表现为深反射亢进；由于锥体束的完整性遭到了破坏，故表现为浅反射(如腹壁反射、提睾反射等)减弱或消失；同时由于锥体束的功能受到破坏而出现病理反射(如Babinski征)。

下运动神经元损伤是指脊髓前角细胞和脑神经运动核以下的锥体系的损伤，表现为因失去神经的直接支配而肌张力降低，随意运动障碍，瘫痪是弛缓性的(软瘫)。损伤后由于神经营养受到了影响，导致肌萎缩；因为所有的反射弧均中断，使浅、深反射消失，故不出现病理反射 (表17-1)。

表17-1   上、下运动神经元损伤后的临床表现比较

症状与体征	上运动神经元损伤	下运动神经元损伤
瘫痪范围	较广泛	较局限
瘫痪特点	痉挛性瘫（硬瘫）	弛缓性瘫（软瘫）
肌张力	增高	减低
深反射	亢进	消失
浅反射	减弱或消失	消失
腱反射	亢进	减弱或消失
病理反射	有（＋）	无（－）
肌萎缩	早期无，晚期为废用性萎缩	早期即有萎缩

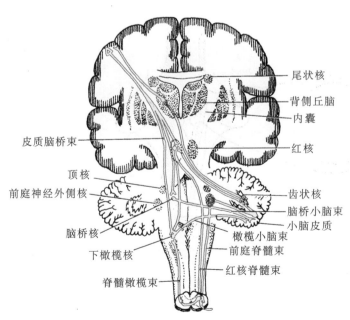

图17-7 皮质-脑桥-小脑-皮质环路

尾状核
背侧丘脑
内囊
皮质脑桥束
红核
顶核
前庭神经外侧核
齿状核
脑桥小脑束
小脑皮质
脑桥核
橄榄小脑束
下橄榄核
前庭脊髓束
红核脊髓束
脊髓橄榄束

二、锥体外系

锥体外系是指锥体系以外的影响和控制躯体运动的下行传导通路，其结构复杂，包括大脑皮质、纹状体、背侧丘脑、底丘脑、红核、黑质、脑桥核、前庭核、小脑和脑干网状结构等以及与它们联系的纤维(图17-7)。锥体外系的主要功能是调节肌张力，协调肌活动、维持和调整体态姿势和习惯性、节律性动作(如在走路时双臂的自然协调摆动动作)等。

锥体外系的功能不是一个简单独立的系统，而是与锥体系在运动功能上互不分割的统一整体。只有在锥体外系使肌张力保持稳定协调的前提下，锥体系才能完成精确的随意动作(如写字等)。从另一方面讲，锥体外系对锥体系也有一定的依赖性(如有些习惯性动作开始是由锥体系发动的，然后再处于锥体外系的控制之下)。

(范红斌)

·第三节　常见的神经反射·

反射是机体对内外界环境刺激产生的规律性应答，其生理意义在于维持机体内环境的相对稳定和使机体适应外环境的各种变化。在护理工作中，了解常见的神经反射，对于及时发现和处理涉及神经系统的某些疾病有重要意义。

一、瞳孔对光反射

用强光照射一侧瞳孔，引起两眼瞳孔缩小，光线移开，瞳孔立即散大，瞳孔随光照强度变化而出现缩瞳和散瞳的现象，称瞳孔对光反射。瞳孔对光反射的意义在于使眼睛尽快地适应光线的变化。光照侧的瞳孔缩小称直接对光反射，对侧的瞳孔缩小称间接对光反射。正常成人瞳孔直径为4mm，其变化范围在1.5~8.0mm之间，若小于2mm则为瞳孔缩小，大于5mm即为瞳孔散大。

瞳孔对光反射由视网膜起始，经视神经、视交叉至视束，视束的部分纤维经上丘臂至顶盖前区，与顶盖前区的细胞形成突触。顶盖前区为瞳孔对光反射中枢，发出的纤维与两侧动眼神经副核联系。动眼神经副核发出的副交感节前纤维经动眼神经至睫状神经节，自节发出的副交感节后纤维分布于瞳孔括约肌(图17-3)。当光线照射视网膜的感光细胞时，感光细胞将光线刺激转化为神经冲动，冲动经双极细胞→节细胞→视神经→两侧动眼神经副核→动眼神经→睫状神经节→睫状短神经→瞳孔括约肌，该肌收缩，瞳孔缩小。

瞳孔对光反射障碍有以下几种因素：①传入神经损伤：一侧视神经损伤时，传入信息中断，光照患侧眼时，两侧瞳孔均不缩小；但光照健侧瞳孔时，两眼的瞳孔都缩小，即两侧对光反射均存在(此时患侧直接对光反射消失，间接对光反射存在)。②瞳孔对光反射中枢病变(中脑顶盖前区)：两瞳孔对光反射均消失。③传出神经病变：一侧动眼神经损伤时，由于反射弧的传出部分中断，无论光照哪一侧眼，患侧眼的瞳孔都无反应，直接及间接对光反射均消失。意识障碍的患者直接和间接瞳孔对光反射均消失。

二、角膜反射

当一侧角膜受到刺激时，引起两侧眼轮匝肌收缩而出现急速闭眼，这种现象叫角膜反射。角膜反射为防御性反射，通过反射保护角膜以免受伤害。临床上通过角膜反射试验可判断患者意识障碍的程度。

角膜反射的感受器在角膜内。角膜含有丰富的感觉神经末梢，故感觉十分敏锐。传入神经为三叉神经眼支的睫状神经，经三叉神经传入，进入脑桥与三叉神经脑桥核和

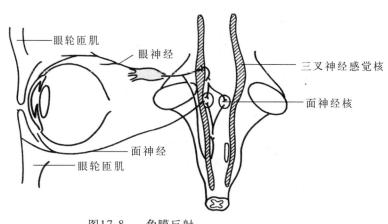

图17-8　角膜反射

脊束核构成突触。从脑桥核和脊束核发出纤维进入脑桥网状结构，网状结构再发出纤维到达两侧的面神经核，面神经核的轴突构成面神经，分支分布于眼轮匝肌。当角膜受到刺激后冲动沿眼神经→三叉神经→三叉神经脑桥核和脊束核→脑桥网状结构→两侧面神经核→面神经颞支→眼轮匝肌，该肌收缩，出现闭眼动作。受刺激侧的角膜反射称直接角膜反射，另一侧的反射称间接角膜反射(图17-8)。

角膜反射是一种比较恒定和可靠的反射，反射减弱或消失有两种原因：一为深度麻醉、醉酒或深睡，由于中枢神经仅受到抑制，故反射障碍是暂时的；二为反射弧受到损伤。反射弧不同部位损伤，反射障碍的类型也不同：①传入神经病变：如眼神经或三叉神经损伤，出现病变侧直接角膜反射消失，健侧间接角膜反射消失；如刺激健侧角膜，可出现正常侧的直接角膜反射和患侧的间接角膜反射。②传出神经病变：如面神经或其颞支和颧支损伤，可出现病变侧直接角膜反射消失，而健侧间接角膜反射依然存在，这是因为病变侧传出通路损坏，不能将中枢来的冲动传至眼轮匝肌。由于中枢支配两侧面神经，冲动可通过健侧面神经传至眼轮匝肌，故不论刺激哪一侧角膜，健侧的角膜反射都存在。③脑桥（中枢）病变：两侧的直接和间接角膜反射都消失。④高级中枢神经病变出现意识障碍时，两侧的直接和间接角膜反射都消失。

三、排尿反射

当膀胱壁的牵张感受器受刺激时，可反射性出现尿意并将尿排出，这种现象称为排尿反射。排尿反射除了受脊髓低级排尿中枢的控制外，更重要的是同时受高级排尿中枢的控制而具有随意性。

膀胱为一贮尿的肌性器官，构成膀胱壁的平滑肌称为逼尿肌，尿道口处的平滑肌构成尿道内括约肌，尿道穿过尿生殖膈处有横纹肌构成的尿道外括约肌。

膀胱的牵张感受器位于外膜和肌层内，部分传入纤维随副交感神经进入骶脊髓节段，传导膀胱壁的膨胀感和部分痛觉冲动，另一部分纤维则随交感神经进入腰脊髓节段，这些传入纤维除终止于脊髓低级中枢外，还随后索和脊髓丘脑束上行至脑。膀胱的交感神经节前纤维起自脊髓$T_{11} \sim L_2$节段侧柱的交感核，经前根、白交通支至骶前丛及盆神经丛，在丛内与节后神经元构成突触，节后纤维分布于逼尿肌和尿道内括约肌。膀胱的副交感神经节前纤维发自脊髓$S_2 \sim S_4$节段侧柱的副交感核，经前根和盆神经丛入膀胱壁内，在壁内与节后神经元构成突触，节后纤维分布于逼尿肌和尿道内括约肌。阴部神经为躯体运动神经，起源于脊髓$S_2 \sim S_4$节段前角运动核，轴突分布于尿道外括约肌（图17-9）。

当膀胱充盈到一定程度时（400～500mL），膀胱壁的牵张感受器受到刺激而兴奋，冲动沿盆神经到达骶脊髓节段的排尿反射低级中枢，同时冲动还上升至大脑高级中枢，产生尿意。冲动使低级中枢内的副交感中枢兴奋，交感中枢抑制，从而使逼尿肌收缩和尿道内括约肌开放，意识的作用抑制阴部神经，使尿道外括约肌开放，尿液排出。在正常情况下，高级排尿中枢对低级排尿中枢的控制主要表现为抑制作用。当膀胱内压增高时可产生尿意，如果客观情况不允许，高级排尿中枢即发出冲动，经下行纤维至低级排尿中枢，抑制副交感中枢、兴奋交感中枢和阴部神经，使逼尿肌松弛，尿道内、外括约肌收缩，抑制排尿。婴幼儿由于大脑皮层发育尚不完善，对低级排尿中枢的控制力弱，尿液达到一定量时即通过低级排尿中枢反射性地排尿，排尿次数多且不能随意，这种现象为生理性无抑制性排尿反射。随着年龄的增长，大脑皮层对低级排尿中枢的控制力增强，2岁后即能做到随意排尿。

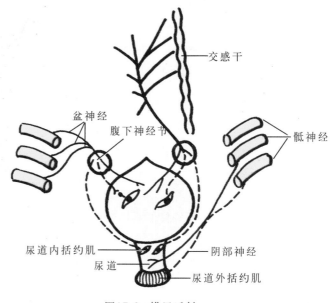

图17-9　排尿反射

排尿反射弧不同部位的病变可引起不同类型的排尿异常：①传入通路病变：多见于后索损伤(后索传导膀胱的膨胀感觉冲动)，中断了排尿反射的上行通路，膀胱虽已充盈，但膨胀感觉冲动不能上传至高级中枢，也就不能产生尿意。②传出通路病变：见于脊髓灰质炎等，由于传出神经麻痹，逼尿肌缺乏收缩力，患者虽有尿意，但不能排尿，出现尿潴留。③脊髓S_2节段以上损伤：此类损伤中断了高级中枢与低级中枢间的联系，排尿过程仅受低级中枢影响，出现无意识的反射性排尿，表现为周期性排尿，尿蓄积到一定量时，即引起一次排尿过程。

四、咳嗽反射

当喉、气管和支气管受到刺激时，首先出现短促的深吸气，接着紧闭声门，随后出现强烈的阵发性呼气动作，这种现象称咳嗽反射。咳嗽反射为防御性反射。通过反射活动以排出呼吸道内的异物或过多的分泌物。

咳嗽反射的感受器位于喉、气管和支气管的黏膜内，传入神经随迷走神经进入延髓的孤束核。孤束核与延髓网状结构内的咳嗽中枢之间有纤维联系。咳嗽中枢发出纤维与疑核、脊髓颈段和胸段的前角运动细胞有广泛联系。传出神经为迷走神经运动纤维、膈神经和肋间神经。效应器位于呼吸道、膈、肋间肌及腹肌内。

当咳嗽反射的感受器受到刺激时，冲动经迷走神经传至延髓的孤束核及咳嗽中枢。咳嗽中枢通过与呼吸中枢的联系，首先使吸气神经元兴奋，通过与疑核、脊髓的联系，兴奋膈神经、肋间神经，使膈、肋间外肌收缩，出现短促深吸气。继而呼吸中枢中的呼气神经元兴奋，使膈舒张、肋间内肌收缩，出现短促深吸气。于是胸内压、肺内压迅速上升，然后声带开大肌兴奋，声门突然打开，肺泡内气体以极快的速度从肺内呼出，存在于气道中的异物或多余分泌物随之排出体外(图17-10)。

适度的咳嗽可清除呼吸道内的异物和过多的分泌物，保证呼吸道的通畅。但剧烈的咳嗽可造成呼吸道黏膜和相关结构损伤，出现胸痛，影响休息，消耗体力。咳嗽反射异常的原因是多方面的：①感受器兴奋性改变：呼吸道急性炎症可使黏膜感受器兴奋性升高，咳嗽反射亢进，慢性呼吸道炎症可使反射减弱。②延髓病变：可损害咳嗽中枢。③脊髓颈、胸段前角运动神经元病变。④传出通路障碍：支配呼吸肌的膈神经或肋间神经损伤。中枢性镇咳药可抑制咳嗽中枢。

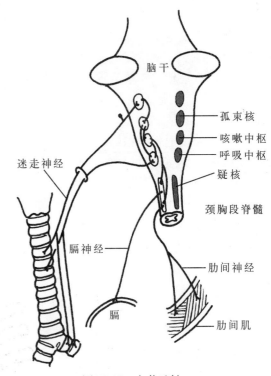

图17-10 咳嗽反射

五、膝跳反射

叩击髌韧带引起快速伸小腿的现象称膝跳反射。该反射的感受器为股四头肌内的肌梭，传入神经为股神经的感觉纤维，中枢为脊髓L$_2$～L$_4$节段，传出神经为股神经的运动纤维，效应器为股四头肌。刺激髌韧带，肌梭受牵张产生冲动→股神经感觉纤维→脊髓L$_2$～L$_4$节段→股神经的运动纤维→股四头肌收缩→小腿抬起(图17-11)。

膝跳反射异常表现为减弱、消失或亢进。股神经受损或脊髓受损(常见于脊髓灰质炎)，出现反射减弱或消失。上运动神经元受损，下运动神经元失去上运动神经元的控制，导致股四头肌张力增高，膝跳反射亢进。股四头肌病变也可能出现膝跳反射减弱。

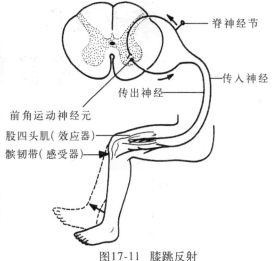

脊神经节
传入神经
传出神经
前角运动神经元
股四头肌(效应器)
髌韧带(感受器)

图17-11 膝跳反射

【复习思考题】

1.简述意识性本体觉传导通路与浅感觉传导通路的组成、走行的异同点。

2.一侧视束损伤出现何症状？为什么？

3.简述皮质脊髓侧束的组成和走行。

4.何为上、下运动神经元？损伤后临床表现有何不同？

(丁自海)

THE NERVOUS PATHWAY

[**Summary**] The nervous pathway are classified into sensory pathways and motor pathways. The sensory pathways carry afferent impulses from peripheral sensory receptors to the brain. In most sensory pathways there are three orders of neurons involved: (1) the lower sensory neurons, located in the ganglia, and their peripheral and central processes; (2) the intermediate neurons in the spinal cord (or brain stem) and their processes; (3) the upper sensory neurons, which are the cells of the thalamus and the fibers passing from them to cerebral cortex. All of the ascending pathways cross to the other side of the central nervous system. As a result, sensory information that is received by receptors on the right side of the body is interpreted in the left cerebral cortex and vice versa. The main function of the sensory pathways are to convey different sensory information from different parts of the body to various centers of the brain. The motor pathways are concerned with motor function, and include pyramidal and extrapyramidal system. The pyramidal system is concerned with the voluntary movement of the skeletal muscles and is composed of two orders of neurons: the upper and lower motor neurons. The upper motor neurons are composed of the giant pyramidal cells and other pyramidal cells of various sized which are located in the precentral gyrus and paracentral lobule. Their axons form the descending pyramidal tract, the fibers ending in the cranial motor nuclei are designated as the corticonuclear tract and those terminating in the anterior horn of the spinal cord as corticospinal tract. The lower motor neurons include the cranial motor cells of the brain stem and spinal motor cells of the spinal cord. The extrapyramidal system is a common name for the descending pathways except the pyramidal system. The main functions of the extrapyramidal system are to regulate the tonicity of the muscles, coordinate the muscular activities, maintain the normal body posture and produce habitual and rhythmic movements. The skeletal movements are controlled by way of the pyramidal and extrapyramidal systems to produce coordinated, precise motions. The two systems have the coordinated and dependent functions with each other.

第十八章　脑和脊髓的被膜、血管和脑脊液循环

【学习目标】
　　掌握脑和脊髓被膜的分布，血供来源和分布，脑脊液的产生和循环。
【重点内容提示】
1.硬脑膜的结构特点，大脑镰、小脑幕的位置，各硬脑膜静脉窦的位置。
2.蛛网膜和软膜的位置，硬膜外隙和蛛网膜下隙的位置。
3.颈内动脉、椎动脉和基底动脉的分支和分布范围。
4.脑脊液的产生部位和循环途径。

·第一节　脑和脊髓的被膜·

　　脑和脊髓的表面被覆3层由结缔组织构成的被膜，由浅入深依次为硬膜、蛛网膜和软膜，具有保护、支持、营养脑和脊髓的作用。

一、硬膜

　　硬膜被覆在脑和脊髓的表面，分别称为**硬脑膜**cerebral dura mater和**硬脊膜**spinal dura mater，两者在枕骨大孔处相移行。硬膜厚而坚韧，略带光泽，由致密结缔组织构成。

　　1.硬脑膜　硬脑膜包被在脑的表面，由内、外两层构成(图18-1)。外层为颅骨内骨膜，兼有脑膜的作用。内层称脑膜层，朝向蛛网膜的面衬有一层扁平上皮细胞。脑膜的血管和神经行于两层之间。硬脑膜与颅顶诸骨连接疏松，此处骨损伤出血时，易形成硬膜外血肿。硬脑膜与颅底结合

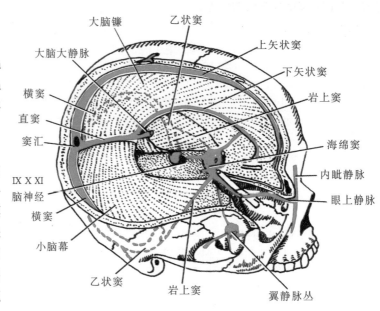

图18-1　硬脑膜及其静脉窦

紧密，故颅底骨折时，易将硬脑膜与蛛网膜同时撕裂，使脑脊液外漏，如颅前窝中部骨折，脑脊液可流入鼻腔，形成鼻漏。硬脑膜在脑神经出、入颅处移行为神经外膜。

　　硬脑膜的内层折叠成若干板状突起，深入脑的各部间隙中，将脑的各部不完全分隔开，使脑不致移位而更好地得到支持和保护，其中主要有：①**大脑镰**cerebral falx：形如镰刀，伸入大脑半球之间的纵裂内，下缘游离，达胼胝体上方，前端附着于鸡冠，后端连于小脑幕的上面。②**小脑幕**

tentorinm of cerebellum：呈半月形伸入大脑半球和小脑之间，形似幕帐，前缘成凹形游离，称小脑幕切迹，围绕中脑，后缘附着于枕骨横窦沟及颞骨岩部上缘。小脑幕将颅腔不完全地分隔成上、下两部。当小脑幕上发生颅脑病变引起颅内压增高时，位于小脑幕切迹上方的海马旁回和海马钩，可能被挤入小脑幕切迹，形成小脑幕切迹疝而压迫大脑脚。③**小脑镰**cerebellar falx：自小脑幕下面正中伸入两小脑半球之间。④**鞍膈**diaphragma sellae：位于蝶鞍上方，张于鞍背上缘和鞍结节之间，封闭垂体窝，中部有一小孔，容漏斗通过，鞍膈下面为脑垂体。

硬脑膜在某些部位两层分开，内面衬有内皮细胞，构成含静脉血的腔隙，称**硬脑膜窦**sinuses of dura mater。脑的静脉血直接注入窦内。硬脑膜窦内无瓣膜，窦壁不含平滑肌，无收缩性，故硬脑膜窦损伤时出血较多，易形成颅内血肿。主要的硬脑膜窦有：①**上矢状窦**superior sagital sinus：在大脑镰上缘、上矢状窦沟内，向后进入窦汇，再分流入左、右横窦。②**下矢状窦**inferior sagital sinus：位于大脑镰下缘，小而短，走向与上矢状窦相似，向后注入直窦。③**直窦**straight sinus：位于大脑镰与小脑幕连接处，由大脑大静脉(详见脑的静脉)与下矢状窦汇合而成，向后经窦汇通横窦。④**横窦**transverse sinus：成对，位于小脑幕后缘内，沿枕骨横窦沟向外前行走，至小脑幕附

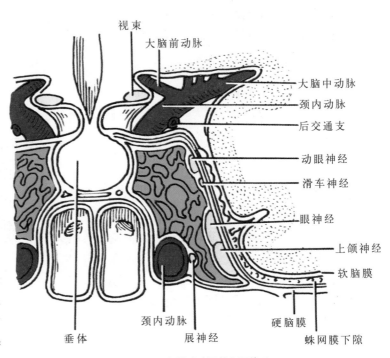

图18-2 海绵窦(冠状切面)

着于颞骨岩部处即弯向下方的乙状窦沟，续行于乙状窦。⑤**乙状窦**sigmoid sinus：成对，位于乙状窦沟内，是横窦的延续，在颈静脉孔处移行为颈内静脉。⑥**窦汇**：由上矢状窦与直窦在枕内隆凸处汇合而成。左、右横窦由窦汇分出。⑦**海绵窦**cavernous sinus：位于颅中窝蝶鞍两侧，内有许多海绵状的结缔组织，故称海绵窦(图18-2)。硬脑膜窦内血液流向如表18-1。

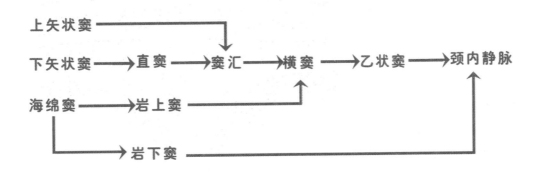

表18-1 硬脑膜静脉窦内血流方向

253

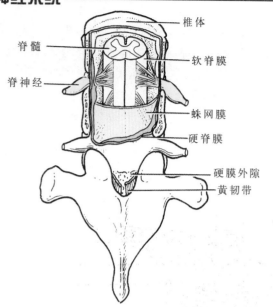

图18-3 脊髓的被膜

二、蛛网膜

蛛网膜arachnoid mater位于硬膜与软膜之间，为半透明薄膜，缺乏血管和神经，除大脑纵裂和大脑横裂处以外，均越过脑与脊髓的沟裂。蛛网膜与硬膜之间有潜在的硬膜下隙。蛛网膜与软膜之间有较宽的**蛛网膜下隙**subarach noid space，两膜间有许多结缔组织小梁相连。蛛网膜下隙内充满脑脊液，此隙在有些地方扩大，称为蛛网膜下池，较重要的有

小脑延髓池 cerebello medullary cistern，位于小脑与延髓之间，第四脑室内的脑脊液借正中孔和两个外侧孔流入此池。在脊髓下端至第2骶椎平面之间为终池，此池较大，内有漂浮的马尾，为腰椎穿刺的理想部位。蛛网膜在硬脑膜窦附近，特别是在上矢状窦的两侧，形成许多绒毛状的突起，突入上矢状窦内，称**蛛网膜粒**arachnoid ranulations，

脑脊液由此渗入硬脑膜窦内，回流入静脉（图18-5）。

2.硬脊膜 硬脊膜呈囊状包裹脊髓，上端附着于枕骨大孔边缘，与硬脑膜延续；下部在第2骶椎以下逐渐变细，包裹终丝，末端附于尾骨。硬脊膜与椎管内面的骨膜之间的间隙称**硬膜外隙**epidural space，内有疏松结缔组织、脂肪、脊神经根、淋巴管和静脉丛等，略呈负压。由于硬脊膜在枕骨大孔边缘与骨膜紧密相贴，因而硬膜外隙不通入颅内。临床进行硬膜外麻醉术时，就是将麻醉药注入此隙，以阻滞脊神经根的神经冲动传导。硬脊膜在椎间孔处与脊神经的被膜相连续（图18-3,4）。

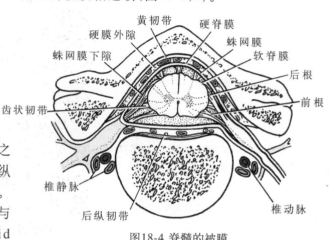

图18-4 脊髓的被膜

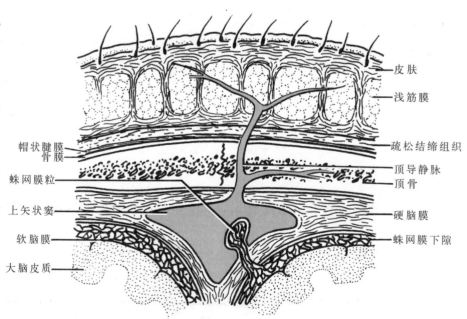

图18-5 蛛网膜粒和硬脑膜窦

三、软膜

软膜薄而富有血管和神经，紧贴脑和脊髓表面并深入其沟、裂中，按位置将其分为**软脑膜**cerebral pia mater和**软脊膜**spinal pia mater。在脑室的一定部位，软脑膜及其所含的血管与室管膜上皮共同构成脉络组织。脉络组织中某些部位，血管反复分支成丛，连同其表面的软脑膜和室管膜上皮，突入脑室形成脉络丛，脉络丛为产生脑脊液的结构。软脊膜在脊髓下端向下移行为终丝。软脊膜在脊髓侧面,脊神经前、后根之间形成锯齿状结构，称齿状韧带，韧带突起的尖端向外跨过蛛网膜下腔，经蛛网膜附着于硬脊膜的内面。齿状韧带和终丝均有固定脊髓的作用。

·第二节 脑和脊髓的血管·

脑和脊髓是体内代谢最旺盛的器官，因此，血液供应非常丰富。人脑的重量仅占体重的2%，但其耗氧量却占全身总耗氧量的20%,脑血流量约占心搏出量的1/6。

一、脑的血管

（一）脑的动脉

脑的动脉来自颈内动脉和椎动脉，两者以顶枕沟为界，大脑半球的前2/3和部分间脑由颈内动脉供应，大脑半球后1/3及部分间脑、脑干和小脑由椎动脉供应。两个来源的动脉在脑底吻合形成大脑动脉环。脑的动脉分支可分为皮质支和中央支，前者营养大脑皮质及其浅层的髓质，后者供应基底核、内囊及间脑等。

1.**颈内动脉**internal carotid artery　　起自颈总动脉，经颈部向上至颅底，穿颞骨岩部的颈动脉管入颅腔，通过海绵窦，于前穿质附近分为大脑前动脉和大脑中动脉。颈内动脉的主要分支有：

（1）**大脑前动脉**anterior cerebral artery　　大脑前动脉在视神经上方，向前内进入大脑纵裂，与对侧的同名动脉借前交通动脉相连，然后沿胼胝体上面向后行(图18-6)。皮质支分布于顶枕沟以前的半球内侧面、额叶底面的一部分以及额、顶叶上外侧面的上部；中央支自大脑前动脉的近侧发出，经前穿质进入脑实质，供应尾状核、豆状核前部和内囊前肢。

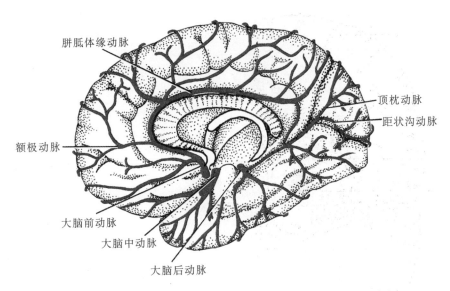

图18-6　大脑前、后动脉的分布

（2）**大脑中动脉**middle cerebral artery 是颈内动脉的直接延续，向外进入外侧沟内，分出数条皮质支，营养大脑半球上外侧面的大部分和岛叶，其中包括躯体运动、躯体感觉和语言中枢。大脑中动脉途经前穿质时，发出一些细小的中央支，垂直向上穿入脑实质，供应尾状核、豆状核、内囊膝和后肢前上部，其中，沿豆状核外侧上行至内囊的动脉称豆纹动脉，在动脉硬化和高血压时容易破裂，故又名出血动脉（图18-7，图18-8，图18-9）。

（3）脉络丛前动脉 沿视束下面向后外行，经大脑脚与海马回钩之间向后进入侧脑室下角，终止于脉络丛。沿途发支供应外侧膝状体、内囊后肢、大脑脚底及苍白球等结构。因该动脉细小，行程较长，易被血栓阻塞。

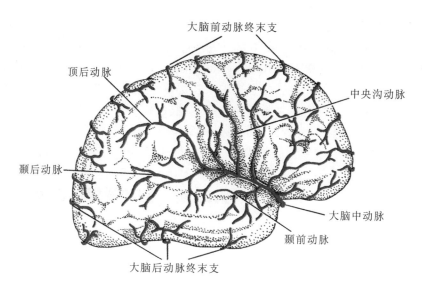

图18-7 大脑中动脉的分布

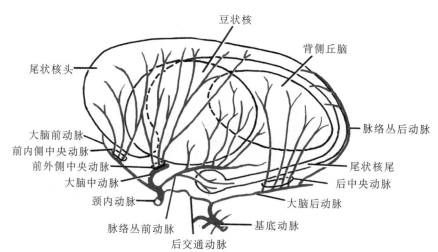

图18-8 脑的中央动脉（示意图）

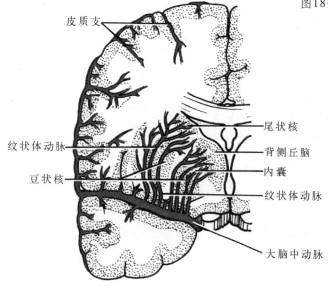

图18-9 大脑中动脉的中央支

（4）后交通动脉 在视束下面往后行，与大脑后动脉吻合，是颈内动脉与椎-基底动脉间的吻合支。

2.**椎动脉**vertebral artery 起自锁骨下动脉，穿第6至第1颈椎横突孔，经枕骨大孔入颅腔。在脑桥与延髓交界处，左、右椎动脉汇合成一条**基底动脉**basilar artery，后者沿脑桥腹侧面的基底沟上行，至脑桥上缘分为左、右大脑后动脉两大终支。

（1）椎动脉的主要分支　①脊髓前、后动脉。②小脑下后动脉：为椎动脉最大的分支，供应小脑下面后部和延髓后外侧部。

（2）基底动脉的主要分支　①小脑下前动脉：自基底动脉起始段发出，供应小脑下面的前部。②迷路动脉：很细，伴随面神经和前庭蜗神经进入内耳门，供应内耳迷路。③小脑上动脉：近基底动脉的末端分出，绕大脑脚向后，供应小脑上部。④**大脑后动脉**posterior cerebral artery：是基底动脉的终末支，在脑桥上缘附近发出，绕大脑脚向后，沿海马回钩转至颞叶和枕叶内侧面。

3.**大脑动脉环**cerebral arterial circle　又称Willis环，由前交通动脉、两大脑前动脉起始段、两颈内动脉末端、两后交通动脉和两大脑后动脉起始段共同组成（图18-10，图18-11），位于脑底下方、蝶鞍上方，环绕视交叉、灰结节及乳头体。此环使两颈内动脉与椎-基底动脉互相交通。当构成此环的某一动脉血流减少或被阻断时，可通过大脑动脉环在一定程度上使血液重新分配和代偿，以维持脑的营养供应和机能活动。

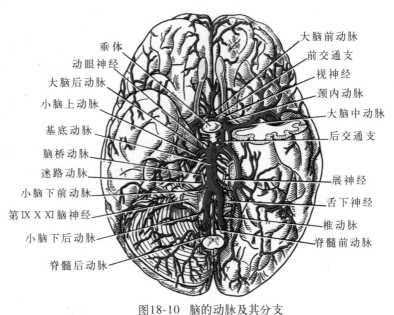

图18-10　脑的动脉及其分支

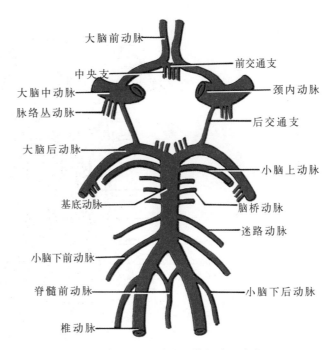

图18-11　大脑动脉环的组成及分支

257

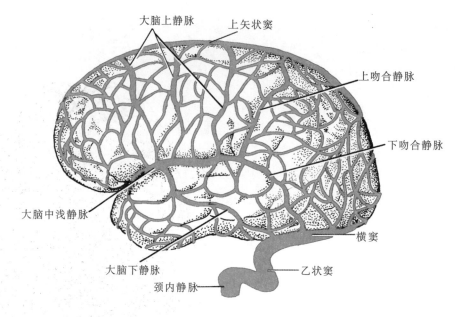

图18-12 大脑浅静脉

(二)脑的静脉

　　脑的静脉不与动脉伴行，可分为浅、深两组，两组之间互相吻合。浅静脉收集皮质及皮质下髓质的静脉血，并直接注入邻近的静脉窦(如上矢状窦、海绵窦、岩上窦、横窦等)(图18-12)。深静脉收集大脑深部的髓质、基底核、间脑、脑室脉络丛等处的静脉血，最后汇成一条大脑大静脉，又称Galen静脉(图18-13)，于胼胝体压部的后下方向后注入直窦。

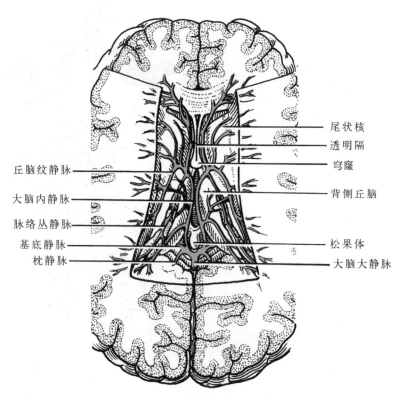

图18-13 大脑大静脉

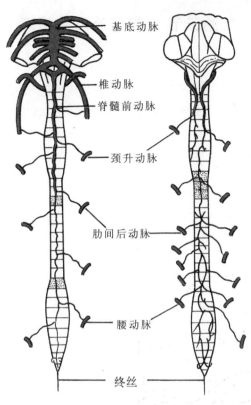

图18-14 脊髓动脉的来源

二、脊髓的血管

1.脊髓的动脉　脊髓的动脉来源于椎动脉和节段性动脉。来自椎动脉的**脊髓前动脉**anterior spinal artery沿延髓腹侧下降，并向中线靠拢，在枕骨大孔上方汇成一干，沿前正中裂下行至脊髓末端。来自椎动脉的**脊髓后动脉**posterior spinal artery向后走行，沿脊神经后根内侧平行下降，直至脊髓末端。脊髓前、后动脉在下行过程中，不断得到节段性动脉(如肋间后动脉、腰动脉的脊髓支)的增补，以保证脊髓有足够的血液供应(图18-14)。脊髓前、后动脉之间借横行的吻合支互相交通，形成动脉冠，由动脉冠再分支进入脊髓(图18-15)。

2.脊髓的静脉　脊髓的小静脉汇合成脊髓前、后静脉，通过前、后根静脉注入硬膜外隙内的椎内静脉丛。

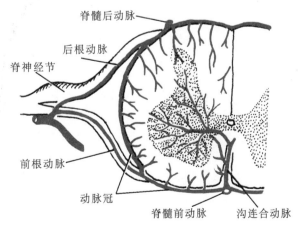

图18-15 脊髓动脉的分布

·第三节　脑脊液及其循环·

　　脑脊液cerebral spinal fluid是充满于脑室、脊髓中央管和蛛网膜下隙内的无色透明液体，内含无机离子、葡萄糖和少量蛋白，细胞很少，主要为单核细胞和淋巴细胞，其功能相当于外周组织中的淋巴，对中枢神经系统起缓冲、保护、营养、运输代谢产物以及维持正常颅内压的作用。成人脑脊液总量约150mL，处于不断产生、循环和回流的平衡状态。

　　脑脊液由脑室系统的脉络丛产生(图18-16)。侧脑室脉络丛产生，经室间孔流至第三脑室，与第三脑室脉络丛产生的脑脊液汇合，经中脑水管流入第四脑室，再汇合第四脑室脉络丛产生的脑脊液，经第四脑室正中孔和外侧孔流入蛛网膜下隙，使脑、脊髓和脑神经根、脊神经根均浸泡于脑脊液中。然后，脑脊液再沿蛛网膜下隙流向大脑背面，经蛛网膜粒渗透到硬脑膜窦(主要是上矢状窦)内，回流血液中(图18-17)。如在脑脊液循环途径中发生阻塞(如室间孔阻塞)，可导致脑积水和颅内压升高。

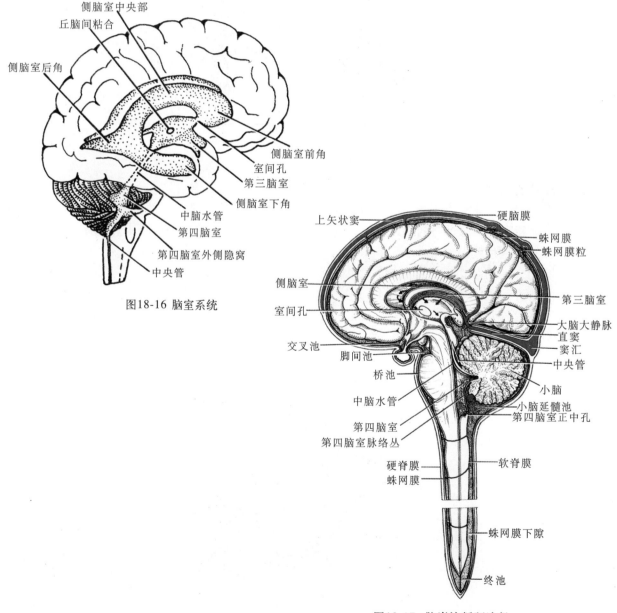

图18-16 脑室系统

图18-17 脑脊液循环途径

脑屏障及其意义

中枢神经系统内神经元的正常功能活动需要其微环境的稳定，维持这种稳定性的结构称脑屏障。脑屏障能按照中枢神经系统代谢的需要，调节血脑间物质交换的质和量；当体内情况的稳定性发生紊乱时，将血液中的过剩物质或毒素截留住，不让其进入中枢神经系统，以保证中枢神经系统发挥正常功能。

脑屏障可分为3类：①**血－脑屏障**blood—brain barrier：位于血液与脑和脊髓的神经细胞之间，其结构基础是：脑和脊髓内的毛细血管内皮、毛细血管基膜和星形胶质细胞的终足围绕在毛细血管基膜的外面形成的胶质膜(图18—18)；②**血－脑脊液屏障**blood—cerebrospinal fluid barrier：位于脑室脉络丛的毛细血管与脑脊液之间，其结构基础是脉络丛上皮细胞间隙顶部的闭锁小带；③**脑脊液－脑屏障**cerebrospinal fluid—brain barrier：位于脑室和蛛网膜下隙的脑脊液与脑和脊髓的神经细胞之间，其结构基础为室管膜上皮、软脑膜和软膜下胶质膜。由于室管膜上皮没有闭锁小带，因而不能有效地限制大分子物质通过，加上软脑膜和它下面的胶质膜的屏障作用较弱，因此，脑脊液的化学成分与脑组织细胞外液的成分大致相同。

脑屏障的屏障作用也并非天衣无缝，从结构上，在中枢神经的某些部位，如正中隆起、脉络丛、松果体、神经垂体等处缺乏血－脑屏障；另外，一旦受到有害因素的损伤，如脑缺血、缺氧、炎症、外伤、血管病等，这一屏障即可被破坏，其通透性发生改变，导致脑和脊髓受到致病因素的影响。

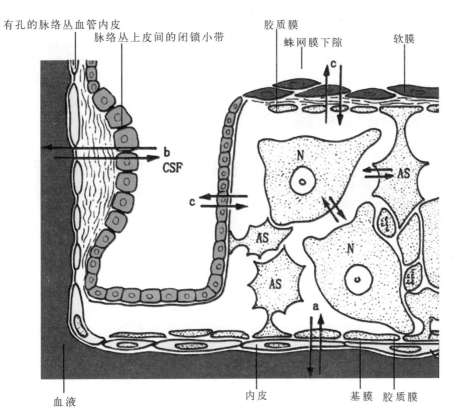

图18—18 脑屏障的结构

a.血-脑屏障；b.血-脑脊液屏障；c.脑脊液-脑屏障；
AS.星状胶质细胞； N.神经元；CSF.脑脊液

【复习思考题】

1.简述硬脑膜、硬脊膜的结构特点和临床意义。

2.简述供应脑和脊髓的动脉来源，大脑动脉环的组成及其位置。

3.简述脑脊液的产生、循环途径。

4.试述血脑屏障的结构和临床意义。

(张传森)

THE MENINGES AND BLOOD VESSELS OF BRAIN AND SPINAL CORD AND THE CIRCULATION OF CEREBROSPINAL FLUID

[**Summary**] The brain and spinal cord are enclosed by the dura mater, the arachnoid and the pia mater, they are continuous at the foramen magnum.

The brain receives the blood from the vertebral artery and the internal carotid artery. The vertebral artery arises from the subclavian artery and runs upward through foramina of the transverse processes to enter cavity via the foramen magnum. At the inferior border of the pons, it joins the vertebral artery of the opposite side to form the basilar artery, at the upper border of the pons, the basilar artery divides into two posterior cerebral arteries, which supply most parts of the occipital and temporal lobes. The internal carotid artery arises from the common carotid artery, passes upward through the carotid canal to enter the cranial cavity and passes through the cavernous sinus to the brain after giving off the ophthalmic artery. Its branches are the anterior cerebral, middle cerebral, and posterior communicating arteries.

Cerebrospinal fluid, a watery fluid with a composition similar to that of blood plasma and interstitial fluid, serve as a cushion for the entire central nervous system, protecting the soft tissue from jolts and blows. The cerebrospinal fluid circulates slowly from the lateral ventricles into the third and then the fourth ventricle. From the fourth ventricles, some cerebrospinal fluid flows into the central canal of the spinal cord, but most of it passes through the foramina in the roof of the fourth ventricle and enters the subarachnoid space.

内分泌系统

内分泌系统endocrine system是由身体不同部位和不同构造的内分泌腺和内分泌组织构成，有垂体、甲状腺、甲状旁腺、肾上腺、松果体、胰腺、胸腺、生殖腺等。其功能是对机体的新陈代谢、生长发育、生殖活动以及对外界环境的适应等进行体液调节。**内分泌腺**endocrin glands在结构上具有以下特点：①没有排泄管，故又称**无管腺**ductless gland。其分泌的物质称激素，直接进入血液或淋巴，随血液循环运送到全身，影响靶器官的活动；②体积小，重量轻，但功能显著；③腺细胞通常排列成索状、团状或围成滤泡状；④腺组织有丰富的血液供应和内脏神经分布；⑤其结构和功能活动有显著的年龄变化(内分泌系统图-1)。

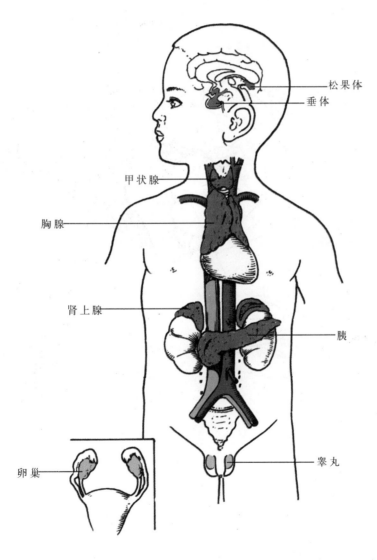

松果体

垂体

甲状腺

胸腺

肾上腺

胰

睾丸

卵巢

内分泌系统图-1 内分泌腺概况

第十九章　内分泌器官

【学习目标】
明确各内分泌腺的位置。
【重点内容提示】
垂体、甲状腺、甲状旁腺、肾上腺的形态、位置和功能。

一、垂体

垂体 hypophysis 位于垂体窝内(图19-1)，重量不足1克，女性略大于男性，妊娠期更明显。垂体借漏斗连于下丘脑，色灰红，呈椭圆形，外包以坚韧的硬脑膜。根据发生和结构特点，垂体可分为腺垂体(垂体前叶)和神经垂体(垂体后叶)两部分。

腺垂体位于前方，由许多腺细胞构成，可分泌多种激素，能促进机体的生长发育，并影响其他内分泌腺(如甲状腺、肾上腺和性腺等)的功能活动。分泌的激素可分4类：①生长激素：促进骨和软组织的生长。如分泌过剩，则形成巨人症(骨骼发育成熟以前)和肢端肥大症(骨骼发育成熟以后)。如幼年时分泌不足则形成侏儒症。②催乳素：使已发育而具备泌乳条件的乳腺(分娩后)分泌乳汁。③黑色细胞刺激素；使皮肤黑色素细胞合成黑色素。④促激素：促进其他内分泌腺分泌活动的激素，包括促肾上腺皮质激素，促甲状腺激素和促性腺激素等。

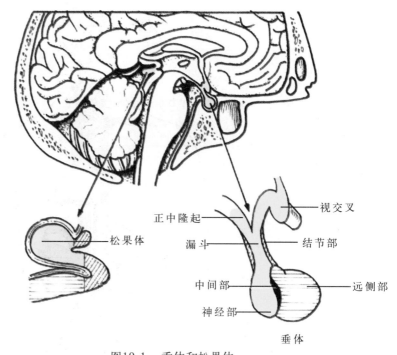

图19-1　垂体和松果体

神经垂体位于后方，贮存和释放由下丘脑的视上核和室旁核分泌的抗利尿激素和催产素，需要时释放入血液。抗利尿激素可使血压上升，尿量减少，催产素使子宫平滑肌收缩。

二、甲状腺

甲状腺 thyroid gland　是人体内最大的内分泌腺，由左、右侧叶和中间的甲状腺峡组成(图19-2)。甲状腺侧叶呈锥体形，贴附在喉下部和气管上部的侧面，上端达甲状软骨中部，下端平第6气管软骨环。甲状腺峡多位于第2~4气管软骨环的前方。有的自峡部向上伸出锥状叶。甲状腺表面包有薄层致密结缔组织构成的纤维囊，称为甲状腺被囊。囊外还有颈深筋膜包绕，甲状腺侧叶与环状软骨之间常有韧带样结缔组织相连，故吞咽时，甲状腺可随喉向上下移动。

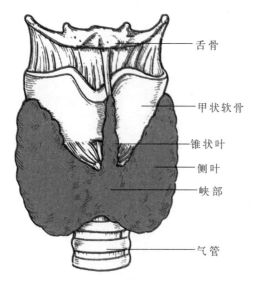

图19-2　甲状腺的形态

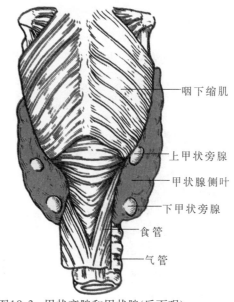

图19-3　甲状旁腺和甲状腺(后面观)

甲状腺分泌甲状腺素，调节机体的基础代谢并影响机体的生长发育。甲状腺素分泌过剩时，可引起突眼性甲状腺肿，患者常有心跳加速、神经过敏、体重减轻及眼球突出等症状。分泌不足时，成人患黏液性水肿，患者皮肤变厚，并有性功能减退、毛发脱落等现象；小儿则患呆小症，患者身体异常矮小，智力低下。碘对甲状腺的活动有调节作用，缺碘时可引起甲状腺组织增生而导致腺体增大。

三、甲状旁腺

甲状旁腺parathyroid gland呈棕黄色、扁椭圆形黄豆大小的腺体，通常有上、下两对，均贴附在甲状腺侧叶的后面(图19-3)。上一对位于甲状腺侧叶后面的上、中1／3交界处；下一对多位于甲状腺下动脉进入腺体的附近。甲状旁腺分泌的甲状旁腺素能调节体内钙磷代谢，维持血钙平衡。

四、肾上腺

肾上腺suprarenal gland位于腹膜之后，肾的上内方，与肾共同包在肾筋膜内(内分泌系统图1)，左、右各一，重约5g。肾上腺实质分为皮质和髓质。皮质在外，髓质在内。皮质可分泌调节体内水盐代谢的盐皮质激素、调节碳水化合物代谢的糖皮质激素、影响性行为及副性特征的性激素。髓质分泌的激素称肾上腺素和去甲肾上腺素，能使心跳加快，心脏收缩力加强，小动脉收缩，维持血压和调节内脏平滑肌活动。

五、松果体

松果体pineal body为一椭圆形小体，形似松果而得名。位于丘脑的上后方(图19-1)。松果体在儿童期比较发达，一般自7岁后开始退化。成年后松果体部分钙化形成钙斑。松果体分泌的激素影响机体的代谢活动、性腺的发育和月经周期等。松果体有病变时，可出现性早熟或生殖器官过度发育。若分泌功能过剩，则可导致青春期延迟。

六、胰岛

胰岛pancreatic islets是胰的内分泌组织，为许多大小不等的细胞团，散布在胰的各处，以胰尾为最多。胰岛产生的激素主要是胰岛素，可控制碳水化合物的代谢。如胰岛素分泌不足则糖代谢障碍，出现糖尿病。

七、胸腺

胸腺thymus位于上纵隔前部(图19-4)，其功能较为复杂，除产生参与机体细胞免疫反应的T淋巴细胞外，还具有内分泌功能，可分泌胸腺素和促胸腺生长素。胸腺素能使骨髓干细胞在胸腺内分化发育为成熟的T淋巴细胞，参与机体的免疫反应。促胸腺生成素可促使包括胸腺本身在内的淋巴细胞分化为可参与免疫反应的细胞成分。

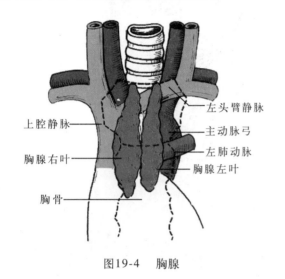

上腔静脉

胸腺右叶

胸骨

左头臂静脉

主动脉弓

左肺动脉

胸腺左叶

图19-4　胸腺

八、生殖腺

生殖腺也称**性腺** gonads，男性的生殖腺为睾丸，女性的生殖腺为卵巢。睾丸的间质细胞分泌男性激素，经毛细血管进入血液循环，可促进男性生殖器官和男性第二性征的发育。卵巢的黄体分泌雌激素和孕激素。雌激素可刺激子宫、阴道和乳腺发育及出现第二性征。黄体的主要作用是分泌孕激素。孕激素能使子宫内膜增生，降低子宫平滑肌的兴奋性，同时促进乳腺发育。

【复习思考题】
1.试述内分泌系统的组成和功能。
2.简述甲状腺、肾上腺和垂体的位置、形态和分泌的激素。
3.简述胰岛、甲状旁腺的结构和分泌的激素。
4.试述内分泌在生命活动调节中的地位和作用。

(黄文华)

THE ENDOCRINE SYSTEM

[**Summary**] The endocrine system consists of groups of endocrine tissues and glands, it contains the thyroid gland, parathyroid glands, adrenal glands, hypophysis, pineal body, thymus, the pancreatic islets and the endocrine tissues in the sexual glands. It plays a very important function in the metabolism, development, growth and reproduction, et al. Unlike the exocrine glands, the endocrine glands have no ducts, termed as the ductless glands. Their secretions are called hormones, which diffuse into blood or lymph fluid, reach to all body and act on the organs. Their volumes and weights are small. The endocrine tissues are isolated or clustered cells, which distribute in some organs, such as pancreatic islets in the pancreas, interstitial cells in the testis, ovarian follicle and corpus luteum in the ovary. The endocrine system has a close interrelationship with the nervous system. Some structures of the nervous system have endocrine function, such as the hypothalamus.

索引

索 引

（廖 华）

主要参考文献

1.丁自海.护理应用解剖学.第2版.济南:山东科学技术出版社,2000.

2.钟世镇.系统解剖学.北京:高等教育出版社,2003.

3.丁自海.人体解剖学.北京:中国协和医科大学出版社,2004.

4.杨 琳,高英茂.格氏解剖学.第38版.沈阳:辽宁教育出版社,1999.

5.柏树令.系统解剖学.第6版.北京:人民卫生出版社,2004.

6.彭裕文.局部解剖学.第6版.北京:人民卫生出版社,2004.

7.项 涛.人体形态学.北京:人民卫生出版社,2002.

8.全国自然科学名词审定委员会.人体解剖学名词.北京:科学出版社,1991.

9.中国解剖学会体质调查委员会.中国人体解剖学数值.北京:人民卫生出版社,2002.

10.蒋文华.神经解剖学.上海：复旦大学出版社，2002.

11.余 哲.解剖学. 第2版. 北京：人民卫生出版社,1998.

12.钟世镇.临床应用解剖学. 北京：人民军医出版社,1998.

13.姚志彬.临床神经解剖学. 广州：世界图书出版公司,2001.

14.席焕久.人体解剖学. 北京：高等教育出版社,2004.

15.Heimer L. 1995. Functional Anatomy. 2nd. New York: Springer-Verlag. New York Inc. Press.

16.Williams PL. 1995. Gray's Anatomy. 38th. New York: Edinburgh,Churchill Livinstone.

17.姚志彬.医用解剖学.北京:中国医药科技出版社,1999.

18.于频.系统解剖学.第4版.北京:人民卫生出版社，1997.

19.严振国.正常人体解剖学.上海:上海科学技术出版社，1995.

20.王之一.人体解剖学学习指导.太原：山西科学技术出版社，2003

21.张朝佑.人体解剖学.北京：人民卫生出版社，1998

22.Richard L D,Wayne V, Adam WMM Gray's Antomy for students Toronto:Elsevier. 2005